Mireille Vernhes

Le bien-être et la forme

Illustrations de Paulette Dimier

ROBERT LAFFONT

RTL EDITION

OUVRAGES DU MÊME AUTEUR

Encyclopédie du maquillage
Édition de la Beauté – Diffusion Maloine

Encyclopédie de la beauté
Le maquillage – Éditions Solar

Révision du vocabulaire bilingue français-anglais du maquillage
Éditions Radio-Canada

Dictionnaire des produits, plantes et soins de beauté
à paraître

A paraître :
Guide RTL des plantes de beauté
Éditions Robert Laffont/RTL

ISBN 2.221.04793.1

SOMMAIRE

INTRODUCTION

Le bien-être, la forme, seraient-ils devenus les grands mythes de ces dernières années ? On peut se poser la question si l'on observe la multitude des moyens mis en œuvre (à en juger par le nombre de rubriques, de conférences, de thèmes de séminaires ou de réunions, d'appareils en tout genre, il y aurait même pléthore dans ce domaine), pour répondre à une quête toujours plus grande du public, à une demande toujours croissante, à des besoins jamais assouvis...

D'un côté, ceux qui recherchent, proposent. Mais également essaient d'éclaircir, de comprendre et d'expliquer les mystères de l'être, ses besoins vitaux.

D'un autre côté, ceux qui, à force de promesses, de suggestions, s'impatientent et trouvent qu'ils sont de moins en moins « bien dans leur peau », se désespèrent de ne jamais trouver le bien-être. Pour un peu, on crierait presque à l'imposture ou à la supercherie. **Alors, le bien-être, la forme, sont-ils des mythes ou des réalités ?**

Que faut-il de mieux, de plus, pour bien vivre, si ce n'est déjà et avant toute chose, un peu de bon sens. Cela apparaît, lorsqu'on l'énonce ainsi, comme une lapalissade... sous les traits d'une évidence. Est-ce qu'à vouloir être pris en charge on n'oublie pas trop souvent cette boussole, sorte de mémoire collective inconsciente, dont nous sommes tous pourvus ?

Chaque fois que vous le pouvez, interrogez-vous. Vous pouvez puiser au fond de vous-même bien plus de raison et de sagesse, que dans les conseils les plus avertis et les mieux intentionnés.

Dans ces conditions, comment va se situer un guide du bien-être et de la forme ; que peut-il vous apporter ?

Comme tout guide il peut vous aider *à parcourir, à découvrir* ou bien à *entreprendre un cheminement personnel,* peut-être différent de ce qu'il était jusqu'alors.

Ce guide du bien-être contient assez *d'éléments de la vie actuelle,* présente, *pour être très réaliste*. Assez de *références aux difficultés* que chacun rencontre, quasiment journellement, avec des solutions qui ne demandent qu'un peu d'attention et un minimum d'effort, pour se situer *comme un partenaire efficace.*

Comme pour tout guide, il a bien fallu opérer des choix. Ici, à partir d'une *idée principale,* faire *référence aux sujets dignes d'intérêt* et qui *sont le plus souvent abordés dans les différentes sources d'information.* Pour vous permettre de mieux *les situer*. Un tableau a même été nécessaire pour vous donner une idée plus précise des divers degrés qui séparent la relaxation de la mise en forme physique.

Ce guide a aussi son propre cheminement, sorte de *principe philosophique,* pourrait-on dire. *Vous aider à améliorer,* ou à accéder au bien-être, à une meilleure forme, *en faisant appel à vos propres moyens.* Toutes les formes de mieux-être, issues de moyens thérapeutiques, ont été volontairement évitées. Non pour les nier ; il ne faut voir là aucun parti pris, ni aucun critère de jugement. Mais uniquement le fait que cet ouvrage *n'a pas pour but de guider dans le sens de « soin », de thérapie.*

Donc, vous guider vers le bien-être *en sauvegardant les grandes valeurs de la vie,* ou bien en *redécouvrant les formes simples,* parfois oubliées *du bien-vivre*. Tout en faisant référence, bien entendu, à toutes les *techniques nouvelles,* à toutes les *méthodes les plus récentes,* en termes essentiels. Et c'est là un autre principe de ce guide. *Mettre en valeur en quelques lignes concises.* Elles pourront vous apparaître sommaires si le sujet vous intéresse, comparées aux nombreux ouvrages dont il a fait l'objet (comme cela est le cas pour le yoga) ou rapprochées des années de sagesse auxquelles il fait référence (méditation, principes de la philosophie chinoise). Souvent encore, dans un même domaine, il y aurait d'autres facettes à découvrir (c'est le cas entre autres du rêve), d'autres aspects pratiques à retenir (la diététique occupe des ouvrages volumineux, à elle seule).

Le guide est là pour mettre en éveil votre curiosité. Classifier même parfois toutes les informations et tous les conseils épars. Pour, enfin, vous donner envie d'essayer, d'oser tenter, à votre tour. Toujours en faisant appel à VOTRE BON SENS. Le revoici ! Ce sera le plus sage conseiller. Vous serez ensuite, étant mis sur la voie, à même de découvrir tous les développements que vous souhaiteriez connaître.

Le guide ne vous donnera pas de recettes miracles. Là n'est pas son but. Mais il contient assez *d'ingrédients naturels, et positifs,* pour que vous *puissiez réussir vous-même votre bien-être.*

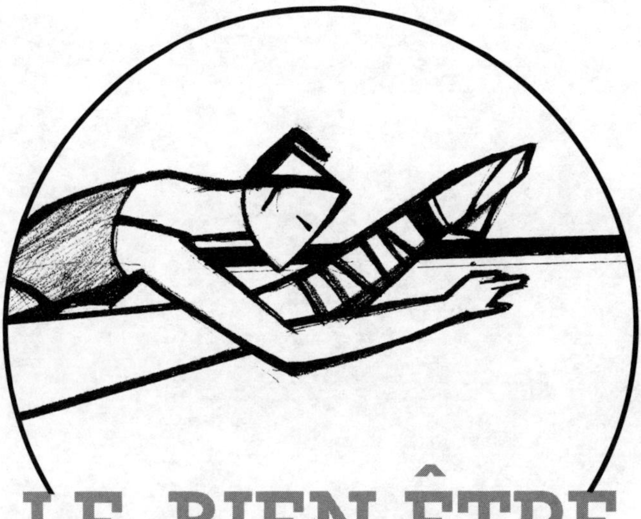

LE BIEN-ÊTRE

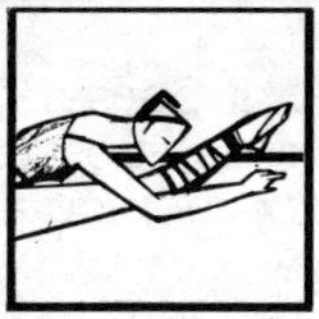

Le corps est sagesse

« Je suis fatiguée de façon quasi permanente. Je peux même le chanter sur tous les tons, majeur ou mineur, rarement en bécane, si ce n'est en vacances où "tout le monde il est beau, tout le monde il est gentil". » Ainsi s'exprime la lectrice d'un journal féminin. Et si cette personne reconnaît qu'elle ne fait que « courir après une certaine forme de bien-être et finalement, de bonheur », sa quête est identique à celles de beaucoup, qu'ils soient du sexe féminin ou du sexe masculin.

Raison de plus pour en parler. Autant pour démystifier la notion de bien-être qui n'est ni irréaliste, ni inaccessible. Pas plus qu'elle n'est un remède souverain à tous les maux de notre civilisation.

En fait, la difficulté d'accéder au bien-être tient beaucoup moins à la pénurie des moyens efficaces pour aider et soulager qu'à la manière de les utiliser et tout d'abord de savoir les choisir.

Médecines douces, méthodes orientales et médecines traditionnelles tendent à se rejoindre et à trouver un langage commun, un langage qui parle au corps, à l'âme et les soulage, tout autant qu'il aide à mieux les comprendre.

Les massages, la psychologie, les gymnastiques douces sont révélés sous toutes leurs formes et leurs applications. Le rire, les pleurs, le stress, le rêve sont analysés. Les articles de presse, les livres, les réunions ne manquent pas qui souhaitent informer, initier.

Aussi la quête des valeurs et des notions de bien-être devient-elle journalière et n'est plus, fort heureusement, réservée à quelques initiés ou une élite.

La profondeur de l'être fait penser à un vaste itinéraire sur le parcours duquel sont posés des trésors, des recoins que l'on doit pouvoir explorer grâce aux méthodes traditionnelles ou encore à des moyens plus actuels.

Le corps est sagesse. Il ne demande qu'à se débarrasser des lourds préjugés, des fausses peurs et contraintes qui l'agressent et le fatiguent.

Cet ouvrage a pour seule ambition de baliser la route.

Aller à la découverte de « sa » santé est un voyage simple, exaltant que l'on peut entreprendre en connaissant mieux les éléments qui constituent l'environnement, tels que l'air, l'eau, l'oxygène, les aliments.

L'organisme a des facultés naturelles pour évoluer, s'adapter et recharger sa vitalité. Il suffit de les utiliser. Des liens étroits, complexes unissent la pensée et les multiples fonctions organiques de l'être. Le corps ne se sépare jamais du mental. La vie physique est en interrelation avec la vie psychique au travers d'émotions, de pensées, de la puissance créatrice de l'imagination. Développer les éléments de la vie intérieure galvanise l'âme mais aussi le corps. Chacun possède un jardin secret, l'inconscient, qui a sa vie, son devenir. Certaines clés du bien-être, de l'équilibre personnel, social y sont enfouies. Le malaise ou la sensation d'inadaptation trouvent leur antidote dans l'épanouissement personnel et spirituel.

L'homme n'a besoin que d'harmonie

La santé et le bien-être ne sont pas des valeurs identifiables à de l'or ou à une pierre précieuse. Ils ne s'acquièrent pas à la sueur du même travail. Si l'on peut vivre avec très peu de valeurs matérielles, on vit fort mal sans un corps sain. Or la santé totale inclut le bien-être et s'identifie à tous les aspects de vie affective, spirituelle, émotionnelle et sociale. Sans doute est-ce pour cette raison que le bien-être est un désir jamais assouvi. Aussi faut-il mieux ne pas s'attarder sur le mot « bien-être » en lui-même, mais plutôt le considérer comme un moyen d'accéder à une harmonie la plus profitable pour « soi », à « soi ». Car en fait l'homme n'a besoin pour vivre que d'harmonie.

Harmonie avec lui-même, les éléments physiques et psychiques étant indissociables.

Harmonie avec l'extérieur, les saisons, l'environnement et les autres.

De l'harmonie de tous ces éléments, l'homme tient son équilibre et son bien-être ou son « bien-vivre ».

L'INTERACTION DU PSYCHISME ET DU CORPS

Autrefois, on disait des « malades » qui se plaignaient de troubles vagues : « Ils somatisent. » Ils repartaient tant bien que mal avec le conseil d'extérioriser. « Ça vous libère », leur disait-on, ou bien encore avec de vagues encouragements : « Raisonnez-vous, ça ira mieux. »

Aujourd'hui, on sait que les problèmes, les conflits provoquent dans le cerveau la fabrication de substances qui rendent malade. Elles auront une action sur divers organes et leur fonctionnement : thyroïde, ovaires, glandes surrénales et sur la vie des organes dans l'ensemble, comme le cœur, les intestins.

Une quinzaine de ces substances sont identifiées, comme la dopamine, l'adrénaline, l'histamine, la sérotonine...

Certaines étant euphorisantes et proches de la morphine, d'autres, névrotines, amènent un sentiment de tristesse lorsque la thyroïde fonctionne de trop, par exemple. On note donc qu'il y a un phénomène alternatif et de balancier qui s'opère dans l'organisme et ses interactions.

En fait, tout se passe comme si le corps cherchait en permanence à remettre de lui-même ses pendules à l'heure. C'est lorsque les pressions arrivent de toutes parts, en grand nombre et de manière répétée que le corps ne se suffit plus à lui seul. Il va alors, un peu partout où il peut s'extérioriser, allumer des clignotants, voire mettre en marche ses sonnettes d'alarme. Pour ne pas passer de la somatisation à l'état pathologique, il est nécessaire d'écouter les tic-tac internes et ne pas attendre qu'ils se dérèglent profondément.

PROBLÈMES DE CIVILISATION

Les sources de déséquilibre psychique ont changé. Elles trouvent plus souvent leur origine dans un contexte de mode de vie que dans un événement traumatisant, comme le deuil, la séparation ou d'autres grands chocs affectifs.

Les origines des troubles liés à notre civilisation sont presque toujours les mêmes :

– **les séparations du milieu familial ;** la nécessité de se déplacer d'un endroit à l'autre, et souvent dès le plus jeune âge ;
– **les emplois sédentaires avec des tâches répétitives** dont les exécutants ne connaissent pas toujours la finalité ;
– **le contexte économique** qui crée une impression permanente d'insécurité : chômage, crise, retraite anticipée ;
– **l'urbanisme** qui ne favorise pas, dans la majorité les cas, les contacts ;
– **les manifestations permanentes d'agressivité** verbale ou physique ;
– **les nuisances sensorielles** qui fragilisent le système nerveux ;
– **pour les femmes qui travaillent, la culpabilisation de vouloir ou d'avoir à accomplir un rôle d'homme, à l'extérieur, sans pouvoir répondre totalement au rôle traditionnel de mère.** Ce double rôle encore mal vécu entraîne beaucoup de perturbations psychosomatiques.

Les symptômes consécutifs à ce contexte social demeurent toujours les mêmes au fil des ans : l'angoisse, la fatigue, le stress, la dépression, le sentiment de solitude.

L'ANGOISSE

Ses compagnes : la peur et l'anxiété

Parmi les sonnettes d'alarme que fait entendre l'organisme, l'*angoisse* est sans aucun doute celle que l'homme peut le mieux percevoir. Elle est également et paradoxalement significative de l'équilibre que cherche à retrouver l'organisme par tous les moyens mis à sa disposition. A ce titre, l'angoisse peut se révéler un aiguillon poussant l'être à se surpasser et à s'ouvrir vers de nouveaux horizons.

La tendance à l'angoisse est un sentiment extraordinairement répandu et elle s'extériorise sous la forme d'anxiété ou de peur.

Fondateur de la psychologie individuelle, Alfred Adler y voit la compagne de l'homme depuis la plus tendre enfance jusqu'à un âge avancé, lui rendant la vie amère, « car la peur peut contaminer tous les éléments de la vie humaine. On peut avoir peur du monde extérieur, et aussi s'effrayer de son propre monde intérieur ».

Ce tribut que l'homme paie à l'angoisse n'est pas nouveau, même si l'homme moderne se sent encore plus concerné. Et pourtant ce n'est que depuis peu que la médecine scientifique s'y intéresse.

L'angoisse, l'anxiété ont des conséquences physiques : souffle court, palpitations cardiaques, boules dans la gorge ou dans la poitrine.

L'anxiété consiste avant tout en une peur exagérée, irréaliste et inutile entraînant le sentiment constant « d'être une personne incompétente, sans valeur, ne pouvant donc pas faire face aux situations auxquelles elle se trouve confrontée ». En conséquence, « je ne peux rien faire pour me sauver moi-même, je n'y arriverai pas, je suis perdu »...

La plupart du temps le danger et ses proportions sont grandement exagérés et ne viennent que de la peur d'affronter les autres, de ce qu'ils vont dire ou penser.

L'optimisme n'est pas plus efficace que le pessimisme. Il vaudrait mieux, bien sûr, s'en tenir au réel, sous tous ses aspects, puisque c'est ce qui existe « bel et bien ». Mais une vue objective de la situation n'est pas le propre de la personne angoissée ! Avant tout, il est important pour elle d'admettre (et ce n'est sûrement pas le plus aisé) qu'elle est en proie à l'angoisse. Il est alors possible d'en identifier l'origine et de trouver à quel moment de l'existence l'angoisse a établi ses bases.

Lorsqu'il est possible d'exposer son problème à un interlocuteur bienveillant et compréhensif, les choses peuvent se clarifier et le problème se résoudre. L'un des mérites de la psychologie moderne aura été de rétablir la parole comme moyen thérapeutique et, entre autres, d'apporter une aide à ce problème. Dans la mesure où elle incite l'homme à rechercher son malaise, et à le définir, l'angoisse s'avère un aiguillon utile à l'homme. Elle le pousse à mieux se connaître, l'incitant à s'interroger et à s'intéresser à de nouvelles connaissances.

L'angoisse liée à un conflit peut être résolue pourvu que l'on mette en œuvre la volonté. Elle peut même être la plus haute école de l'esprit et du caractère.

L'angoisse existentielle, celle liée au devenir de l'homme, est de nature un peu différente et trouve sa réponse notamment dans les convictions religieuses et métaphysiques.

Comment pouvez-vous vaincre l'anxiété ?

1) *Recherchez les idées qui sous-tendent votre anxiété* et vous donnent un sentiment de peur. Ce sont des phrases comme : « Ce serait effrayant, quelle horreur, c'est terrifiant... »

2) *Examinez-vous soigneusement.* Vous constaterez souvent que sous votre peur, apparemment objective, se cache la peur irréaliste de déplaire à quelqu'un ou d'essuyer ses critiques.

3) *Demandez-vous si la situation dans laquelle vous vous trouvez est objectivement dangereuse.*

4) *Osez affronter la peur et l'objet de la peur* plutôt que d'attendre que le mal ait disparu.

5) *Engagez-vous dans l'action « ici et maintenant » ;* ne remettez pas à plus tard et ne vous répétez pas que vous en êtes incapable.

LA FATIGUE

Parmi les motifs de consultations médicales, la fatigue vient en tête : soixante pour cent des consultants s'en plaignent et soixante-quinze pour cent des femmes assumant un emploi à l'extérieur estiment être fatiguées de façon latente.

La fatigue est-elle un des maux de notre civilisation, à part entière, où est-elle la petite sœur du stress ? Les médecins ont classé en plusieurs catégories cette sournoise fatigue du XXe siècle pour mieux la comprendre :

– **La vraie fatigue,** qui est le résultat d'un effort trop intense. Ce serait la bonne et « saine fatigue » de nos ancêtres. Elle se traduit par une diminution du rendement physique ou intellectuel. Pour être enrayée, elle ne demande qu'un peu de bon sens, une bonne hygiène de vie, et une alimentation équilibrée. Il est regrettable que les personnes qui souffrent au départ de surmenage intellectuel, par exemple à la suite d'une course au travail, soient bien peu disposées à « s'écouter » ou écouter les conseils. Et tant que le corps ne parle pas véritablement, elles poursuivent leurs efforts. C'est alors que le processus s'enclenche inévitablement pour s'installer sous diverses formes, chronique, réactionnelle...

– **La fatigue chronique ou fatigue nerveuse,** qui se manifeste par un changement d'humeur, des états de tristesse plus ou moins prolongés, une gêne respiratoire ou des malaises gastriques.

Sous la forme d'un *« stress négatif »,* quasi permanent, la fatigue nerveuse demande une rééducation du mental tout autant que du physique. Bien entendu, le soutien médical doit accompagner toute remise en cause du rythme de vie et toute rééducation, comme le choix du sport, des activités de détente ou d'un moyen de relaxation.

– **La fatigue réactionnelle,** qui est la plus caractéristique de notre civilisation. Elle se manifeste par la crainte du bruit, du silence, de la solitude et des autres. Un grand épuisement le soir et des insomnies, d'où impossibilité pour l'organisme de récupérer. Tout, ici, est paradoxe et prend chacun une forme très différente et surtout personnalisée. Subjective aux yeux des autres, elle est toutefois très familière au « malade ». Pour sortir de l'engrenage fatal, il est conseillé d'utiliser à plein rendement les ressources naturelles de l'organisme. A partir de données simples comme l'alimentation, l'oxygénation, la rééducation du sommeil, il est possible de contrôler sa propre fatigue. *Sans la nier. Car la fatigue* peut être une *maladie* ou un *révélateur*.

Attention

– **Malade de fatigue, cela se peut. Soyez prudent !**

Fatigué, un peu, longtemps, souvent. N'admettez pas. Consultez votre médecin Un état de fatigue permanent peut masquer une maladie plus grave.

La fatigue est le symptôme d'affections que seuls des examens précis peuvent diagnostiquer.

Seule la médecine peut déceler quel combat le corps est en train de mener et quelles armes on peut lui proposer pour l'aider.

LA DÉPRESSION

La plupart des états dépressifs sont réactionnels à un événement, à une fatigue physique excessive.

Dans le langage médical, ce terme a une signification précise. Il caractérise un sentiment de tristesse plus ou moins intense, pouvant aboutir à des idées de mort et à des tentatives de suicide.

– **Les premiers signes** : regard triste, mouvements lents, mimiques crispées. Le langage exprime un sentiment de dévaluation. La souffrance morale est importante, elle est le signe premier de la dépression. L'état dépressif n'a pas toujours une apparence aussi évidente car certaines personnes fuient leur angoisse. Le manque d'analyse de soi-même conduit au refoulement dans l'inconscient de cette angoisse. C'est alors qu'apparaissent des manifestations physiques variées.

– **Un état dépressif ne survient jamais brutalement** : il s'instaure progressivement et épuise peu à peu les réserves énergétiques de l'individu.

Dès les premiers signes de dépression, il est possible d'intervenir de façon rapide et efficace. Malheureusement, la visite précoce chez un médecin est souvent freinée par l'idée que tout déséquilibre psychique est dû à un mauvais contrôle de soi-même, donc à un manque de volonté. C'est là une erreur d'appréciation regrettable et préjudiciable.

Il est actuellement prouvé que dans les pays occidentaux au moins une personne sur quatre est ou sera atteinte de dépression une fois dans sa vie.

La dépression touche plus facilement la femme que l'homme. Ce dernier compensant l'état dépressif par l'alcool, le tabac, la drogue.

La mésentente conjugale est un facteur de déséquilibre plus important chez la femme que chez l'homme.

LE STRESS

Le stress, vous connaissez, c'est cette explosion intérieure qu'il vous faut dominer lorsque les pressions arrivent de toutes parts.

Stress, le mot est à la mode. Il fait même florès dans le langage courant : « on se sent stressé », « on fait face au stress de la vie quotidienne », tout ceci étant synonyme de « je suis énervé, déprimé, fatigué ».

Peut-on dresser des garde-fous à ce mal sournois, actuel? Pourquoi est-il toujours perçu exclusivement avec un sentiment négatif ?

Hans Selye, le « père » du stress [1] a le premier analysé ses effets, et émis l'idée que nous avions besoin de « quelques stress » dans la journée, le "trop", comme "l'insuffisant", étant également néfaste ; qu'il n'y a pas un "bon" et un "mauvais" stress à proprement parler. Les dernières recherches faites sur ce sujet aident à comprendre le stress et surtout à le dominer.

– Qu'est réellement le stress ?

Tout simplement un syndrome général d'adaptation, disons, plus simplement, la réponse physiologique du corps face à toute sollicitation qui lui est faite. Rien de plus naturel somme toute. Séjourner dans une atmosphère enfumée peut vous laisser une violente migraine. Joie, douleur, nouvelles, euphorie vont agir comme autant d'agents stressants et modifier votre métabolisme interne chacun à leur manière.

Les glandes surrénales déchargent dans le sang des hormones, dont l'adrénaline. Cette dernière, à dose régulière, sans surexcitation est considérée comme une hormone bienfaisante. En effet, on s'est aperçu qu'elle avait une action normalisante et protectrice sur l'organisme. Mais que la production des surrénales soit sursaturée par trop de sollicitations, la production d'adrénaline,

1. C'est au professeur Hans Selye que revient le vocable anglais stress, signifiant contrainte, tension.

elle, se ralentit. C'est alors que sur le plan somatique et psychique, l'organisme éprouve cette impression de fatigue physique et psychique, que ce soit après une période de vie éprouvante ou « stressante », à la fin d'une saison froide ou humide, ou encore après un moment d'exaltation intérieure.

En réalité le stress n'est pas positif en lui-même. Cela dépend uniquement de la façon dont chacun choisit, à un moment déterminé, d'interpréter un événement. Et peut-être que ce qui vous a tiré des larmes cette année, dans quelque temps vous laissera juste sensible.

Voici quels sont les stress qui « meublent » l'existence, apprenez à les reconnaître pour ne plus les subir :
- *L'eustress* (stress positif) suit une réaction positive et donne une meilleure énergie, du self-control.
- *Le sous-stress* dénote un manque de tonus. Les symptômes qui le signalent : la dépression, l'ennui, l'appétit excessif, l'agressivité, la négligence, le manque de confiance, la fatigue permanente.
- *Le sur-stress* se révèle au travers des maladies d'estomac, de cœur, la perte de mémoire, l'insomnie et l'obésité.
- *La détresse* (stress négatif) correspond à un événement mal vécu. Il nuit à la productivité personnelle.

Parfois, un individu oscille entre le « pas assez » et le « trop » de sollicitations stressantes.

Le **stress peut être positif** s'il vous pousse à **exploiter** toutes vos **capacités**, **négatif** s'il vous laisse **inactif**, « **battu d'avance** ».

– La cote d'alarme du stress

Toute la question est de savoir comment quantifier le stress et à partir de quelle dose le stress emmagasiné devient dangereux pour la santé.

Avec infiniment de réserve et de prudence, les médecins ont pu chiffrer à trois cents le total qui mettra en danger les deux années à venir de la santé de la personne qui totalise ce score (voir le tableau page 21).

Il faut savoir qu'il existe un rapport étroit entre le nombre de changements survenus dans la vie d'une personne et les perturbations qui mettent en danger la santé.

– Les effets du stress

Le stress prolongé accroît la sécrétion d'acide chlorhydrique dans l'estomac, d'où problèmes fréquents de digestion et d'élimination. Les problèmes affectifs empêchent l'assimilation du calcium dont la carence prolongée est à l'origine de l'ostéoporose (fragilité des os).

Dose de stress en fonction du changement

Mort d'un conjoint	*100*
Divorce	*73*
Séparation d'avec sa femme ou son mari	*65*
Temps passé en prison	*63*
Mort d'un parent proche	*63*
Blessure ou maladie	*53*
Mariage	*50*
Licenciement	*47*
Réconciliation (avec sa femme ou son mari)	*45*
Retraite	*45*
Ennui de santé d'un parent proche	*44*
Grossesse	*40*
Problèmes sexuels	*39*
Arrivée d'un nouveau membre dans la famille	*39*
Problèmes d'affaires	*39*
Modification de situation financière	*38*
Mort d'un ami intime	*37*
Changement de situation	*36*
Multiplication des disputes conjugales	*35*
Hypothèque ou dette de plus de 50 000 F	*31*
Saisie d'une hypothèque ou échéance d'un emprunt	*30*
Changement de responsabilités professionnelles	*29*
Fils (ou fille) quittant la maison	*29*
Problèmes avec les beaux-parents	*29*
Exploit personnel marquant	*28*
Épouse se mettant à travailler ou s'arrêtant	*26*
Début ou fin de scolarité	*26*
Changement de conditions de vie	*25*
Modification d'habitudes personnelles	*24*
Difficultés avec un patron	*23*
Changements d'horaires ou de conditions de travail	*20*
Déménagement	*20*
Changement d'école	*20*
Changement de loisirs	*19*
Changement religieux	*19*
Changement d'activités sociales	*18*
Hypothèque ou emprunt de moins de 50 000 F	*17*
Changement dans les habitudes du sommeil	*16*
Changement de rythme des réunions de famille	*15*
Changements des habitudes alimentaires	*15*
Vacances	*13*
Noël	*12*
Amendes ou contraventions	*11*

Le stress n'est pas étranger à certaines affections microbiennes ou virales, puisqu'il amoindrit les fonctions de défense de l'organisme. Même un simple rhume résulte d'un état de moindre défense.

Il y a donc une étroite corrélation entre le mental et l'organisme ; en conséquence, il est très important que chacun sache déjà et avant tout se forger un bouclier contre toutes les agressions psychologiques.

– Vivre le « bon » et le « mauvais » stress

Le stress étant la capacité naturelle de votre organisme à réagir aux événements courants, il faut considérer avant toute chose qu'il n'est pas négatif en lui-même, et il doit être vécu dans les deux sens pour un bon équilibre. Il apparaît aussi clairement que le stress ne peut être évité. Tout tient donc à votre capacité à trouver le juste niveau, le niveau étale du stress :

• *Face à l'environnement professionnel,* sachez vous imposer, par exemple. Ceci vous permettra de faire face aux manipulations ou aux agressions dans les relations interpersonnelles, donc de prévenir les pressions angoissantes. En général, évitez de vous sentir démuni et sans ressource devant les événements.
• *Compensez une période de grand bouleversement* (divorce, transplantation), qui est souvent mal vécue, par la poursuite des activités habituelles : sport, distractions, rencontres amicales. Ceci vous permettra de rééquilibrer le stress négatif au profit du stress positif.
• *Extériorisez vos sentiments,* lors d'un choc affectif, deuil notamment. Sachez trouver l'aide d'une personne ou d'un club qui vous aidera à sortir de l'impasse. Il est important d'extérioriser votre peine. Si vous vous interdisez de parler, votre corps s'en charge et tombe malade.
• *Gardez le contact avec votre environnement,* même (et surtout) dans les périodes difficiles. Il est prouvé que l'isolement prolongé, souhaité, de manière répétée, engendre ce que les médecins appellent des « carences sociales », qui comme une carence alimentaire rendent vulnérable.
• *Ne refusez pas stages ou initiations aux relations humaines donnés dans le cadre des entreprises, notamment.* Ils vous aideront à vous connaître autant qu'à vivre mieux avec votre environnement professionnel et familial.
• *La peur de se dévoiler, le manque de confiance en soi,* les inhibitions dues à une éducation mal adaptée à l'époque actuelle créent des tensions intérieures qui prédisposent à réagir par trop de stress négatif.

– Les moyens à mettre en œuvre (moralement, mentalement)

• *Cultivez la volonté de bien vous porter,* de vivre et de solides motifs de tenir à votre bonne santé.
• *Sachez rester inactif sans tension interne,* au moins un jour par semaine, sans avoir le sentiment de perdre votre temps. C'est y gagner plus d'efficacité les jours suivants. C'est également préparer mentalement le corps et l'esprit à un plus long repos, comme celui des vacances.
• *Sachez vous distraire, sans vous « forcer ».* Une distraction, un hobby sont nécessaires. Il ne faut pourtant pas en retirer trop de lassitude et de malaises. Il n'y a pas de saine fatigue à proprement parler. Il y a pour chacun ce qu'il peut supporter.
• Si vous voulez *« récupérer », le cinéma, la télévision peuvent vous y aider.* Mais, en fonction de votre état d'esprit, un spectacle sera plus ou moins délassant. Un dîner trop tardif, aussi agréable soit-il, peut également entraîner un surcroît d'effort pour l'organisme et aller à l'encontre du but recherché. Il apparaît donc plus que souhaitable de bien vous connaître et d'agir en « fonction de votre tempérament ».
• *Faites le compte de ce qui vous agace, tracasse.* Il n'y a rien que vous ne puissiez véritablement changer.
• *Faites-vous plaisir.* Vous avez sûrement au fond de votre « moi » une foule de désirs simples, de plaisirs faciles à satisfaire. Le mieux est de les connaître et de savoir répondre à leur demande chaque fois que vous le pouvez.
• *Tentez de vous ouvrir aux autres,* mais également de leur donner de l'attention, de la joie. Vivez au maximum dans l'instant, dans « l'ici et maintenant » et non pas dans une bulle ou un rêve. Le bon stress vous laisse suffisamment stimulé, éveillé, prêt à réagir à toute sollicitation, voire à tout défi.

Conseils

– Stress et maîtrise de soi

En tout état de cause, il faut bien admettre que la facilité avec laquelle vous ferez face aux événements dépend avant tout de votre équilibre général physique. Une hygiène de vie, une alimentation équilibrées assurent une base solide à l'organisme pour lui permettre de puiser de quoi réagir positivement.

Tous les exercices physiques bien compris, sans excès, la relaxation bien pensée, mettent en œuvre la maîtrise de la volonté. Ils renforcent le système nerveux et multiplient à eux seuls les sources de défenses physiques et psychiques.

Apprendre à respirer, les bienfaits des massages, du yoga, tels sont les antidotes simples, naturels, du stress.

LA SOLITUDE

Peur de soi, peur de l'autre, un remède : la communication

Peur de soi, peur des autres, « changer l'image de soi »

– Avec qui partager joies, goûts, émotions ?

« L'autre » devrait ressembler à soi pour ne pas faire peur, et l'on sait que ne pas accepter la différence, c'est se refuser.

Dans cette recherche, cette quête vers autrui, tout est complexité et contradiction. Pas assez de contacts avec les autres : où se cache celui ou celle qui peut combler ?

Trop de lieux d'échanges, clubs, voyages, travail : difficulté pour ne pas dire impossibilité à choisir et à vouloir échanger. Un écran permanent vous sépare du monde, et quel obstacle l'a créé si ce n'est soi et tout simplement par crainte, par peur des autres ? Comment sortir de la solitude ?

Déjà il faut changer l'image de soi puis tenter par tous les moyens existants (et ils sont nombreux) de communiquer. Comment se modifier ? Par une connaissance saine, simple de ce que vous êtes en vous revalorisant à vos propres yeux et en faisant le compte sans pudeur et sans modestie des éléments à changer et, au contraire, des sources de fierté. Vous pouvez aisément établir vous-même une juste balance qui entraîne très vite des échanges plus équilibrés et amène l'approche des autres. Le voile se lève parce que vous n'inspirez ni crainte, ni indifférence.

– Tentez par tous les moyens de communiquer

Ces dix dernières années auront été celles de la communication. Révolution de l'informatique, multiplications des médias, explosion de la communication.

Il n'est plus nécessaire d'être un professionnel de l'écriture, de la parole pour s'exprimer, seul le message à faire passer compte. Si quelque chose vous passionne, si vous avez des idées à exprimer, recherchez tous les moyens mis à votre disposition pour en parler : club, association, radios, n'attendez pas que l'on vienne vous chercher. Ce sont vos premiers pas qui vous mettront en contact avec ceux qui savent communiquer. Un moyen d'apprendre aussi à utiliser tous les outils de la communication.

Et si vous n'avez pas encore un sujet qui vous passionne, occupe vos loisirs, votre esprit, trouvez-en un bien vite. Art, hobby, violon d'Ingres, passe-temps, tout est possible à tout âge, mais surtout nécessaire. Parce que notre société se dirige vers des temps plus longs de loisirs. De ces occupations parallèles vous ferez naître équilibre et harmonie dans votre vie.

A l'âge de la retraite

Solitude ou isolement ?

La solitude est celle aussi que semble tisser autour de soi la société, lorsque arrive la retraite et plus tard, au moment de la vieillesse.

La solitude existe, mais, là encore, est-ce qu'il ne faut pas tout faire soi-même pour qu'elle ne s'installe pas alors que l'on a la possibilité de se mouvoir ? La solitude n'est-elle pas parfois une forme d'isolement que l'on n'a pas su éviter ? *La vie avec les autres est un gage de santé, de jeunesse du cœur et de l'esprit.*

Là encore, le hobby permet de se réaliser dans un travail qui constitue une évasion intellectuelle ou manuelle. C'est aussi souvent un moyen de s'épanouir puisqu'il est choisi librement, ce qui n'a pas toujours été le cas pour le travail. Il est plus souvent solitaire. Alors attention, pour être profitable il ne doit pas isoler de la société. Il faut par tous les moyens, souvent au travers de cette distraction, garder le contact avec d'autres passionnés individuels ou en associations.

Conseils

Refusez la solitude

• *Recherchez les occasions de rencontres,* un choix à faire après plusieurs visites pour savoir où vous vous sentirez le mieux. La vie associative est actuellement très développée.
• *Évitez de ressasser au-dehors les problèmes et les ressentiments douloureux engendrés par la solitude.* Des sentiments négatifs éloignent les gens dynamiques et constructifs.
• *Participez à des stages d'initiation, à une activité intellectuelle et manuelle* (participation à des fouilles et à des travaux archéologiques, par exemple).
• *Prenez une part active dans une action sociale.* Les réunions entre membres apportent souvent des amitiés nouvelles et tissent des liens. En outre, le but à atteindre est toujours un enrichissement moral.
• *Alternez dans la même semaine une activité sédentaire et solitaire avec une activité de contact.* Les longues journées de solitude déconnectent de la société. Il se crée un décalage (artificiel d'ailleurs) entre soi et les autres.
• *Ayez un agenda* où noter sorties, expositions, visites, travaux personnels. Bien rempli, cet outil journalier vous montrera qu'il n'y a vraiment pas de place pour la solitude.
• *Cultivez les amitiés de rencontre.* Un appel téléphonique, une carte renouent les liens, et peuvent provoquer des invitations inattendues.
• *Ne laissez jamais les autres vous souffler le sujet sur lequel vous vous sentez le plus fort.* Pour cela amenez la conversation sur ce qui vous passionne. Ce serait bien étonnant si vous ne trouviez pas des amis pour être passionnés à leur tour.
• *Recherchez le plus possible, si vous êtes en bonne santé, les fonctions qui requièrent de l'énergie,* aide aux handicapés, aux malades. Mais ne vous consacrez pas tout le temps à cette fonction de secours. Le principe ici est également l'alternance, l'aide que l'on apporte avec l'aide que l'on reçoit. Un temps pour soi, un temps pour les autres.

UNE SANTÉ TOTALE OU COMMENT BIEN CONDUIRE SON CORPS

On n'en finirait pas d'énumérer les sources de malaise, de fatigue, d'anxiété. Celles-ci étant admises, il est sans doute plus utile encore d'envisager la façon de bien conduire soi-même le voyage vers le mieux-être ou le bien-vivre.

Un bon ajustement psychologique pendant toute une vie s'avère essentiel pour la santé et aussi pour sa longévité.

1) La pensée

– La pensée, l'état d'esprit peuvent éclairer et prolonger la vie

Aussi étonnant que cela puisse paraître a priori, la pensée est un des facteurs de la qualité de la vie. Un esprit triste et dépressif annihile toutes les motivations les plus profondes. L'état d'esprit est aussi un facteur de longévité. De nombreuses études ont prouvé que la satisfaction dans le travail, la poursuite d'un but, un esprit joyeux contribuent davantage à allonger la durée de vie que ne le font l'alimentation ou l'activité physique.

Tentez de relever les courants de pensées qui influencent dans un sens souvent négatif votre comportement :

• *Le déterminisme :* phrase clé « tout ce qui m'arrive est le fait de l'hérédité ou de l'environnement ».

• *Le perfectionnisme :* phrase clé « faire le mieux possible et toujours plus, ce n'est jamais assez bien ».

• *Le nihilisme :* phrase clé « la vie n'a guère de sens ».

Or, poursuivre un but et trouver un sens à sa vie illumine l'existence. Voici quelques attitudes qui pourront orienter votre psychisme dans une direction d'action positive et aider à changer vos habitudes de pensée.

– Attitude envers vous-même

Adopter une attitude constructive et réaliste avec cette phrase intérieure « je vaux autant qu'un autre » Partir « gagnant » ne fait pas gagner si l'on n'a aucune qualité, mais bien souvent ce sentiment positif permet de lutter avec le maximum de chance de réussir. Il permet de se battre par goût, par motivation, en laissant tout sentiment de « perdant » au vestiaire.

– Attitude envers les autres

C'est souvent ce que vous sentez de vos congénères qui détermine leur attitude envers vous. Si vous méprisez l'humanité en général, il y a de fortes chances pour que pas mal de ceux qui vous entourent vous renvoient le miroir.

– Attitude face à la vie

Se sentir inutile, inapte, engendre des sentiments épuisants moralement et physiquement, d'ailleurs ceci peut aller jusqu'à de véritables et graves maladies. Se sentir, ou vouloir être en bonne forme amène un reconditionnement positif de l'organisme.

– Attitude face à l'environnement

Les pensées dépendent pour une large part de ce que vous mettez dans l'ordinateur qu'est votre cerveau. Tout s'inscrit dans votre mémoire et plus profondément encore dans votre inconscient. Ceci est aussi important pour les enfants que pour les adultes. Ce que vous lisez, entendez, regardez exerce une influence sur votre comportement, consciente ou non. Pour un bon équilibre psychique, il y a certainement un choix à faire parmi la quantité d'informations offertes chaque jour.

2) Le contact

– Le contact par la parole et l'écoute vous relient aux autres et peuvent rompre la solitude

– La parole

C'est le contact physique qui permet d'exprimer des sentiments. *Le contact se fait aussi par la parole.* On devrait laisser longtemps les enfants parler d'eux-mêmes et surtout ne jamais leur enseigner de cesser de parler d'eux. Savoir parler, s'exprimer avec des mots simples mais qui viennent du cœur joue un rôle important dans la relation de contact. Les conteurs ne sont-ils pas des gens profondément humbles qui laissent parler leur cœur ? Savoir parler de soi est aussi important que de parler de son métier.

Plus votre personnalité est épanouie, plus la qualité de vos relations se trouve améliorée. Le contact est la garantie d'une meilleure santé physique et mentale. Le contact par la parole permet d'accéder à une nouvelle dimension de soi et à une nouvelle manière de communiquer. Il peut enrichir votre vie.

– L'écoute, un miroir pour aider l'autre à se comprendre

La communication, c'est aussi *donner de l'attention par l'écoute, le regard* et une attitude corporelle ouverte et présente.

Recevoir un « message », c'est communiquer avec autrui de telle façon qu'il se sente compris, apprécié. Le décodage du message de l'autre est essentiel à la bonne communication. C'est aussi accorder à un interlocuteur assez d'attention concentrée pour qu'il puisse recevoir en retour des paroles qui lui permettront de ressentir qu'il a bien été « entendu ». Alors s'opère un effet de miroir capable dans certains cas d'apporter une aide psychologique, mais plus généralement d'aider à la communication.

Cela permet d'établir des relations aussi harmonieuses que possible avec autrui.

– L'émotion bien exprimée crée un contact chaleureux

Éprouver une sensation agréable devant un bel objet, voilà une émotion. Se sentir irrité par une remarque, voici une autre émotion. Votre état intérieur oscille continuellement de la paix à l'anxiété.

C'est lui qui est la cause directe des émotions. La plupart des gens croient que leurs émotions sont causées par les événements extérieurs ou par l'environnement. *En réalité, chacun de nous est responsable de ses états émotifs et crée un contact chaleureux ou désagréable.* Les petites phrases intérieures que vous vous répétez s'extériorisent sous la forme d'émotions chaudes ou froides.

Pour combattre les émotions nuisibles, il est parfois nécessaire de remonter à leur source. C'est un travail qui se fait généralement avec un guide, avec les techniques de relaxation.

L'impression d'émotions positives laissées par un regard chaleureux, un sourire, peut faire beaucoup dans le cœur de ceux qui sont tristes, inquiets. Et l'environnement ainsi créé génère l'envie de vivre et une atmosphère positive. Pouvoir exprimer vos émotions, vos sentiments est à la fois un signe et un facteur de bonne santé.

– Les besoins naturels, aimer, créer et comprendre

Cette satisfaction ne peut être atteinte sans un investissement considérable d'énergie. Pour aimer les autres, il faut sortir de son isolement, porter l'esprit et le corps vers le contact. Pour créer, il faut surmonter la passivité, élever l'esprit et le corps pour les mettre en contact avec le monde matériel. Pour comprendre, il faut secouer la passivité de l'esprit et le stimuler pour établir un contact avec des idées.

Établir un style de vie actif peut exposer à certains déboires, le rejet, l'indifférence des autres, mais au bout du compte il s'avère plus gratifiant qu'une existence passive. *Une vie active empêche de concentrer trop exclusivement l'attention sur les tracas personnels.*

3) La volonté

Il est stimulant de prendre la responsabilité de sa propre vie, de constater que l'on n'est pas à la merci des conseils des autres ou des événements.

Suffit-il de vouloir un résultat pour qu'il se produise ? Les choses ne sont pas aussi simples et catégoriques. Si vous ne désirez rien de précis, il y a de fortes chances pour que vous vous sentiez ballotté au gré des événements et pas nécessairement satisfait des résultats. Bien souvent, en l'absence d'objectifs au départ, il y a des difficultés à rectifier le tir en cours de trajectoire... pour atterrir le plus près du but.

Pour aider votre volonté plutôt que la contraindre, il vous sera nécessaire d'introduire dans votre vie une certaine dose d'autodiscipline.

Ni sanction, ni père fouettard, elle vous servira de garde-fou. C'est elle qui créera les automatismes, car ce n'est qu'avec le temps, la répétition des gestes que les choses deviennent aisées.

Conseils

• Le parcours bien-être qui vous paraît le mieux répondre à vos souhaits et à vos besoins profonds peut vous sembler ardu, mais les obstacles diminuent au fur et à mesure que l'on avance.
• Faire un choix, c'est entreprendre un voyage, pas seulement changer d'objectif. Vous allez pouvoir y exercer votre autodiscipline.
• Souvenez-vous que ne rien faire c'est se laisser porter par les événements ; ne les laissez pas prendre une décision à votre place. Ils risqueraient de vous entraîner vers le plus facile. Or le bon choix, c'est prendre une décision en ayant pesé les avantages et les inconvénients. La vie se joue continuellement ; une manière de mettre en pratique ce qui est acquis. Une façon de prouver qu'il n'y a pas de miracle ; tout est volonté.

L'ÉPANOUISSEMENT SEXUEL

La sexualité est au cœur des relations humaines, la source de l'imagination créatrice. Elle imprègne le vécu de perceptions profondes et peut être à l'origine d'élans, d'audaces.

Le développement sexuel est donc aussi indispensable que le développement physique et le développement moral.

L'acte sexuel est, avant tout, un acte d'intimité affective, ce n'est un acte physique qu'en second lieu.

Les rapports sexuels peuvent passer par toute la gamme des intensités sexuelles. Ce peut être parfois quelque chose de très tendre, avec un bavardage, ou quelque chose de plus excitant.

Le rapport sexuel devrait permettre de mieux sentir son corps, d'en retirer un bien-être intérieur et l'épanouissement sexuel, permettre de vivre en association affective prolongée avec la personne aimée.

L'éducation sexuelle des jeunes ne fait pas l'unanimité de la part des adultes ; une telle attitude témoigne du maintien des vieilles traditions de mystère pour tout ce qui concerne la sexualité.

Pourtant, l'éducation sexuelle telle qu'elle est enseignée ne concerne que la reproduction de l'espèce, et c'est dommage. Quel que soit l'éclairage sous lequel on place les rapports sexuels, ceux-ci, comme toutes les conduites humaines, obéissent à un certain nombre de règles. Elles demandent à être exprimées et expliquées. La sexualité est susceptible d'apprentissage.

Le droit à la jouissance est aujourd'hui considéré comme aussi naturel que le droit au bien-être. Pour l'atteindre, techniques, expérimentations, évoquées par les mots d'harmonie, caresses, positions sont bien souvent indispensables. Et l'érotisme du couple, nécessaire à son épanouissement et à sa stabilité, n'est plus considéré par la morale comme une faute, fort heureusement.

L'épanouissement sexuel ne doit pas être considéré comme une panacée miraculeuse dans la vie du couple. C'est en tout cas plus souvent au travers de la recherche d'un point d'équilibre, à la fois affectif et physique, que l'homme et la femme peuvent le mieux se rejoindre.

Les besoins d'amour au cours de la vie

La santé psychologique permet à l'être humain d'assumer équitablement toutes ses potentialités pour lui-même et sans que ce soit au détriment de l'autre.

Les êtres humains ont une hiérarchie de besoins : besoins physiologiques, besoins de sécurité, besoin d'amour, besoins d'estime et besoins d'autosatisfaction. Et au cours des vingt premières années de sa vie, les besoins de tout individu sont généralement assouvis dans cet ordre.

A partir des besoins affectifs nécessaires au bon déroulement de l'existence humaine, le psychologue Abraham Maslow a établi une distinction dans l'amour que l'on peut porter à l'autre. Elle est sans doute très globale, mais elle permet de puiser une réflexion plus rationnelle et moins suggestive sur l'amour que celle qui est faite couramment. C'est assurément un raisonnement qui prend en compte le plus l'évolution des esprits telle que l'on peut la vivre en cette fin de XXe siècle.

– Distinction entre l'amour déficience (ou amour D) et l'amour être (ou amour E)

L'amour D est l'amour qui a besoin d'un partenaire pour combler un vide ou pour guérir une blessure et sa motivation est fondamentalement égoïste. L'amour E, par contre, est l'amour pour l'être d'une autre personne, l'amour sans besoin, l'amour généreux.

C'est l'amoureux E qui s'occupe et se soucie réellement de l'être aimé. Un aspect important de ce souci est de vouloir que l'autre se développe et s'épanouisse en tant que personne. Il crée le partenaire, lui donne une image de "lui-même" et une acceptation de sa personne entière, morale et physique. Autant de notions qui permettent à un être humain de s'épanouir.

L'amour D est plus jaloux, conservatiste. Ne jamais vouloir que l'autre change est une réaction compréhensible mais irrationnelle. Etre amoureux E, à deux, cela voudra dire être plus indépendant l'un de l'autre, individualiste. Cela conduit à être plus autonome à deux et moins jaloux, mais, en même temps, désireux de s'aider mutuellement et fiers du triomphe de chacun. Les amoureux E se voient aussi mutuellement de façon plus pénétrante. Leur amour n'est pas aveugle.

Les engagements de l'amour

L'amour considéré comme un abandon mutuel au plaisir, et le sexe comme la libération d'une tension ou la satisfaction d'un désir, ne réclament rien mutuellement et *n'impliquent aucun engagement,* mais seulement une joie pure, sans doute très séduisante.

L'éveil de l'émotion d'amour *implique un engagement émotionnel* toujours prouvé, renouvelé, senti.

Le mot « engagement » ne voulant pas dire uniquement prise de responsabilités, telles que acheter une maison, faire un emprunt ou mettre des enfants au monde.

Lorsque les engagements sont vécus sans implications profondes, ceux-ci achevés, la vie à deux se trouve vidée de son contenu. Il ne reste plus d'émotion et chacun vit face à un étranger.

C'est sur cet aspect de la vie du couple que de nombreuses relations échouent.

L'engagement doit se faire, en premier lieu et toujours, envers l'autre et son « existence émotionnelle ».

Aimer, c'est regarder dans la même direction et regarder l'un vers l'autre.

C'est aussi communiquer, vouloir être ensemble et faire des choses ensemble, non seulement accomplir les tâches journalières mais aussi se distraire, se relaxer, le rapport sexuel étant l'acte suprême.

La jalousie

La jalousie est une émotion souvent incontrôlable, irraisonnable et souvent morbide.

La jalousie tourmente autant le possesseur de ce sentiment qu'il juge, dans les moments de lucidité, « stupide », que celui ou ceux qui ont à en souffrir, et elle peut nuire à la vie sentimentale.

De nombreux psychologues affirment que l'on ne naît pas « jaloux », mais qu'on le devient, parce que quelque part dans l'évolution affective, l'être profond a eu le sentiment d'être rejeté.

S'il est possible d'établir un dialogue, de tendre la main, de nouvelles relations peuvent se reconstruire.

Masculinité – Féminité

Il existe dans tout homme une composante féminine et dans toute femme une nuance de masculinité.

Ce n'est pas le fait de notre façon de vivre, mais la présence dans notre sang de subtils dosages d'hormones.

Tout être est pourvu physiologiquement aussi bien d'hormones masculines que d'hormones féminines.

Les trois hormones sexuelles principales sont les androgènes (la première hormone mâle étant la testostérone), les œstrogènes et la progestérone (principale hormone féminine).

Si un homme possède un excès d'hormones féminines, il aura une peau plus douce, peu de poils. Une femme ayant plus d'hormones masculines aura une pilosité plus importante et une certaine masculinité dans le physique. Sur le plan biologique et psychologique, tout individu, homme ou femme, a des prédispositions à la bisexualité.

Les hormones influencent également les sentiments et les attitudes mentales, surtout chez la femme à des moments bien précis du cycle menstruel.

• C'est cette activité hormonale spécifique qui explique la différence entre les sexes, les désirs féminins obéissant mensuellement à un rythme régulier, tandis que l'homme réagit à tout moment au désir que lui procure son message intérieur ou aux excitants externes.

• C'est cette activité encore qui modifie la sexualité, notamment à la puberté, mais aussi tout au long de la vie, faisant passer le désir physique à l'expression de sentiments profonds ou de tendresse.

• Cette différenciation et parfois cette bipolarité permettent de comprendre que la sexualité ne se limite pas aux organes reproducteurs. Elle concerne la personne tout entière, tant physique que morale.

La reproduction ne peut être la seule et unique raison d'être de la sexualité, de même que le sexe est loin de correspondre à un absolu.

– L'ambivalence

Cette double apparence va créer chez tous les êtres et à tous moments de leur vie une situation psychologique partagée entre des tendances, des sentiments contraires.

Certaines périodes de la vie sont particulièrement favorables à cette ambiguïté de sentiments. L'adolescent est essentiellement un être partagé entre des sentiments et des attitudes complexes.

L'ambivalence de sentiment est courante, tout au long de la vie, l'amour, la haine étant de celle-ci.

– Actif, passif

C'est au nom de l'idée que l'on se fait de la différence des sexes que l'on admet le plus souvent chez l'homme un comportement actif et chez la femme un rôle passif.

Physiologiquement, il apparaît tout à fait normal désormais d'admettre qu'une femme puisse se sentir plus active, et inversement pour l'homme. Ce qui oriente un être vers l'activité ou la passivité, ce n'est donc pas son sexe, mais le développement et la composition de son individualité.

C'est selon la connaissance de ces besoins physiologiques et psychologiques que chacun pourra assumer ses actes et se sentira épanoui ou bien inhibé plus ou moins consciemment.

SEXUALITÉ

Amour-Tendresse

L'homme et la femme sont aujourd'hui plus libres de s'épanouir sur le plan sexuel. Une évolution qui s'est effectuée dans la première partie de notre siècle, après une longue période d'interdits, de tabous.

Une révolution si l'on considère que la liberté sexuelle a eu des retentissements profonds sur les attitudes générales et qu'elle a influencé à la fois la société et les individus, en prenant une valeur précise.

La liberté d'aimer, la liberté de vivre sa sexualité modifient-elles les bases même de l'amour ?

Ce sera à chacun d'y répondre après avoir accompli sa propre expérience, un cheminement souvent semé de doutes et d'embûches, malgré l'évolution des esprits et des mœurs.

Pour les jeunes adolescents, pour la femme ou l'homme au cours de leur vie, lorsqu'ils ressentent le besoin d'évoluer, que peut représenter, quel poids peut peser la sexualité face à l'amour, à la tendresse, qu'ils recherchent ?

Certains souhaiteraient même en revenir à plus de discrétion : « Le sexe ne représente pas tout dans la vie. C'est très joli, mais il y autre chose. »

Beaucoup de personnes s'interrogent et s'inquiètent sur la « qualité » de l'activité sexuelle dans leur vie et de sa place, avec une notion « quantitative ».

Il ne fait pas de doute que sans amour, sans tendresse, la sexualité devient triste, pour ne pas dire ennuyeuse.

La maîtrise de soi est indispensable à une vie équilibrée, c'est elle qui conduit aussi à une vie sexuelle harmonieuse.

L'épanouissement sexuel dépend de la personnalité de chacun et de son évolution.

Tout ceci est parfaitement simple et naturel.

La sexualité n'est donc pas une « problème » et ne devrait pas en poser. Ce qui conduit aux difficultés, ce sont des erreurs presque toujours provoquées par une éducation mal comprise ou mal faite.

– La tendresse – la parole

Des obstacles peuvent naître sur le chemin de la vie sexuelle.

Parmi les causes d'inhibition, une certaine forme de culpabilité, le mépris du corps, une méconnaissance des mécanismes physiologiques paraissent être la cause d'entraves à l'épanouissement sexuel.

C'est avant tout par la sensibilité et une identification où chacun essaie de comprendre les résonances affectives de l'autre que passe la vie sexuelle.

Les divergences d'évolution, de rythme, dans le désir entre l'homme et la femme expliquent les désaccords et les heurts qui peuvent naître. L'homme et la femme attendent de leur relation des choses différentes. L'écoute du désir de l'autre passe souvent par la parole, le dialogue avec tact au moment opportun. Oser s'expliquer avec les mots n'est nullement choquant et demeure le moyen humain le plus aisé mis à la disposition de tous pour transformer le plaisir égoïste en don mutuel et parfaitement conscient.

– L'hyposexualité

L'absence ou la faiblesse du désir sexuel peut exister chez la femme, alors que chez l'homme, le « calme sexuel » existe rarement. La femme peut attendre des années avant de connaître le premier orgasme. Elle peut même se passer de toute relation après une période d'activité sexuelle normale. L'hyposexualité peut être organique ou constitutionnelle.

Elle peut être due également à une inhibition, à un sentiment de culpabilité, à une angoisse face à ses pulsions. La sexualité de la femme est une sexualité qui se cultive et demande souvent à être révélée ou rassurée.

– La fréquence des rapports sexuels

Le coït doit être un aboutissement, psychologiquement et physiquement. Le rapport sexuel ne peut pas être évoqué sous l'angle de la performance numérique. De même qu'il n'est pas nécessaire d'atteindre l'orgasme lors de chaque rapport sexuel, que ce soit pour l'homme ou pour la femme.

En tout état de cause, c'est la rencontre de deux individus, de leurs désirs, de leurs besoins et de leurs satisfactions, qui sera leur propre modèle... avec des buts et des principes tout à fait personnels.

La séduction a ses rites

Les rites jouent, en général, un rôle important dans les activités humaines. Ils assurent un agrément à la vie et permettent de mettre de la douceur dans les comportements. Les prouesses des chevaliers pour séduire n'étaient qu'une série de rites que l'homme accomplissait pour courtiser et séduire. Rites qui remontent aussi loin que notre connaissance des pratiques humaines. Les hommes (sexes masculins) alors se fardaient le visage et le corps pour conjurer le sort, mais aussi pour plaire aux dieux et aux femmes.

La séduction est un rite qui préside à l'acte de la rencontre et peut sans nul doute le mieux créer l'approche la plus agréable.

La séduction passe, qu'on l'admette ou non, par une suite de protocoles, de courtoisies, qu'elles émanent de l'homme ou de la femme.

L'éveil du désir sexuel entraîne même des changements biologiques profonds.

Des hormones produites par le corps circulent dans le sang et suscitent une préparation physique à l'acte sexuel quand une personne est sexuellement amoureuse. Parmi ces hormones, les phéromones sont des substances chimiques (on les retrouve dans d'autres espèces animales mais plus développées), destinées à stimuler l'odorat ou à attirer. Ceci explique que certaines odeurs, des parfums puissent jouer le rôle d'aphrodisiaque et de stimulateur.

L'expression de leur regard suscite, chez une femme, une bien plus forte impression que les hommes ne l'imaginent !

Toutefois, le regard féminin joue le rôle d'un aimant « puissant » dans la rencontre de deux êtres. Ce qui trouble avant tout l'homme, l'attire, le retient ? Regard décidé, regard volontaire ou regard plus paisible, tout le touche, pourvu qu'il exprime la personnalité profonde, pourvu qu'il se révèle ensuite conforme à la vérité.

Pour les hommes comme pour les femmes, la voix peut être une source de plaisir et « sexuellement » ressentie.

Mais la vue d'un vêtement, le soyeux d'un toucher, une musique peuvent également susciter des stimulations sexuelles.

Des relations qui sombrent dans la banalité n'éveillent plus les sens. Elles n'engendrent que monotonie et fadeur.

L'importance de la séduction est donc très grande. Elle le reste tout au long de la vie avec un partenaire. Elle ne demande que de l'imagination.

L'amour est un rituel qu'il convient de toujours réinventer. Comme tout acte de la vie, l'acte d'amour fait appel aux forces créatrices présentes en chaque personne.

L'Art ancestral de l'amour

L'équilibre et le bonheur du couple sont rarement un don du ciel. L'harmonie se crée par et grâce à la volonté des deux partenaires. L'harmonie sexuelle n'est pas la plus difficile à créer. C'est seulement elle qui demande le plus d'attention, d'écoute de l'autre. L'art d'aimer est ancestralement, dit-on, celui de la femme, peut-être parce que les qualités plastiques de son corps ont permis aux artistes d'exprimer, avec le plus d'élégance, chacun de ses gestes dans l'accouplement. De plus, le corps de la femme comporte des zones érogènes infiniment plus riches et nombreuses que celui de l'homme. Mais la douceur, la tendresse ne sont pas plus l'apanage d'une femme que celui d'un homme.

De même que les initiatives, au cours de l'acte sexuel, peuvent aussi venir de la femme. Une idée encore mal comprise, sans doute des restes de craintes, de puritanisme, et de beaucoup d'années d'interdits.

Conseils

• L'art d'aimer est commun et l'un ne peut forcer l'autre à ce qu'il ne consent vraiment, profondément.

C'est ici que la complémentarité homme-femme peut le mieux jouer son rôle. Chacun s'aidant de son psychisme pour comprendre son partenaire.

• Pour la femme, beaucoup plus que pour l'homme, la vie sexuelle n'est jamais ou rarement sans lien avec ses sentiments. Sa sexualité reste liée à la relation affective et mentale avec l'homme. Sans doute est-ce une des raisons pour lesquelles la frigidité (si tant est qu'elle existe vraiment) revêt moins d'importance pour une femme que l'impuissance n'en a pour l'homme.

• Refusez la répétition, l'ordinaire et le scénario classique. Sortez des *a priori,* des préjugés. Recherchez les techniques d'éveil de votre corps, comme la respiration, avec la détente et toutes les formes de relaxation.

• L'acte d'amour est comme la vie, avec ses facettes, ses humeurs ludiques ou graves. Laissez-vous gagner par l'envie d'improviser et la liberté. Le jeu sexuel n'est pas seulement conseillé, il est la plupart du temps indispensable et permet d'abandonner naturellement un certain nombre de fausses pudeurs qui limitent les possibilités. Le jeu sexuel tourne autour du plaisir de la découverte. Cette liberté dans la vie sexuelle vous apportera beaucoup de souplesse dans la vie affective, et ira en se reflétant dans votre vie en général. La chevelure soignée, le parfum, le visage net, les sous-vêtements ne sont pas des artifices mais des compléments indispensables. Et chaque fois que l'occasion peut se présenter de plus de préliminaires, ils seront des attraits supplémentaires. Imagination, création sont des nuances qui peuvent prendre force dans le massage ou les caresses préliminaires.
• Mouvements, gestes, positions, durée, plaisir fulgurant ou moindre sont encore autant de nuances qui sont en relation intime avec chaque couple et ce, à tout moment de leur vie.

Pourquoi y aurait-il une fin pour les relations sexuelles, un âge où tout s'arrête ? La vie hormonale de la femme, prolongée désormais de plusieurs dizaines d'années lui permet d'envisager avec plus d'épanouissement sa vie sexuelle, et devient un des facteurs déterminants de la jeunesse du couple.
• La sexualité est une des formes de la personnalité. Elle n'est pas figée, ou immuable, elle peut à tout moment changer. C'est cette harmonie vécue, renouvelée qui crée le bien-être. Bien plus. Un des sens les plus profonds et les plus subtils de la vie. *La sexualité prend toute sa valeur avec l'amour.* Comme *l'amour a besoin,* pour *s'épanouir, d'une parfaite connaissance de la sexualité.*

– La respiration et la sexualité sont inséparables

Toute restriction apportée à la respiration durant l'acte sexuel amoindrit le plaisir selon le docteur Jack Lee Rosemberg [1]. C'est souvent faute de savoir respirer à fond que l'on ne parvient pas à avoir des rapports sexuels pleinement satisfaisants. On retient son souffle à l'approche de l'orgasme, ce qui supprime les sensations érotiques les plus intenses. Normalement, l'expiration accompagne le mouvement du bassin vers l'avant. Si l'on inspire à ce moment, le diaphragme se contracte, empêchant la détente nécessaire à l'orgasme. La respiration fournit indirectement l'énergie de la décharge sexuelle.

Toute restriction des mouvements respiratoires empêche l'excitation de se propager et confine la sensation érotique dans la zone génitale. Inversement, l'inhibition sexuelle, la crainte de laisser la sensation érotique envahir le bassin et le corps, est une cause de respiration insuffisante.

1. *Jouir – Techniques d'épanouissement sexuel,* éditions Tchou.

L'éducation sexuelle

Le désir d'expériences vécues donne à la sexualité un aspect totalement différent de ce que peut être l'enseignement de la géographie, par exemple. La sexualité ne se limite pas à des descriptions livresques. C'est une sensation réelle, physique et mentale.

C'est un désir d'expérience personnelle qui ne se satisfait pas seulement de mots. Un domaine où l'apport psychologique des parents peut être déterminant, si ceux-ci ont su parler, dialoguer avec leur enfant.

Les nombreuses enquêtes faites auprès des jeunes révèlent qu'ils ont des rapports sexuels très tôt. Beaucoup refusent ou redoutent de consulter leurs parents sur cette question.

La plupart se fient aux informations de leurs aînés, pas nécessairement justes. Et s'il y a un problème, c'est à l'infirmière ou à la psychologue de leur établissement scolaire qu'ils s'adressent. Pourtant, de leur aveu même, ils préféreraient que ce soit leurs parents qui fassent leur éducation sexuelle. Les statistiques en témoignent : plus l'éducation sexuelle aura été faite de façon sérieuse pendant l'enfance, plus les adolescents se comportent avec maturité et discernement.

S'il ose se confier, votre enfant vous posera presque toujours la même question de confiance : « ne pas en parler », « ne pas révéler le dialogue qu'il a établi avec vous ».

Toutes les questions sont assez élémentaires ou plus spécifiques, comme sur l'avortement, avec une lueur d'inquiétude. L'activité sexuelle trouble plus qu'elle ne « libère » les jeunes qui ne savent absolument plus ce qui est bien, ce qui est normal et ce qui ne l'est pas.

Enfin, tous les éducateurs sont formels : « Si vous voulez maintenir le dialogue, n'hésitez surtout pas à interroger vos enfants. Demandez-leur, sans ambages, ce qu'ils savent et ce qu'ils voudraient connaître. Vous éviterez ainsi bien des difficultés. »

Les parents qui ignorent comment aborder le sujet, ou qui ne se sentent pas eux-mêmes assez informés, devraient d'abord se documenter. Il existe des cours d'éducation sexuelle pour adultes donnés par le « Planning Familial » de chaque ville (ou bien de la région s'il s'agit d'une petite localité). Pour tout renseignement, adressez-vous à la Confédération du mouvement français pour le planning familial, 9, villa d'Este, 75013 Paris (Tél. : (1) 584-84-18).

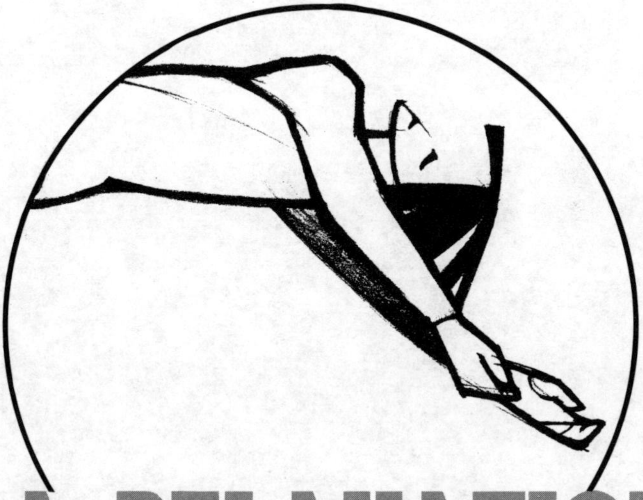

LA RELAXATION

Trouver son rythme de vie,
ses sources de relaxation

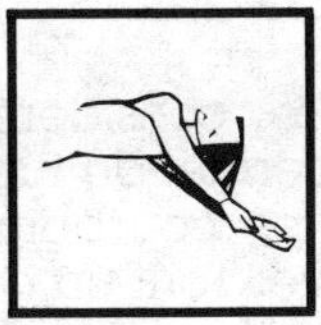

LA VRAIE RELAXATION EST ACTIVE « Se relaxer » se définit, selon le dictionnaire, par : « se détendre, se reposer physiquement et intellectuellement ». Dans l'esprit de certains, s'y ajoute même une nuance de laisser-aller et de paresse. Or « se relaxer » dans le sens de la relaxation, est un acte « dynamique », même si les moyens mis en œuvre sont réduits. Se relaxer, lorsque l'on pratique la vraie relaxation, aura une double action, en grande partie grâce à la respiration, sur les muscles et sur le mental :

- avec des positions corporelles réduites, elle agit sur les contractions musculaires ;
- par le silence, la parole n'étant pas prise en compte, ou peu, elle équilibre le mental. Absence de gestes, silence, conduisent à la *relaxation active*.

La relaxation assure l'harmonie : conscient-inconscient et tonus musculaire, avec un *ingrédient majeur* pour coordonner l'ensemble : *la respiration*.

La relaxation active ne doit pas être confondue avec la méditation, qui est essentiellement du domaine de la pensée.

– La relaxation met en harmonie : horloge interne et rythmes de travail. L'être humain présente un mécanisme souple, malléable, mais fragile et vulnérable. Par exemple, lorsque des conditions de vie nouvelles lui sont brusquement imposées, il lui faut un temps d'adaptation. C'est cet écart entre ce que demande journellement la société et les moyens propres à chaque personne pour y faire face qui entraîne anxiété, épuisement, dépression, nervosité, agressivité, fatigue et stress.

La relaxation a vocation préventive et s'adresse aux gens normaux dans la mesure où son objectif est essentiellement la mise en harmonie des rythmes internes biologiques avec les rythmes de travail ou les conditions de vie.

La relaxation peut être considérée comme une thérapie « douce ». Pour tous, elle permet de faire face à des maux bénins comme le mal de tête, les courbatures, les maux d'estomac, l'insomnie, la fatigue latente. Tout un cortège de petits problèmes qui déroutent la médecine traditionnelle et ne demandent pas nécessairement une « thérapie ».

Il n'est donc pas nécessaire ni souhaitable d'attendre d'en avoir besoin pour découvrir les bienfaits d'une hygiène de vie, alliée à la discipline du corps et de l'esprit. La relaxation est sans doute, parmi beaucoup de possibilités, la discipline la plus saine et la plus douce.

LA RESPIRATION

Tout commence par une bonne hygiène du nez et des voies respiratoires

Chaque narine doit être libre et bien dégagée puisqu'elle est munie de filtres naturels protecteurs qui tamisent et distillent l'air.

Les yogis accordent une grande importance à l'hygiène du nez. C'est par les fosses nasales, disent-ils, que se nourrissent certaines fonctions spirituelles et psychiques. La douche nasale est pour eux aussi banale que notre lavage de dents. Il s'agit d'aspirer de l'eau salée par une narine et de la laisser s'écouler par l'autre.

Un procédé sans doute malcommode, pour un Occidental non exercé, mais plein de bon sens.

Conseils

Voici un procédé pour nettoyer les voies nasales :

• *Versez quelques gouttes de liquide amniotique* ou de solution oculaire dans l'angle interne des yeux. Celles-ci les baignent et s'écoulent par les voies lacrymales dans les conduits des narines, qui se trouvent ensuite débarrassés de leurs impuretés. Mouchez-vous ensuite et glissez l'angle d'un mouchoir très fin dans chaque narine. Cet exercice d'hygiène est à pratiquer matin et soir.

Si votre nez est bouché, vous vous privez de beaucoup d'aisance et de bien-être.

Voici quelques exercices musculaires simples qui permettent de dégager le nez :

• *Appuyez légèrement vos deux index sur les narines et lutter pour les ouvrir, avec leur musculature.* En même temps, inspirez doucement d'un manière continue. La pression des doigts restera toujours légère.

• *Posez les doigts sur vos joues à la hauteur des narines, sur les pommettes, et étirez-les en arrière en inspirant lentement.* A l'expiration la pression des doigts se relâche. Répétez cet exercice cinq ou dix fois. Avec plus d'entraînement vous pourrez vous passer de l'aide de vos doigts.
• *Le doigt dans le nez.* Pourquoi pas ? Passez les auriculaires dans les narines pour les dilater doucement en tirant les doigts vers l'extérieur tout en inspirant.

PHYSIOLOGIE RESPIRATOIRE

L'oxygène est une énergie gratuite

Mouvements physiologiques naturels de la respiration (inspiration, expiration).

En forme de coupole, le diaphragme sépare le thorax du ventre.

– **A l'inspiration** le diaphragme descend et le ventre sort légèrement, les dernières côtes s'écartent. La cage thoracique augmente de volume, l'air extérieur s'engouffre par les voies respiratoires.

L'inspiration apporte l'oxygène indispensable aux divers tissus des organes. Or l'oxygène est une énergie gratuite, une merveilleuse source de santé, que l'on sous-estime.

– **A l'expiration,** le diaphragme monte dans la cage thoracique, l'air vicié est expulsé. En rentrant le ventre on facilite ce rejet d'air contenant du gaz carbonique.

L'expiration expulse les produits toxiques, les combustions internes, tout ce qui encrasse l'organisme, dont le gaz carbonique.

La Science du respir

La respiration est demeurée de nos jours la plus méconnue de nos fonctions vitales, contrairement aux anciens qui la maîtrisaient et la louaient justement, l'appelant « le premier de tous les êtres ». Ils disaient combattre les maladies par des exercices respiratoires profonds et conseillaient de pratiquer le chant pour améliorer le souffle et acquérir la beauté. Hippocrate, lui, voyait dans la respiration « le véhicule de l'esprit et de la raison ».

La « Science du respir », comme l'appellent les Orientaux, reste à la base de leur philosophie et de toutes leurs relaxations. Par exemple, le « pranayama », la posture fondamentale du yoga, permet de maîtriser totalement les organes, d'accéder à une relation profonde avec soi-même, par la pratique méthodique et poussée d'exercices respiratoires.

Les trois respirations

On ne respire pas de façon identique dans la pratique des exercices physiques et durant les exercices de relaxation :

1° La respiration continue

Elle se pratique pendant les exercices physiques et musculaires :
• Inspirez par le nez, puis expirez par la bouche, à fond, pour expulser l'air vicié.

2° La respiration complète

Elle se pratique pendant les exercices de relaxation et de détente :

La respiration dite complète mobilise toute la surface pulmonaire.

Conseils

Voici comment pratiquer la respiration complète :

- Inspirez et expirez par le nez.

1er temps : Inspirez doucement par le nez en soulevant le ventre sans marquer d'arrêt.

2e temps : Continuez à inspirer doucement par le nez en soulevant la région moyenne de la poitrine, sans rentrer le ventre.

3e temps : Faites passer l'air au sommet des poumons en continuant à inspirer pour gonfler la poitrine au maximum en rentrant le ventre.

4e temps : Expirez doucement par le nez en faisant un effort à la fin de l'expiration pour chasser complètement l'air des poumons.
Enchaînez aussitôt par le premier temps.

Il faut environ une vingtaine de jours, à la raison d'une dizaine de respirations complètes chaque jour, pour maîtriser parfaitement la respiration complète.

Il est toujours préférable, les premières fois, de pratiquer la respiration complète avec un instructeur qui vous aidera à suivre le passage du souffle dans les différents organes.

3° La respiration retenue

Il s'agit d'un exercice respiratoire plus difficile qui accompagne les exercices de relaxation. Il s'exécute en prolongement de la respiration complète pour oxygéner plus complètement le sang.

Voici comment pratiquer la respiration retenue :

- Respirez en comptant jusqu'à 10.
- Observez un temps de rétention ou temps pendant lequel vous restez sans expirer.
- Expirez ensuite en comptant jusqu'à 10.
- Restez sans respirer en comptant jusqu'à 5.

Attention

La respiration **retenue** peut entraîner des sensations de vertige (le cerveau n'étant plus oxygéné) lorsqu'elle est pratiquée sans préparation progressive. Il est donc nécessaire de s'initier à la respiration retenue sous la direction d'un guide (professeur averti de yoga, gymnastique ou un kinésithérapeute notamment).

La respiration cutanée

La peau joue également un rôle dans la respiration, même si elle ne représente que 10 % de la respiration pulmonaire.

La peau est perméable :

- Elle absorbe l'oxygène et l'énergie de l'atmosphère environnante ;
- Elle aide les poumons dans la fonction d'élimination des déchets et des toxines grâce à la sudation.

Conseils

L'hygiène, des vêtements assez aérés, légers et confortables, permettent à la peau d'assurer sa fonction respiratoire. Cette notion est importante à retenir lors de la pratique de sports aussi intensifs que le jogging, le cyclisme ou le ski de fond, par exemple.

LA RESPIRATION, DU BIEN-ÊTRE EN PERMANENCE

L'homme ne vaut que ce que vaut sa respiration

Durant les trois temps qui la divisent – inspiration, expiration et courte pause –, la respiration est amenée à subir très souvent les influences extérieures, au même titre que le corps. Angoisse, fatigue, émotion retentissent sur la respiration qui devient courte, rétrécie. Pourtant, la respiration est la seule fonction neurovégétative que l'on puisse à tout moment contrôler (nous n'avons aucun contrôle direct sur la digestion). Elle met en œuvre l'oxygène, une énergie gratuite et capitale pour toutes les fonctions vitales. Cela amène à dire à juste titre que « prendre l'air largement c'est vivre deux fois plus ».

Cette autodiscipline du rythme respiratoire peut se faire à tout moment de la journée.

Conseils

• Aussi souvent que vous y pensez, prenez conscience de votre respiration, mettez les épaules légèrement en arrière, redressez naturellement la colonne vertébrale et laissez agir le corps.

L'air entrera naturellement, spontanément, sans bruit, en quantité suffisante. Il ne faut pas forcer sur une inspiration, notamment, mais savoir attendre de la part du corps ce besoin naturel d'apport d'air.

Vous ressentirez alors un bien-être, une sensation d'allègement, de soulagement, de libération.

Vers 16 heures, lorsque le dos est tendu, douloureux, après une longue station assise (au bureau, en voiture) :

• Redressez-vous avec naturel tout en vous calant au fond du siège.

• Mettez les épaules légèrement en arrière, sans raideur. Il s'agit d'effectuer un léger retrait, très naturel des épaules. Redressez le cou très légèrement, levez le menton en le laissant à un niveau normal. Tout doit se faire avec naturel. Vous devez ressentir une espèce de libération, une décontraction et un mieux-être.

Pensez-y 10 ou 20 fois par jour et votre mentalité changera ; vos problèmes s'éclairciront. Vous vous sentirez moins timide ; vous dompterez vos appréhensions et éviterez les colères toujours épuisantes.

Le soir, au moment de vous coucher, pour retrouver le calme et vous préparer au repos :

• *Allongez-vous sur le sol ferme, ou sur votre lit s'il est assez dur.*

• *Abaissez les épaules et laissez le menton se rapprocher légèrement du centre des clavicules,* sans pour cela sentir que vous fournissez un effort.

• Vous devez dans cette position vous sentir bien, sans aucune crispation. *Commencez à observer le rythme de votre respiration* en essayant de ne pas la modifier pendant quelques secondes, voire quelques minutes. Ensuite, *commencez à étirer le corps dans le mouvement de l'inspiration*. Lors de cet étirement, les bras doivent être ramenés au-dessus de la tête de façon à rechercher le prolongement total de la tête. Vous devez tordre légèrement le corps dans tous les sens. *A la fin de l'inspiration, commencez à relâcher le corps dans la position de départ,* en laissant le mouvement de l'expiration se faire automatiquement.

Les mouvements du corps doivent être synchronisés le plus possible avec celui de la respiration. Faites attention de bien marquer un temps assez prolongé en fin d'expiration ou d'inspiration. Vous allez pouvoir constater que le rythme de la respiration de rapide redevient normal.

Après plusieurs mouvements d'étirement et de relâchement,

vous ressentirez certainement une merveilleuse sensation de bien-être qui vous conduira au sommeil. Certains peuvent même s'endormir au cours de l'exercice.

• Mieux respirer, c'est veiller à la totalité du fonctionnement de l'appareil respiratoire et ventiler les trois étages du buste, le diaphragme, le thorax et les clavicules.
• Avec une bonne respiration, l'oxygène circule, nourrit et déclenche de continuelles transformations chimiques. La respiration correctement pratiquée défatigue, prévient des maladies comme l'obésité, l'anémie, le diabète.
• Une respiration profonde et régulière masse les organes, stimule le foie et l'intestin. Pour ne pas être épuisé et retirer tout le bénéfice d'un sport, il est indispensable d'apprendre avant toute chose à respirer.

Exercice respiratoire à pratiquer chaque jour avec une régularité infaillible, pour conserver une belle silhouette :

- Debout, large inspiration durant laquelle vous rentrez le plus possible le ventre tout en serrant les muscles des hanches, des cuisses et des mollets.
- Tenir au minimum 10 secondes.
- A l'expiration (profonde), relâchez d'abord les muscles des mollets, des cuisses, et des hanches puis les abdominaux.
- Renouveler l'exercice 10 fois de suite et aussi souvent que vous serez debout et immobile.
- Vous pouvez pratiquer le même exercice allongé dans votre lit ou dans votre bain.

Attention

Les exercices respiratoires profonds sont contre-indiqués en cas d'état pulmonaire en évolution pour lequel il importe que le poumon soit au repos.

Avant de pratiquer à fond la gymnastique respiratoire, il faut une période d'adaptation de plusieurs jours. Lorsque l'organisme n'est plus habitué à un grand apport d'oxygène, il se produit une surstimulation au niveau du système nerveux et la dilatation des artères peut entraîner des vertiges, des étourdissements.

Chaque fois que vous le pouvez, aérez-vous

Le bien-être se situe, naturellement, dans la qualité de l'air que vous respirez.

– A l'extérieur :

Vous subissez l'air environnant et il n'y a pas de possibilité pour le citadin d'éviter la pollution. Les périodes de vacances, de repos seront mises à profit pour « prendre l'air » dans tout le sens du terme.

Chaque fois que cela vous sera possible, effectuez une promenade en forêt ou dans un lieu où il y a des arbres, de la verdure.

En effet, le feuillage fabrique un air pur à votre intention. Il absorbe le gaz carbonique (gaz polluant) et le transforme en oxygène qu'il rejette dans l'atmosphère.

– A l'intérieur :

Dans un local fermé, chacun absorbe l'oxygène de l'air ambiant et rejette du gaz carbonique.

Après un temps variable (grandeur du local, nombre de personnes et pollution des fumeurs...), l'air s'appauvrit.

L'atmosphère confinée provoque des maux de tête, des malaises.

Aérez régulièrement les locaux où vous vivez et où vous travaillez :

• *Par une aération permanente* indispensable dans la cuisine et la salle de bains notamment.

Le local dans lequel on travaille avec des produits toxiques doit également comporter une aération permanente.

• *Par une aération intermittente,* en ouvrant les fenêtres longuement plusieurs fois, procédé préférable à une ouverture étroite permanente.

Cela est tout spécialement valable pour les salles où un grand nombre de personnes sont rassemblées (classe, bureau, cours).

Pensez à aérer chaque fois que vous quittez la pièce dans laquelle vous avez séjourné plusieurs heures.

Attention

Air pur : attention aux faux !

Les systèmes d'aération mécanique des locaux de travail, comme les appareils de climatisation ou les humidificateurs d'air, sont là pour renouveler l'atmosphère et apporter un air frais.

On s'aperçoit que climatiseurs et humidificateurs entretiennent une pollution de l'air ambiant due essentiellement aux bactéries et autres microbes qui se développent dans leurs conduits.

La « fièvre des climatiseurs » se manifeste par divers symptômes : température, crises d'allergie, infections respiratoires, maux de tête, conjonctivite.

L'atmosphère surchauffée et l'air desséché des appartements sont la cause de nombreux troubles rhino-pharyngés.

– **Les solutions pour rendre l'air respirable :**

• *Le saturateur d'air* à poser sur les radiateurs en hiver.
• *Les humidificateurs électriques* dans lesquels on peut mettre des essences antiseptiques, eucalyptus, lavande ou romarin.
• *Le ioniseur charge l'atmosphère de ions négatifs* (ceux qui sont nécessaires au tonus) et débarrasse l'air de ses impuretés.
• *Le purificateur* élimine la fumée et neutralise les poussières.

Le saturateur et l'humidificateur conviennent pour les petites surfaces.

Seuls, ioniseurs et purificateurs sont à envisager de façon efficace, actuellement, pour les locaux à grand volume.

LES MANIFESTATIONS DU BIEN-ÊTRE

Bâillement, soupir, rire, sont des expressions naturelles souvent réprimées, pourtant, ils sont source de bien-être.

– **Le bâillement** est un facteur de relaxation utilisé en yoga ; il serait une source de bien-être. C'est un étirement profond du thorax qui l'assouplit et le détend.

– **Le soupir** est nécessaire ; il décontracte le thorax et les muscles de tout le corps.

– **Les bienfaits du rire** :

Le rire, sonore, spontané, libère psychiquement et combat le stress. Il provoque des pressions qui favorisent l'expiration et chasse l'air vicié. Le rire est un exercice respiratoire salutaire. Il agit sur le diaphragme, les muscles abdominaux. Le rire s'avère être une thérapeutique. Il combat l'asthénie ; l'exercice respiratoire qu'il effectue augmente le volume d'air de réserve expiré ; il rééduque les anxieux. Il prévient et soigne les maladies cardio-vasculaires, grâce à l'effet de choc salutaire qu'il produit sur les fonctions cardiaques. Il lutte contre les troubles intestinaux ; la gymnastique abdominale et le brassage en profondeur permettent d'évacuer les produits toxiques, résidus de l'organisme. Expulsant l'air dans la partie haute du tube digestif, le rire peut guérir l'aérophagie. Grâce à son extraordinaire pouvoir de défoulement psychique, le rire laisse exploser les sentiments refoulés, l'agressivité et la peur, il aide à dormir et chasse le stress.

Enfin, le rire a une fonction sociale non négligeable, il lève les barrières et crée des liens.

Pour certains médecins, le rire peut rentrer dans un programme de remise en forme au même titre que la relaxation, la gymnastique et la diététique.

Conseils

Puisque le rire c'est la santé, entraînez-vous à rire... voici un exercice de détente qui déclenche inévitablement le rire :

- Procédez à une inspiration courte, de deux ou trois secondes,
- Marquez une pause respiratoire de cinq à dix secondes,
- Enfin une expiration saccadée de cinq à dix secondes.

Répartissez cet exercice réflexe dans la journée, par tranches de dix minutes matin, midi et soir. Il peut se pratiquer partout, en voiture, au bureau. Il y a de fortes chances qu'il déclenche aussi le rire autour de vous... Et si vous pouvez compléter cet exercice du rire par des histoires drôles, des films comiques et des soirées entre amis qui ne se prennent pas au sérieux du tout, vous aurez fait entrer l'histoire du rire dans votre vie, un antidote puissant à toutes sortes de tensions néfastes.

CONSCIENT – INCONSCIENT

L'image de l'iceberg : définition du rapport conscient-inconscient

En présence, deux pôles : le conscient et l'inconscient. Tout ce qui est accessible à nos sens, par exemple la connaissance de soi au cours d'événements extérieurs, leur répercussion sur le psychisme constitue ce que l'on nomme le *conscient en principe contrôlable.*

Le conscient correspond à la partie émergée de l'iceberg.

L'inconscient est une part de soi, souvent cachée, dont on peut avoir « une vague idée » *pas nécessairement contrôlable,* même avec la volonté. L'inconscient est la partie immergée de l'iceberg.

La séparation entre les deux pôles, la ligne de flottaison est plus ou moins enfoncée selon chaque individu. L'objectif serait que chacun puisse baisser la ligne de flottaison pour diminuer le volume inconscient au profit de la masse consciente.

Tous les moyens de réflexion et de relaxation peuvent vous aider à rééquilibrer l'iceberg.

LA PSYCHANALYSE – LE COMPORTEMENTALISME

La psychanalyse est née vers la fin du XIXe siècle, avec une autre science : le comportementalisme.

Toutes les deux ont suivi des chemins et des évolutions divers, mais l'une et l'autre se sont donné pour but d'aider l'être humain à se connaître. Ce sont des disciplines permettant à chacun de « se » découvrir.

La psychanalyse

C'est Freud qui a posé les jalons de la psychanalyse.

La psychanalyse a été la première technique d'investigation permettant de ramener à la conscience les sentiments enfouis dans l'inconscient : événements vécus puis oubliés volontairement ou non et qui peuvent continuer à influer sur le comportement. Partant de cette base, des écoles diverses se sont formées, avec une idée fondamentale commune : celle du contact verbal entre le patient et son analyste.

L'un des mérites de la psychanalyse, et non des moindres, aura été de réhabiliter l'importance de la parole et du contact verbal.

Attention

Entreprendre une « analyse » est une décision importante qui s'inscrit dans le cadre d'un développement personnel visant un changement en profondeur de la personnalité et de son fonctionnement. L'analyse psychanalytique, ou thérapie, implique une démarche longue, de une à trois années, avec un investissement important, notamment en temps et en argent.

Le comportementalisme

A la différence de la psychanalyse, le comportementalisme ne cherche pas à retrouver le conflit inconscient qui est à l'origine de difficultés ou de symptômes. La science comportementaliste s'inscrit dans la tradition de Claude Bernard : « La connaissance se vérifie par les faits. » Le comportementalisme s'attache à étudier l'ensemble des attitudes et des conduites pour définir une méthode personnalisée et positive de changement des comportements. Ce qui intéresse donc le comportementaliste, c'est moins le pourquoi que le comment.

La technique de base est celle des jeux de rôles à partir de situations qui sont des problèmes. Elle amène la personne concernée à expérimenter de nouvelles formes d'expression ou bien encore à formuler de nouveaux objectifs.

Le comportementalisme est à la base des techniques « d'affirmation de soi », des reconditionnements psychologiques dans le cas de l'obésité ou du tabagisme, entre autre.

Attention

Entreprendre un reconditionnement comportemental nécessite une démarche sérieuse et réfléchie. Comme dans le cas de la psychanalyse, il aura nécessairement des implications profondes. L'une comme l'autre ne peuvent être entrepris qu'avec l'aide de thérapeutes. Un choix à faire après réflexion.

• N'hésitez pas à prendre des renseignements avant toute démarche sur les moyens mis en oeuvre (il existe différentes thérapies).

L'IMAGE DU CORPS

Personne n'est réellement satisfait de l'image de son corps et personne n'en a une conscience précise. L'image que nous en avons est acquise au hasard de la vie, composée de sensations et de sentiments, une grande partie venant de notre relation avec les autres.

Elle peut être déformée par les insatisfactions affectives, détruite par la douleur, la maladie, un excès de poids ou une disgrâce.

C'est pour ces raisons que donner la même importance à chaque partie du corps est exceptionnel. Les exercices de relaxation et de visualisation ont une grande importance pour rééquilibrer l'image mentale du corps, pour prendre conscience des tensions musculaires.

LES MUSCLES

Le tonus musculaire

Les muscles possèdent une certaine tension que l'on nomme couramment tonus musculaire.

C'est le tonus qui nous maintient, entre autres, dans certaines postures et procure l'allure corporelle générale. Les muscles étant reliés au cerveau et constamment informés des émotions, le tonus reste sous l'interdépendance de l'activité du système nerveux principal.

Le but de la relaxation sera d'aider le cerveau à rééduquer ces tensions, à se mettre en état d'écoute. Un certain état de bien-être qui demande des phases progressives éducatives.

Parallèlement, il est nécessaire d'apprendre à contrôler le tonus musculaire. Pour cela, il faut déjà sentir le corps et les manifestations physiques qui le troublent, comme l'inactivité, la timidité ou la nervosité, pour pouvoir dès l'apparition des symptômes enrayer le processus.

EXERCICES QUOTIDIENS

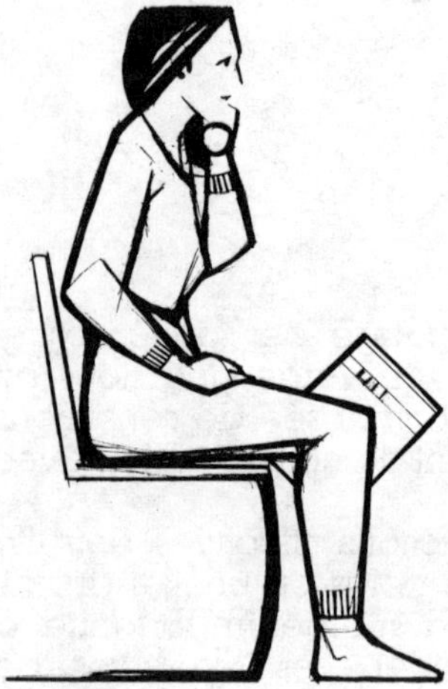

Placez un bottin entre vos genoux et serrez.

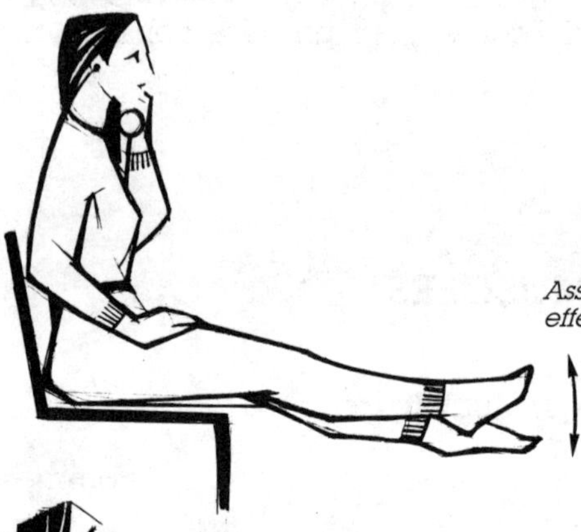

Assis(e) jambes tendues, genoux serrés, effectuez des ciseaux rapides.

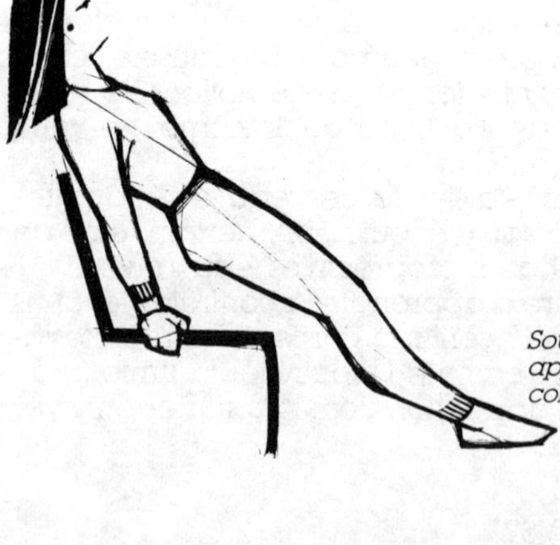

Soulevez-vous en prenant appui sur votre siège ; contractez et décontractez les fessiers.

DU MIEUX-ÊTRE

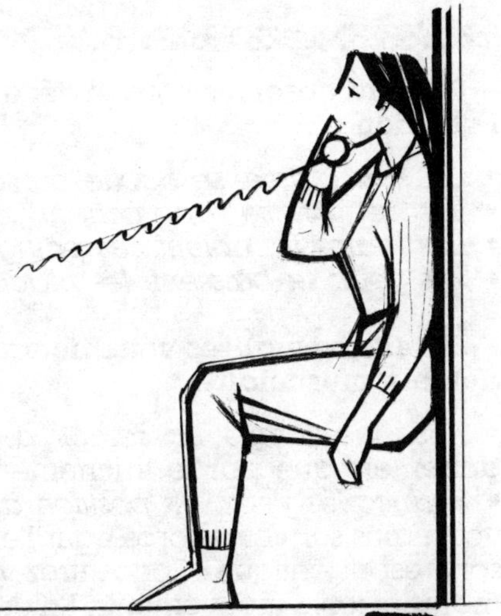

Le dos contre le mur,
les cuisses à angle droit,
tenez-vous assis sans siège.

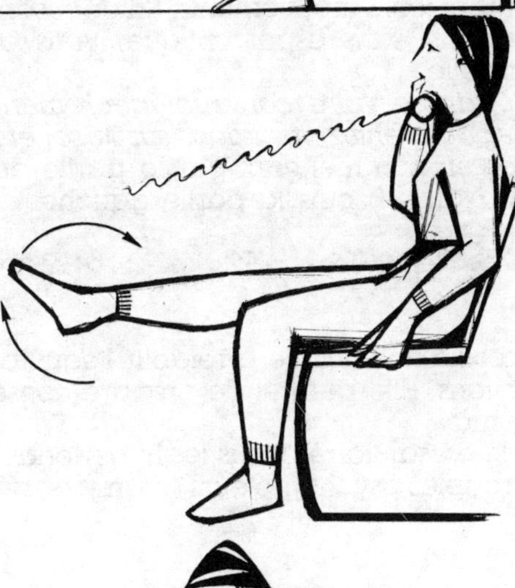

Assis faites tourner le pied
à partir de la cheville.

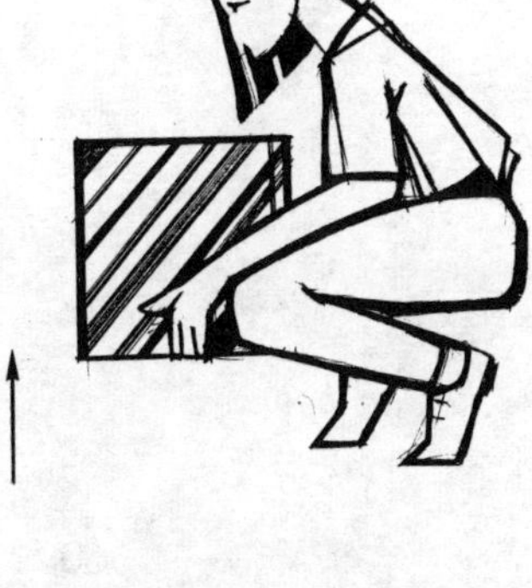

Pour saisir et soulever un poids,
pliez les genoux.

Conseils

– D'abord observez-vous et découvrez les signes qui manifestent l'émotion :

- *La voix baisse, se hache ou se précipite.*
- *Les épaules se rapprochent, le cou est tendu.*
- *Les mains tremblent, les poings se crispent.*
- *Les yeux se baissent, les mâchoires sont serrées.*

– Ensuite, visualisez votre image corporelle pour contrôler votre détente musculaire :

- *Allez de temps en temps à la découverte de votre corps* autrement que par le truchement du miroir.
- *Fermez les yeux, en position assise, ou couchée,* laissez glisser vos mains sur votre corps pour l'explorer et partir à sa découverte sans esprit critique. Concentrez-vous sur le cheminement de vos mains et leurs mouvements. En épousant les reliefs du visage, puis du corps, sans esprit critique, vous acceptez votre enveloppe charnelle.
- *Regardez votre corps intérieurement* avec un sens nouveau.
- *Debout, sentez vos talons sur le sol et faites l'inventaire de votre corps* en commençant par la partie droite de votre corps (bras, tronc, jambe) puis la partie gauche.

La relaxation aide à rétablir l'équilibre entre les muscles et les émotions. Elle permet de prendre conscience du corps et de son schéma.

Elle est salutaire à tous les hypertendus et tous ceux qui souffrent de troubles psychomoteurs (crampes, bégaiements, spasmes, tics).

LORSQUE VOTRE DOS EST TENDU ET DOULOUREUX

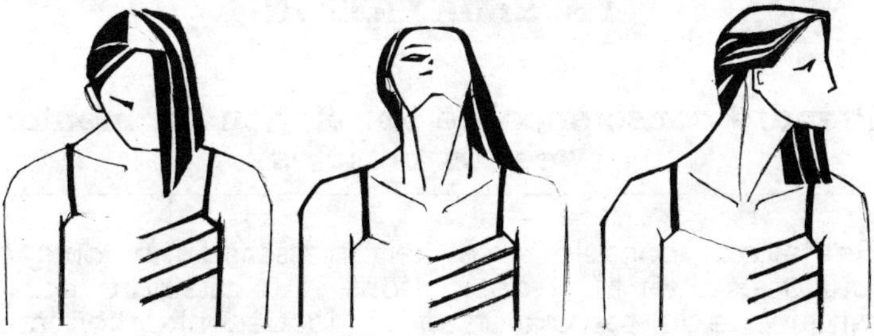

Les épaules légèrement en arrière ; baissez, levez, tournez le menton.

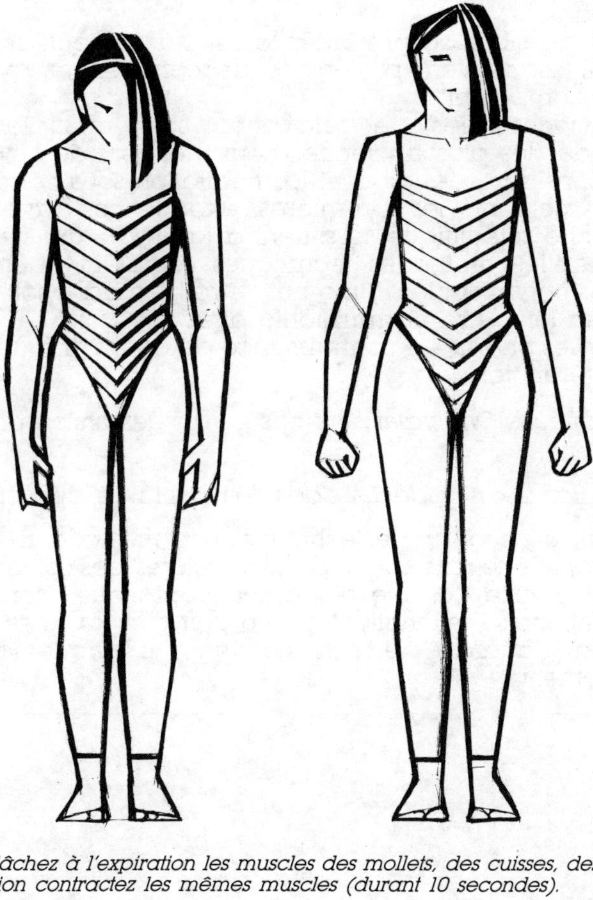

Debout, relâchez à l'expiration les muscles des mollets, des cuisses, des hanches. A l'inspiration contractez les mêmes muscles (durant 10 secondes).

LA RELAXATION

Prendre conscience de la relation du mental avec les muscles

Se relaxer consiste à se débarrasser d'une foule de brouillages intérieurs, de tensions et à atteindre par la pratique de la respiration et de la décontraction musculaire un état de conscience plus élevé. Le tout conduisant à un meilleur équilibre entre le corps et son environnement.

Cela demande de la patience, du temps, entre six mois et un an.

Il est possible de pratiquer la relaxation seul, chez soi, mais il est souvent préférable de commencer avec un guide compétent.

Les techniques de relaxation sont multiples. Les méthodes les plus anciennes nous viennent de l'Inde, on peut considérer le yoga et la méditation sous cet aspect.

En Occident, les premières expériences, avec une approche scientifique se situent à la fin du XIXe siècle.

Toutes les méthodes techniques semblent poursuivre, pour le non-initié, le même but : être bien dans son corps, dans sa tête, être en harmonie avec soi.

Pour les choisir en connaissance de cause, il faut savoir les différencier.

Les pratiques Orientales sont basées sur des philosophies de l'existence.

Sur le *plan de l'Occident,* il s'agit de techniques, de méthodes.

Avant de choisir une technique, une méthode, il est très important de se renseigner, par des lectures, des conférences.

Il est ensuite possible d'aborder la pratique. Non aveuglément, mais l'œil vigilant, prêt à agir et à savoir renoncer si cela s'avérait ne pas convenir physiquement ou moralement.

LES FORMES DE RELAXATION

On distingue :
- Les moyens plutôt contemplatifs et introspectifs,
- Les moyens non suggestifs.

Les moyens plutôt contemplatifs et introspectifs

Ils développent le rôle de l'intuition *(feeling)*. La conscience est attentive et la détente du corps vient de l'intérieur pour irradier le système nerveux végétatif, contrôler les fonctions physiologiques et maîtriser le tonus musculaire.

LA MÉDITATION

« Connais-toi toi-même »

Méditer dans le sens occidental, celui de la relaxation, c'est tourner le regard vers le dedans de soi, sans idée préconçue, pour découvrir ce qui échappe dans la vie courante. C'est rechercher ce qui demeure en marge de la conscience. Méditer, c'est se voir dans un miroir sans tache, ni déformant, ni narcissique. C'est donc se connaître soi-même, avec parfaite lucidité et en toute objectivité. La méditation n'est pas une simple réflexion, mais une technique de mise au repos du fonctionnement mental. Elle rejoint le yoga et le zen.

La méditation entraîne un état de détente profonde, un ralentissement du rythme cardiaque, une baisse du métabolisme. Elle peut être considérée comme une technique d'épanouissement tout comme une forme de relaxation.

Conseils

La méditation à l'aide des quatre principes de base :

1. **Moyen mental** – aidé d'un son musical plus ou moins discontinu, ou bien d'un mot, d'une phrase, répétés de façon audible. Le but est de maintenir l'attention sur l'imagerie intérieure. L'effort de volonté maintient la vigilance mentale. Il est bon de fermer les yeux.

2. **Attitude de passivité** afin de laisser tomber les images et pensées parasites.

3. **Détente corporelle,** acquise grâce à une position confortable, peu importe laquelle, à condition que l'effort musculaire pour s'y tenir soit réduit au minimum.

4. **Dans un environnement de calme** enfin.
Par ces moyens, il est possible de prendre conscience de ce qui se passe à l'intérieur de soi. De voir s'il faut intervenir, réagir pour progresser.

Mais il ne faut pas s'attendre à un miracle soudain.

La vie intérieure, c'est ici et maintenant, un présent parfois difficile à vivre et pourtant... une quête qui constitue le besoin fondamental de l'être humain.

Le zen est une forme de méditation.

La méditation zen se pratique avec un maître spirituel. L'expérience du zen se rapproche de l'expérience mystique.

LA RELAXATION CHEZ SOI, AVEC DES CASSETTES SPÉCIFIQUES

La relaxation peut être entreprise chez soi au moyen de cassettes pré-enregistrées. Spécialement étudiées, elles guident la décontraction.

Il suffit de suivre les indications qui vous sont données d'une voix douce.

Adoptez une position de détente confortable, allongée, jambes légèrement surélevées.

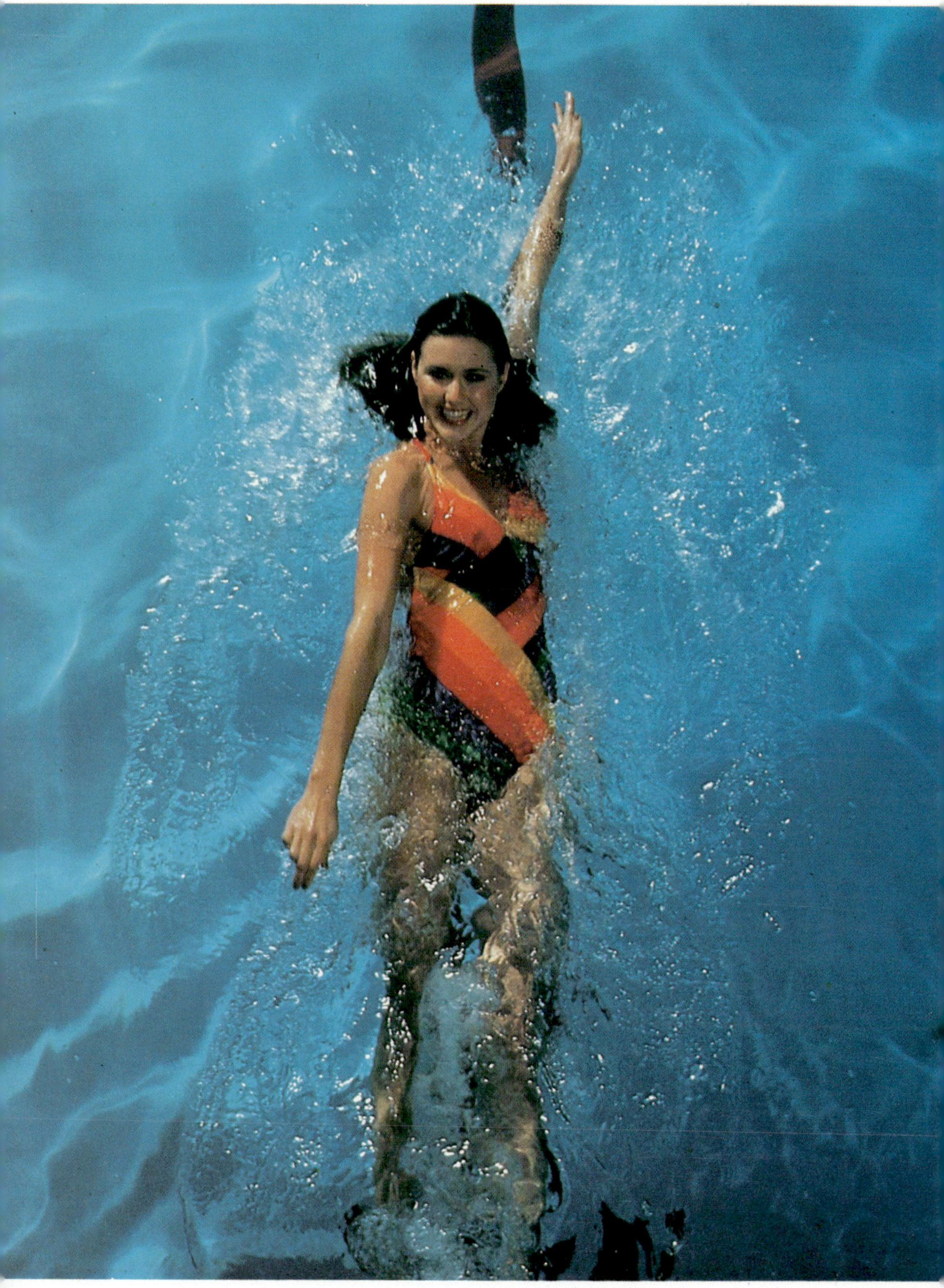

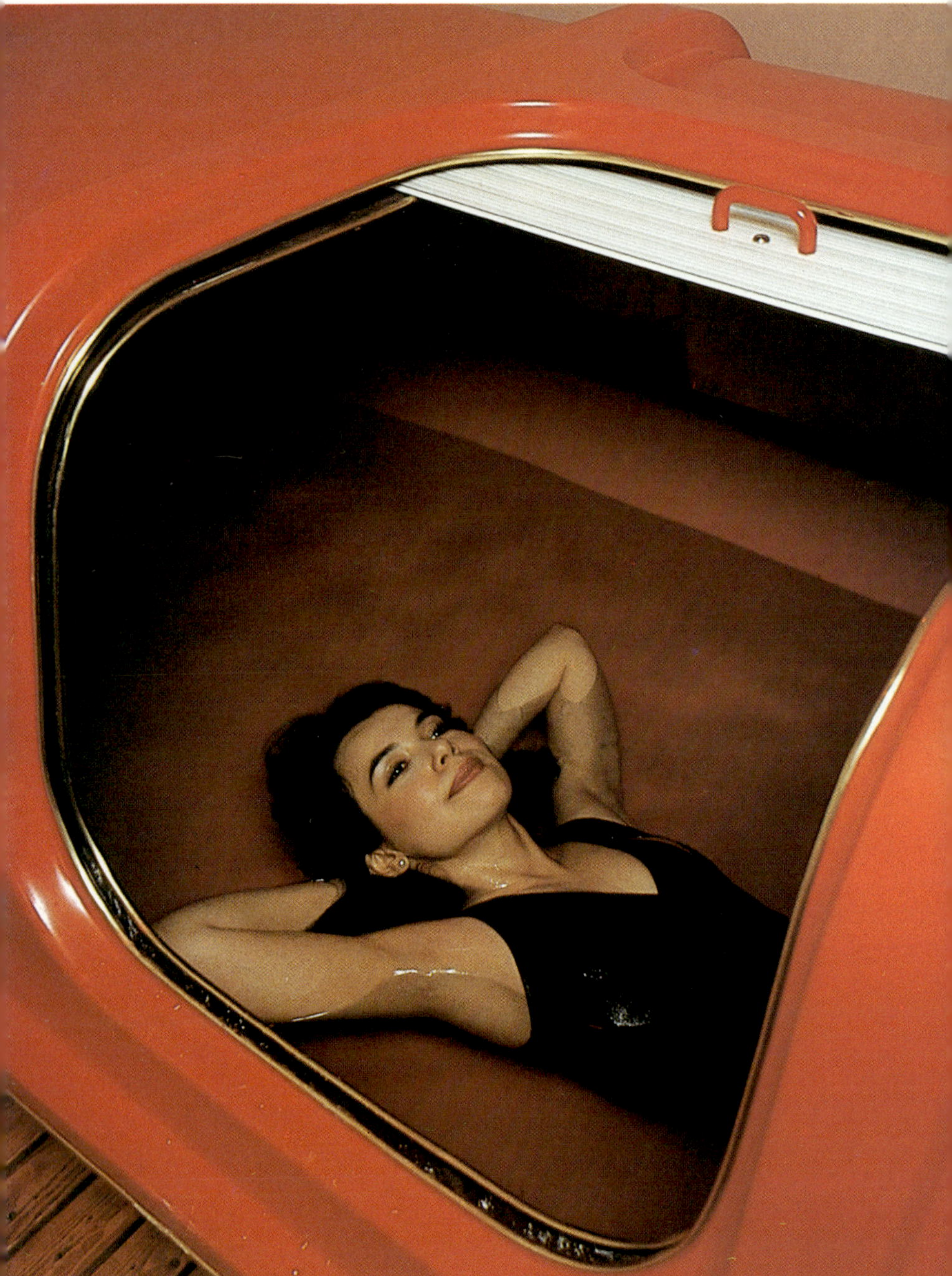

Vous pouvez également placer au creux des genoux un coussin. Cette position des jambes est très décontractante.

La voix-guide vous suggère de détendre votre visage, de sourire. Sans le savoir, vous libérez vos tensions. Vous approfondissez l'état de relaxation en détendant tour à tour vos muscles. Vous apprenez aussi à mieux respirer. La respiration complète est guidée par l'enregistrement.

Un état mental de bien-être se fait très vite sentir.

Chaque séance dure environ trois minutes.

Elles doivent être répétées chaque jour, à la même heure et de préférence le soir (ce sont les lois du rythme). Après quatre ou six semaines de cette discipline, il devient facile de se détendre instantanément et intégralement sur simple désir.

La maîtrise ainsi acquise, vous ne renouvellerez les séances de relaxation, avec cassettes, qu'épisodiquement.

Cette relaxation chez soi permet de soigner insomnie, timidité, idées fixes, asthénies, difficultés sexuelles.

LE CONTRÔLE CÉRÉBRAL

« Il faut vouloir »

Telle est la base de la méthode du Dr Vittoz qui a un aspect préventif et éducatif. Une méthode qu'il a expérimentée sur lui-même, au début du siècle. Il s'agissait pour lui de soulager sa fatigue nerveuse, ce que nous définissons aujourd'hui comme le stress.

Ici, on ne recherche pas une rééducation des organes, mais une rééducation de la fonction sensorielle. La méthode est basée sur la volonté nécessaire à chaque individu pour diriger toute sa vie.

Cette rééducation du contrôle cérébral, que Vittoz définit lui-même comme une faculté inhérente à l'homme normal, est destinée à équilibrer le « cerveau conscient et le cerveau inconscient ».

Pour renforcer les facultés et l'équilibre, la méthode met en œuvre la concentration et la volonté.

La méthode revêt deux aspects :

- Un aspect proprement thérapeutique où elle s'adresse à des malades nerveux et exige la présence d'un éducateur ;
- Un aspect pédagogique, où elle aide à prévenir d'éventuels troubles.

Il est possible de pratiquer les exercices en groupe ou seul avec l'aide d'un ouvrage traitant du sujet. La pratique de ces exercices est sans danger.

Mal appliqués, ils seront tout bonnement inefficaces.

Conseils

Vittoz propose quelques principes de concentration à divers niveaux.

- Sentir le corps, sa forme, son volume.
- Respirer, avec la sensation de « sentir » à l'inspiration, et à l'expiration, tous les muscles, de « voir » le diaphragme monter et descendre, tel un piston.
- Au niveau visuel, se concentrer sur des représentations graphiques, symboliques, de tracés précis.

Quelques pensées du Dr Vittoz

Le sentiment **d'être pressé** est **morbide**. Il faut seulement vouloir **agir vivement**. Et **agir vite**, c'est faire des **gestes nets** et **précis**.

Il faut **vouloir** tous les **actes** que vous **entreprenez**.

Ne souhaitez pas, lorsque vous êtes **heureux ou satisfait**, que **tout le monde** le soit **en même temps** que **vous**.

Les **souffrances** des **autres** doivent être **senties**, mais ne doivent pas vous **déprimer**.

Avoir **conscience d'un acte**, ce n'est pas le penser, mais **le sentir**.

Tout ce qui **trouble est faux** et provient d'un manque de contrôle. Donc, quand **une chose vous trouble, éliminez-la**.

La volonté n'est pas un **effort**, une **tension** : c'est l'**épanouissement** d'une **énergie qui est en vous**.

L'AUTOSUGGESTION

« Une pensée à la fois », aidée de l'imagination

Du contrôle cérébral à la méthode Coué il n'y a qu'un pas, celui de l'imaginaire.

« Marchand du bonheur », comme il a été surnommé par les Américains, Coué, pharmacien dans les années 1900, a ajouté à la puissance de la volonté celle de l'imagination.

L'imaginaire est une force intérieure

L'imagination aide à rêver sur une musique, à vivre un moment délicieux sous le charme d'une pensée, d'un souvenir, d'un sourire, par exemple. L'imagination pousse à défricher les chemins inexplorés de l'imaginaire et peut en prendre les couleurs, roses ou noires, gaies ou tristes, optimistes ou pessimistes.

L'imagination est la clef de voûte de votre devenir personnel.

L'important est donc d'apprendre à connaître « votre » imagination, ses cheminements, ses reflets et, de là, à la développer pour influencer favorablement votre bien-être, pour stimuler vos capacités personnelles. Le premier pas vers une imagination active est la concentration d'esprit.

Pour Émile Coué, il s'agit d'imposer au cerveau tous les jours une idée précise et répétée pour que l'inconscient s'en persuade et conduise la personne vers la réalisation de l'objectif en y associant l'imagination, cette part de la volonté créatrice.

Si l'imagination n'est pas mobilisée et consentante, elle joue les folles du logis et abolit les forces de l'inconscient. Développez donc votre imagination avant de vous persuader. La méthode n'est d'ailleurs pas aussi simple qu'il y paraît puisqu'elle demande, en plus, une forte capacité de concentration.

Conseils

Pour mieux parvenir à la concentration, et ceci est valable quelle que soit la méthode de base, il est recommandé de pratiquer l'autosuggestion aux deux moments de la journée les plus favorables :

- le soir, entre conscience et sommeil, lorsque vous croyez dormir mais que vous percevez encore les bruits ;
- le matin, au premier éclair du réveil.

E. Coué préconisait de répéter la phrase suivante : « Tous les jours, à tous points de vue, je me sens de mieux en mieux », sur le ton monocorde employé pour réciter les litanies.

Ce peut être aussi un souhait plus personnel. Il faut alors condenser l'idée que vous voulez utiliser comme suggestion en une courte phrase que vous graverez facilement dans votre mémoire. Répétez-la à maintes reprises. Voici un exemple de suggestion : « L'argent coule abondamment vers moi, j'ai un surplus de bien et j'en suis très heureux(se) ! »

Il faut être convaincu de ce que vous désirez.

Si vous pensez : « Je devrais arriver à ce but, mais je ne m'en sens pas vraiment capable », il y a de fortes chances pour que l'objet de vos désirs se dérobe devant vous. « La volonté que nous revendiquons si fièrement, écrivait E. Coué, cède toujours le pas à l'imagination, c'est une règle absolue. »

Selon Émile Coué, il faudrait vingt et une nuits consécutives, au minimum, pour qu'un réflexe léger s'automatise, qu'une autosuggestion se traduise par un comportement.

Comme la méthode du Dr Vittoz, le développement de l'autosuggestion Coué ne peut qu'avoir un effet bénéfique sur l'esprit. Mal appliquée, elle peut tout au plus rester inefficace.

LA VISUALISATION

« Créer l'image de la guérison »

La méthode s'adresse tout particulièrement à des personnes malades. Avant d'agir ou même de penser, l'homme crée presque toujours une image de ce qu'il va faire. S'il crée une image de réussite, son potentiel peut être augmenté. Mais s'il ne voit pas de sens à sa vie, s'il souhaite ne plus vivre, cette attitude se transmet au système immunitaire, qui lui aussi se déprime et ne remplit plus son rôle de défense. Puisque les états d'âme émotionnels et affectifs contribuent à la maladie, ils peuvent tout aussi bien contribuer à la santé s'ils sont positifs.

Le premier but de la visualisation sera déjà de permettre au patient de rentrer en contact avec les éléments de sa vie qui ont provoqué ou rendu possible le développement de la maladie.

Dans une deuxième phase, par la visualisation, le malade voit ce qui va changer dans sa vie s'il prend soin de lui. Bien entendu, la méthode ne se substitue pas à un traitement quelconque mais aide à mieux le tolérer. Tous les problèmes de santé sont concernés, mais aussi le stress, l'anxiété, les problèmes scolaires, les troubles de la croissance et de l'adolescence. Dans le domaine sportif, la visualisation est également applicable, le résultat étant lié dans le reflet de la conviction profonde.

Comment vous entraîner à la visualisation :

• Lorsque vous avez les yeux fermés, émettez sur votre écran mental des couleurs ou des objets qui en sont les supports, comme bleu (ciel), rouge (cerise). Tentez de retenir la couleur le plus longtemps possible. Choisissez celle apportant le plus d'apaisement. Ensuite, et toutes les fois où vous voudrez vous relaxer, faites-en votre couleur. Ce sera l'écran de vos rêves, de vos pensées positives. L'écran sur lequel vous visualisez votre devenir : santé, mieux-être, objectifs physiques.

Attention

Cette méthode ne doit pas être considérée comme un moyen de guérison, mais plutôt comme un soutien moral, en même temps qu'une approche plus familière et humaine de la douleur et de la maladie.

La visualisation se pratique avec un guide, en séance individuelle, ou en groupe de rencontre : on y associe souvent des méthodes de relaxation en même temps que l'on y pratique l'écoute du malade.

LE TRAINING AUTOGÈNE

« Un entraînement engendré par soi-même »

Schultz dit de sa méthode qu'il s'agit d'une « gymnastique pour gens normaux ».

Elle permet d'acquérir en premier lieu une certaine maîtrise de soi à partir d'une détente physique et mentale. Elle aide à se défaire des tensions, de l'intérieur, par une autodécontraction concentratrice.

C'est l'une des méthodes à laquelle se réfèrent le plus souvent les techniques de relaxation.

Le training autogène doit se dérouler, d'après Schultz, dans certaines conditions de calme, avec une semi-obscurité, dans une pièce aux couleurs harmonisées. La position de départ la plus rassurante est assise droit, puis plus souple « en cocher de fiacre ».

Le training autogène s'adresse à tout le monde. Il comporte deux exercices fondamentaux :

- La pesanteur du corps, essentiellement prise de conscience au départ de la pesanteur du bras droit, puis de l'ensemble du corps.
- Vient ensuite *la sensation de chaleur du corps* avec la prise de conscience de chaleur du bras puis du corps et des deux indifférenciés.

Conseils

Dans les premiers temps, les exercices ne doivent pas durer plus d'une demi-heure, éventuellement répétés trois fois par jour, sur une période de trois mois. Lorsque l'on connaît bien la méthode, il est parfaitement possible de pratiquer le training seul.

Le training autogène s'adresse à des maux quotidiens : migraines, pieds froids, transpiration, rougissements, anxiété, surmenage, tous troubles sans support physique devant lesquels le médecin se sent dans l'impasse.

Les sportifs pratiquent la détente par training autogène pour améliorer leur performance (résistance au froid, pour les skieurs entre autres).

Attention

Le training est déconseillé aux enfants trop jeunes, aux personnes âgées, aux cardiaques.

LA SOPHROLOGIE

« Étude de la tranquillité de l'esprit [1] »

« Afin de mieux connaître notre conscience », telle est la devise de cette nouvelle école scientifique née en 1960 et issue des enseignements du professeur A. Caycedo. Elle prône, selon la propre définition du maître, « le renforcement de la personnalité de l'individu, afin que celui-ci sauve son individualité ».

1. Traduction étymologique possible du mot sophrologie.

La sophrologie est avant tout un moyen original de relaxation qui s'accompagne d'une philosophie humaniste. Influencée par certaines techniques orientales comme le yoga, la méditation et l'hypnose, la sophrologie a quitté le domaine médical de ses débuts pour être diffusée dans le public et démocratisée selon les vœux mêmes du professeur Caycedo.

La sophrologie comporte un certain nombre de techniques et d'exercices permettant d'obtenir rapidement une harmonie : corps – esprit – milieu environnant :

– **La sophronisation simple** propose une relaxation progressive du corps, en commençant par le visage, la nuque, le cou, le dos, le ventre, les épaules, les bras et les jambes. La relaxation du corps fait intervenir à la fois les sensations de pesanteur, de chaleur, et un travail de respiration, en insistant sur l'expiration.

– **La sophro-respiration-synchronique** incorpore la sensation de calme, de quiétude, d'harmonie et les sentiments positifs, ou un projet positif désiré.

– **La sophrologie** est plus active dans la *relaxation dynamique* avec divers degrés de prise de conscience du corps.

La sophrologie a tout d'abord une application médicale. Elle est utilisée par les dentistes, ou dans certaines techniques d'accouchement afin de diminuer l'appréhension.

Pour le public, dans ses plus larges applications, la sophrologie permet de lutter contre la peur de l'échec, le trac. Elle rééduque les personnes traumatisées par un accident. Elle permet de combattre les effets destructeurs du stress. Les indications de la sophrologie vont encore de l'entraînement sportif à l'apprentissage des langues.

La sophrologie ne s'adresse pas aux malades psychotiques. La sophrologie n'est pas de l'hypnose. La sophrologie est pratiquée individuellement ou en groupe. La cure peut varier de quelques semaines à un an. Il est préférable pour mieux comprendre la sophrologie de se faire guider au départ.

– **L'autosophrologie.** Toute initiation à la découverte du corps, toute méthode pour l'éveiller est déjà une philosophie pour mieux vivre. L'autosophrologie peut y aider. Pour suivre l'évolution et le principe sophronique, il est possible d'enregistrer les conseils sur cassettes avec une voix douce et des temps de pause, ou bien encore de les apprendre par cœur pour ensuite se laisser guider « confortablement », sans effort, l'esprit libre et ouvert à la détente ou à la décontraction. Il existe des exercices simples que l'on peut pratiquer chez soi, le matin ou le soir.

Première étape

– **Prise de conscience physique, dans une ambiance calme, aérée, confortable.** Apprenez à contrôler les trois positions fondamentales, assis, debout, couché.

Pratiquez des exercices alternés de contraction et de décontraction musculaire au niveau des épaules : montez plusieurs fois les épaules et relâchez brusquement, puis faites des mouvements lents, torsion, flexion, inclinaison du corps, d'équilibre. Fixez le mental sur l'activité physique pendant tout le temps afin qu'il se détende.

– **Importance de la respiration.** Il s'agit avant tout, dans l'autosophrologie, d'être à l'écoute de sa respiration sans nécessairement vouloir la modifier.

Deuxième étape

– **Ces exercices s'adressent à l'inconscient avec prise de conscience mentale.** En vous parlant intérieurement d'une manière neutre, calmement, nettement, en bannissant tout esprit critique vis-à-vis de vous, visualisez votre bras qui se décontracte, par exemple. Durant les exercices physiques, avec plus d'habitude, il vous sera également possible de formuler les objectifs positifs de la journée à venir.

Troisième étape

– **Sortez de l'état sophronique lentement,** en reprenant contact progressivement avec le monde environnant. Regardez bouger doigts, pieds ; frottez, touchez vos cheveux, votre visage.

LE REBIRTHING OU « RENAISSANCE »

« Ce sont nos pensées qui créent l'univers dans lequel nous évoluons »

Chaque individu possède sa structure de pensée faite d'un certain nombre de croyances positives ou négatives. Les pensées positives laissent entrevoir un univers positif. Par contre, les pensées négatives révèlent un monde négatif. Partant de ce principe,

Léonard Orr vous suggère trois questions :
• Quelles sont les pensées qui ont créé ce que je suis en train de vivre ?
• Comment changer mes pensées pour changer mon univers ?
• Quelles pensées aimerais-je avoir ?

Il y aurait d'après Léonard Orr trois sources essentielles à la vision négative :

• Le traumatisme de la naisance ;
• La désapprobation parentale ;
• Le désir de mort inconscient.

C'est sur ses points qu'agira au départ le « rebirthing » pour aider le sujet à se débarrasser de ses blocages. Le rebirthing fait largement appel aux techniques de respiration du yoga. Il y a également échange verbal entre sujet et rebirtheur afin d'expliquer certaines sensations ressenties.

Le nombre de séances est généralement d'une dizaine avec une périodicité hebdomadaire. Les indications sont souples et s'adressent le plus souvent à des gens normaux qui ont envie de découvrir de nouvelles dimensions d'eux-mêmes ou de se sentir mieux dans leur peau. Le rebirthing se pratique en séance individuelle, mais également en groupe.

Le rebirthing est plus un modèle d'enseignement, un processus de développement personnel qu'une thérapie.

L'AQUARELAXATION

A la découverte du monde intérieur

Cette technique de relaxation a été mise au point par le Dr John C. Lilly (mais elle est utilisée depuis longtemps par les yogis).

Dans sa conception originale, le caisson de « solitude », « d'isolation » et de « confinement » a été construit en 1954 comme un instrument de recherche dans un but d'isolation physique et sensorielle.

Le Dr Lilly a travaillé « autour », et dans cet aquarelaxe durant vingt-trois années, pour arriver à un modèle simplifié et parfaitement sûr (il en a retiré de nombreux travaux personnels également).

Comment se présente cet étrange appareil ?

Il s'agit d'une sorte de caisson au fond duquel se trouve une hauteur de deux centimètres d'eau saturée en sels de magnésium. Cette concentration en sels fait que vous êtes porté par cette eau et donc que vous flottez sans effort. Conçu comme une piscine, l'aquarelaxe comporte un système de chauffage automatique qui permet de maintenir une température idéale avec un système de recyclage et d'assainissement de l'eau et un système de recyclage et de circulation d'air.

Installé dans un appareil isolé du monde extérieur, votre esprit se libère rapidement du corps et explore des états de conscience pas même imaginés. L'aquarelaxation crée un bien-être profond. Le caisson est profitable à tous ceux qui mènent une vie très active. Il permet d'atteindre un repos beaucoup plus rapidement que dans un lit et dans une chambre sombre.

L'aquarelaxation permettra d'éliminer les fatigues d'une journée de travail, tout en accroissant les facultés psychiques. Elle permet de mettre en ordre, par exemple, des idées ; il suffit de se fixer un programme d'investigation avant d'être dans l'aquarelaxation. L'aquarelaxation peut être conseillée aux femmes enceintes.

Attention

Il y a des précautions à observer avant, durant et après une séance d'aquarelaxation :

- Avant d'entrer dans le « caisson d'isolation sensorielle », il vaut mieux éviter la consommation d'excitants, comme le tabac, l'alcool.
- La séance dure environ 45 minutes, lors des premières relaxations, pour atteindre de 1 heure à 1 heure 30 ensuite. Mais il ne faut jamais prolonger trop longtemps ce temps d'isolation. Cela peut avoir des effets néfastes sur le psychisme.
- Le bain relaxant achevé, afin de conserver tout le bienfait de la relaxation, il est fondamental de poursuivre la détente, après avoir pris une douche, cela au moins pendant une demi-heure.

Cette relaxation aquatique est *déconseillée* aux personnes ayant des problèmes de peau (eczéma, plaies importantes).

Quelques idées fortes du Dr John C. Lilly :

• « Après avoir passé vingt ans dans ce bassin, j'ai formulé une règle de travail, tout ce que l'on croit être vrai est vrai, ou bien le devient dans l'esprit. »
• « Quelques personnes viennent au caisson en attendant que certains phénomènes se produisent. Tout ce que je peux leur dire, c'est que rien ne leur arrivera qu'elles ne soient prêtes à connaître. En effet, il ne peut arriver que ce que vous voulez. Ce qui est interdit n'est pas autorisé. »

D'autres caissons sont nés de cette initiative, comme la « bulle vitrée » des quatre saisons.

Bulle des quatre saisons

Il s'agit d'un caisson isolé de l'environnement sur trois côtés par une cloison en bois, de face par une porte vitrée. Il est chauffé et éclairé par infrarouges dans lesquels se succèdent les quatre saisons : chaleur sèche de l'été, la pluie fine de l'automne, la vaporisation tiède de l'hiver, les jets vivifiants du printemps.

Allongé sur un banc de bois, chauffé et éclairé par les infrarouges et les UVA en été, le corps vit une heure des rythmes saisonniers pour retrouver une énergie vitalisante et relaxante. Tout en obtenant une coloration naturelle (celle-ci prépare aux expositions solaires ou les remplace).

Les moyens non suggestifs

L'attention est mise sur les exercices physiques avec prise de conscience du rythme et des positions, ce qui permet de contrôler les tensions musculaires.

Le corps maîtrisé apporte équilibre et détente au mental.

LE BIOFEEDBACK

Un contrôle objectif des tensions

Le biofeedback n'est pas un moyen de relaxation en soi. Son but est de donner à un patient des informations sur ce qui se passe dans son organisme et de lui proposer le contrôle des différentes fonctions à partir de cette information.

C'est à l'aide d'électrodes, appliquées sur la peau, qu'il est possible de mesurer les tensions intérieures. Ces électrodes reliées à un appareil émettent des signaux lumineux ou sonores sur un cadran. Le sujet découvre les zones et organes soumis aux tensions, tensions des muscles, artérielle, fréquence cardiaque, activité électrique du cerveau, état de tension équivalant au stress.

Chaque séance de biofeedback est **précédée** d'un temps de **relaxation** et **suivie** d'un **entretien** permettant d'adapter les **moyens** aux **objectifs** : le but étant d'arriver à un contrôle progressif, mesurable, des tensions.

Le biofeedback s'inscrit dans un programme de reconditionnement psychique et physique. Pour certains médecins, le biofeedback est jugé très positif dans le traitement de la migraine, de l'hypertension artérielle, de l'ulcère gastrique. Les autres indications étant : les troubles du rythme cardiaque, les anxiétés diverses, l'insomnie, le manque de contrôle musculaire, qu'il s'agisse de spasmes musculaires ou de crampes comme celles que connaissent les écrivains ou les travailleurs utilisant de façon intensive leurs mains.

LA BIOÉNERGIE

Harmonie de l'esprit et du corps

C'est de l'harmonie entre les deux courants d'énergie qui nous parcourent que naît l'équilibre.

La bioénergie telle qu'elle a été élaborée dans les annés 50 par le professeur Lowen constitue une véritable lecture du corps qui a valeur de diagnostic. L'analyse bioénergétique part du principe que tout problème psychique a sa traduction et son origine dans le corps.

Tout conflit, tout blocage s'expriment par des tensions musculaires chroniques dont l'ensemble forme une sorte de cuirasse musculaire.

La lecture bioénergétique porte d'abord :

- Sur l'allure générale de la personne, la façon dont elle équilibre les diverses parties de son anatomie, la façon dont elle est posée sur le sol, la position du bassin ;
- Elle tient compte du regard, de son expression, des tensions au niveau du cou, des épaules.

Cette lecture permet d'établir une typologie caractérielle. A partir de là, une série d'exercices en séances individuelles ou en groupes peuvent être proposés :
- Individuellement, le travail associe des phases d'entretien verbal à des phases de travail corporel.

La série moyenne d'une cure est de un à trois ans, à raison d'une séance d'une heure par semaine.
- En groupe, au cours de séminaires d'une dizaine de personnes, on pratique l'étude du corps et l'apprentissage collectif de sa propre rééducation.

La bioénergie est véritablement une relaxation active et non subjective.

Le corps et l'esprit sont réharmonisés ensemble sans prédominance de l'un sur l'autre. Le travail sur le corps ayant un avantage : problème et changement peuvent s'y lire facilement.

La bioénergie s'adresse à toute personne éprouvant des tensions, raideurs, malaises physiques, entraînant une gêne diffuse (et non pathologique).

LE YOGA

Le yoga est une science positive de la vie, construit sur des bases philosophiques et religieuses indiennes trouvant leurs origines il y a des milliers d'années.

Les anciens yogis comparaient le corps physique à un véhicule dont « le mental » aurait été le conducteur et l'action. L'intelligence et l'émotion étant, elles, des forces agissant sur ce corps-véhicule. La pratique du yoga était le moyen de maintenir en équilibre ces forces.

Le but du yoga est donc d'apprendre à maîtriser les tensions non seulement sur le plan physique mais également au niveau du mental et du spirituel.

Le yoga sculpte le corps, et la peau mieux irriguée retrouve sa fraîcheur. Il assure une *parfaite harmonie entre le corps et l'esprit.* Apporte *santé, équilibre et sérénité.*

Les cinq principes fondamentaux du yoga sont :

- La *relaxation,* physique et mentale (la volonté doit s'employer à chasser les soucis quotidiens) ;
- Les *exercices physiques* grâce aux « *asana* » ou postures faisant travailler toutes les parties du corps à tour de rôle ;
- La *respiration* par l'apprentissage du « *pranayana* » ou la science du contrôle du souffle ;
- Une *alimentation saine ;*
- La *méditation.*

Conseils

Le yoga compte parmi ses adeptes beaucoup de femmes (62 %). Il s'adresse pourtant aussi aux hommes. Il y a un yoga différent suivant les âges. Pour l'enfant, on pratique plus la détente, chez l'adulte on favorise l'équilibre. Chez la personne du troisième âge, on préconise un yoga de relaxation uniquement. La pratique du yoga peut commencer à tout âge.

Pour pratiquer le yoga seul, il est souhaitable de lire plusieurs livres sérieux sur le sujet. Mais aucun ne remplacera un bon professeur : il vaut mieux participer à des cours afin d'être sûr d'exécuter les postures correctement.

Le yoga se pratique le plus souvent en cours collectifs, mais les leçons particulières fournissent un excellent enseignement de départ. Ils permettent d'aborder des asanas plus adaptés au cas personnel.

Vérifiez que vos séances favorisent votre rythme de travail. Pratiquez à l'aise, en tenue légère laissant pleine liberté de mouvements et protégeant du froid. Il est possible de porter selon les circonstances un survêtement, un collant, un justaucorps, un maillot de bain ou d'être nu si vous êtes plus à l'aise. Gardez si possible les pieds nus, ce sera plus pratique pour les postures où vous devez prendre le gros orteil.

L'apprentissage des asanas réclame un sol plat, dur et dans un endroit calme.

Attention

Le yoga demande assiduité et persévérance

La pratique journalière de courte durée est conseillée et préférable à une seule séance longue à intervalles irréguliers.

Choisissez le moment qui vous conviendra le mieux, mais attention : exécutez toujours vos asanas l'estomac vide (il est même recommandé de ne rien manger une ou deux heures avant la séance).

LE YOGA

Postures de détente.

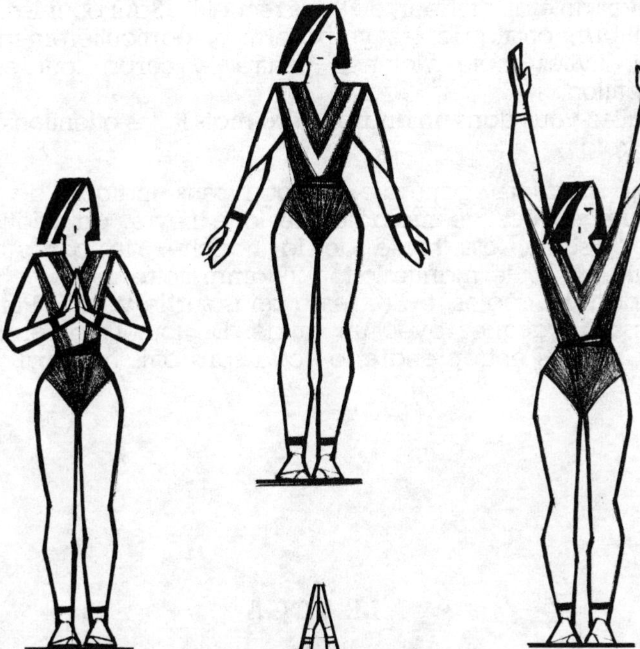

Le salut au soleil.

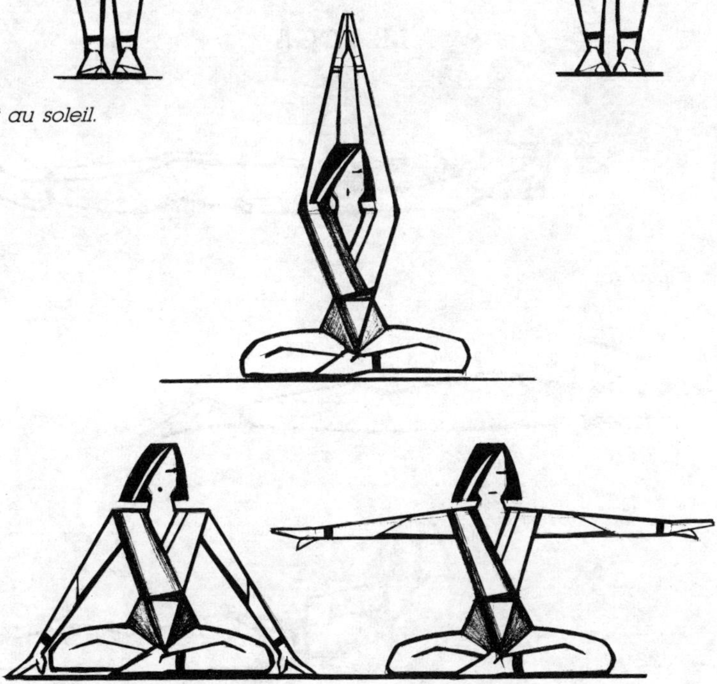

La posture du « lotus ».

Ne « rentrez » pas en asanas de manière précipitée. Tentez de retrouver un état intérieur, de vous recueillir. Sauf pour les postures d'équilibre, pratiquez les yeux fermés, particulièrement sur le ventre. Évitez toute violence contre le corps, tout esprit de compétition.

Installez-vous dans un endroit aéré mais faites attention à ne pas avoir froid.

D'une manière générale, le bon sens indique de ne pas pratiquer en cas de maladie, de forte fièvre, de sciatique, de hernie discale, d'arthrose de la hanche, de périarthrite de l'épaule, de toute manifestation inflammatoire aiguë.

Pendant les règles, évitez les asanas sur le ventre. Pendant la grossesse, pratiquez avec un guide. De toute manière, il vaut mieux ne pas entreprendre le yoga sans avis médical.

LE YOGA

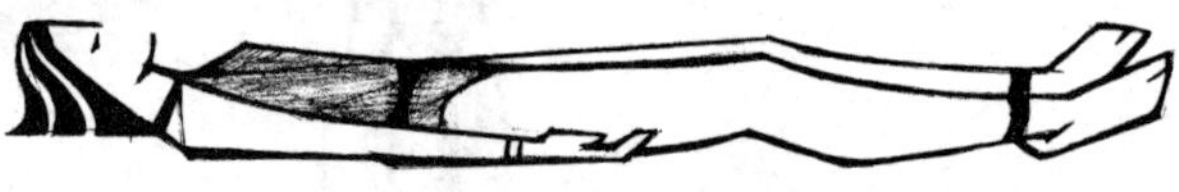

Asana couché.

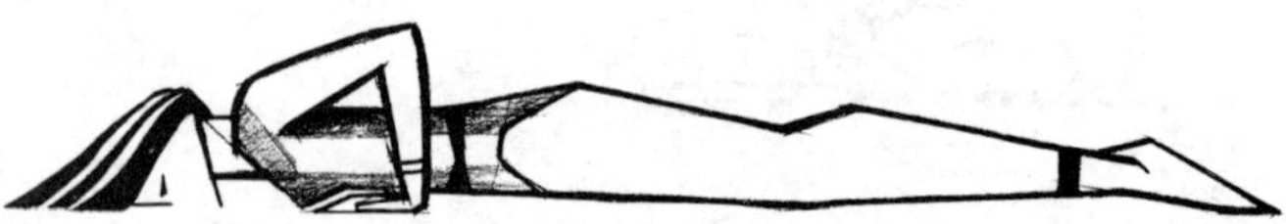

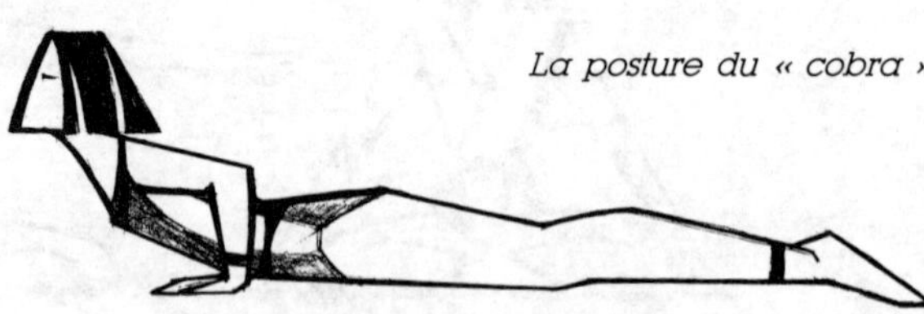

La posture du « cobra ».

LES PRINCIPES ORIENTAUX DE LA VIE POUR LE MIEUX-ÊTRE

LE YIN ET LE YANG

Le principe de l'alternance. Pour la philosophie chinoise [1], toute manifestation terrestre est issue de la décision d'une énergie primordiale, issue de deux composants opposés, complémentaires et indissociables, en perpétuel rééquilibre réciproque, le yin et le yang.

C'est de l'harmonie entre les deux courants d'énergie qui nous parcourent que naît l'équilibre. La plupart des sciences chinoises et leurs techniques reposent sur cette base.

Il n'y a aucun antagonisme entre le yin et le yang. Pas plus qu'ils ne se mesurent en termes qualitatifs. Yin n'est pas supérieur à yang et inversement.

Louis XIV ne faisait que reprendre les principes de l'Orient en disant « tout roi Soleil et toute reine Lune ». Sont rangés dans la catégorie yang : le Soleil, le Ciel, la lumière, le mouvement, l'énergie, le haut, le sud, la chaleur, la plénitude, le souverain, le masculin, l'homme. Et dans la catégorie yin : la Lune, la Terre, l'obscurité, le repos, la matière, le bas, le nord, le froid, le vide, le sujet, le féminin, la femme. Tous les éléments terrestres peuvent être classés d'après ce principe, qui est le patrimoine que la tradition a légué aux Chinois. Ces principes s'appliquent à toutes choses de la vie, comme les cultures, la construction des temples, des villes ou des demeures. Dans une maison, par exemple, les murs et la structure solide seront yang, tandis que les portes, les fenêtres et les aires de circulation seront yin.

Le yin et le yang permettent d'exprimer de manière symbolique les notions d'obscur et de clair ; d'humide et de sec ; de froid et de chaud ; d'intérieur et d'extérieur ; de mouvement et de repos. Le yin représente la féminité, yang plus de masculinité. Mais il y a toujours du yin dans le yang et réciproquement.

Leur symbolisme est à la fois spatial, temporel, sensuel.

Le yin et le yang permettent d'évoquer les alternances naturelles rythmiques que l'on retrouve dans la nature. Aliments, couleurs, traits de caractère se placent aussi dans le yin et le yang.

1. On trouve développé le principe yin et yang dans le Tao : la « voie », le plus ancien traité de philosophie de la Chine, représenté par le « tai-ti-tou », symbole du yin-yang.

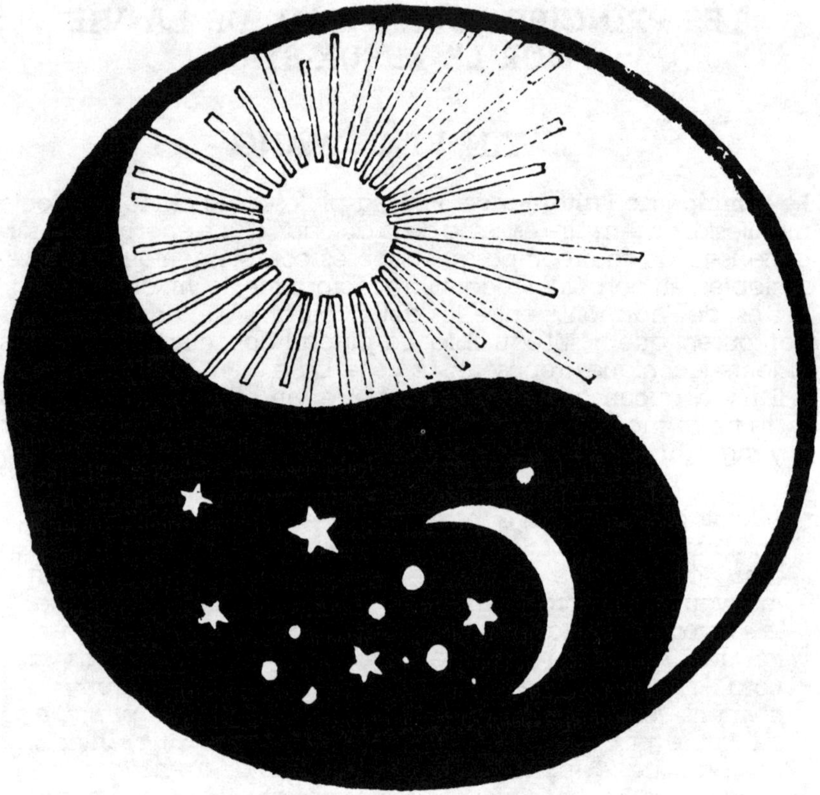

Figure du Tao
symbolisant le yin et le yang

Le yin et le yang permettent d'exprimer de manière symbolique les notions d'obscur et de clair ; d'intérieur et d'extérieur.

Le yin représente entre autre la féminité, la lune, la terre, l'obscurité, le repos, le froid, le Nord.

Le yang symbolise notamment le masculin, le Soleil, le Ciel, la lumière, le souverain, le chaud, le Sud.

Leur symbolisme est à la fois spatial, temporel, sensuel ; mais il y a toujours du yin dans le yang et réciproquement.

Pour la médecine chinoise, la maladie est le résultat d'un déséquilibre énergétique qui empêche le yang de se transformer en yin et réciproquement.

L'acupuncture, le taï-chi-chuan, les massages do-in et shiatsu, ont pour but de régulariser ces deux courants.

La macrobiotique, nourriture diététique japonaise, se réfère uniquement aux principes yin et yang.

La chronobiologie reprend les principes yin et yang.

LA CHRONOBIOLOGIE, LES BIORYTHMES.

L'alternance, le rythme aux trois niveaux biologiques humains. Chaque individu possède trois biorythmes qui régissent et modulent son comportement. La théorie date de la fin du XIXe siècle et a été mise à jour par des biologistes allemands. Fondant leurs réflexions sur les principes orientaux de l'énergie *(chi-ki)* et de l'alternance *(yin* et *yang)*, ils ont orienté leurs recherches de manière scientifique et ont démontré l'existence chez l'être humain de rythmes à trois niveaux : physique, émotif et intellectuel. Ces trois niveaux étant reliés aux trois étapes biologiques principales de l'être humain, telles qu'elles évoluent depuis la conception, lorsque le spermatozoïde féconde l'ovule, jusqu'à ce que le fœtus prenne forme.

Les cycles ou rythmes repésentent les fonctions essentielles de l'organisme humain telles qu'elles se sont développées lors de la gestation avec :

- Un rythme physique – il correspond au mésoderme – il dure 23 jours et influe sur la santé ;
- Un rythme psychique ou émotif – il correspond à l'endoderme – il dure 28 jours et touche le système nerveux. C'est lui qui influe sur l'humeur, la sensibilité et l'intuition ;
- Un rythme intellectuel – il correspond à l'ectoderme – il dure 33 jours. Il agit sur les capacités cérébrales, telles que le discernement, le raisonnement, la perspicacité, la création.

A partir de certaines données, dont la date de naissance, on peut construire le « rythmogramme » d'un individu en superposant les trois lignes des rythmes physique, psychique et intellectuel. Les cycles ou rythmes s'expriment selon une structure sinusoïdale, avec des périodes hautes et basses, de durées égales. Les périodes hautes sont dites périodes de décharge (action, émission, extraversion) ; les périodes basses ou périodes de recharge (repos, réceptivité, introversion). La première partie du cycle est dite positive, la seconde négative ; tout comme dans le yin et le yang, il n'y a pas jugement de valeur mais complémentarité. La chronobiologie peut guider et conseiller, lorsqu'il y a des efforts intensifs à fournir. La chronobiologie est utilisée dans le domaine sportif notamment.

En fait, chacun peut, d'une certaine façon, découvrir son propre biorythme en notant quotidiennement ses réactions physiques, émotives ou intellectuelles. Après un certain temps, une ou deux années, il est possible de trouver ses propres cycles ou biorythmes.

LES MÉRIDIENS

Les véhicules de l'énergie. La Chine antique a établi, depuis des millénaires, des lignes différentes, des artères et du système nerveux, le long desquelles circule l'énergie. Une notion qui passait jusqu'ici comme empirique aux yeux des Occidentaux.

Or, tout récemment, des travaux de médecins à l'hôpital Necker ont permis de visualiser les méridiens et de prouver scientifiquement leur existence. Ce qui permet d'expliquer pourquoi le shiatsu et l'acupuncture opèrent à longue distance.

En pressant ou en piquant un point précis, une action se crée sur un organe ou une zone donnés.

L'énergie est ainsi transportée, véhiculée au moyen de quatorze méridiens principaux. Chaque méridien porte le nom du viscère ou de la fonction auxquels il est relié. Trois cent soixante et un points de pression (ou *tsubos*) se répartissent sur les méridiens. Pour pratiquer les massages orientaux, shiatu entre autres, il est important de connaître très exactement les méridiens et les points de pression.

– L'énergie

Dénommée chi *en Chine ou* ki *au Japon, l'énergie cosmique est partout, multiforme, selon les médecines orientales. L'énergie cosmique entre et sort par des points répartis le long des méridiens. Ce sont ces mêmes principes que reprennent certaines médecines douces.*

LE DO-IN

Un automassage dynamisant. Il s'agit d'une méthode d'automassage traditionnelle importée du Japon, qui s'inscrit dans le cadre des médecines naturelles asiatiques. Elle reprend les principes du yin et du yang. Par des manipulations, pétrissage, martellement, frottement, étirement, que l'on effectue sur soi-même le do-in active la circulation de l'énergie dans le corps. Le principal initiateur do-in, créateur d'une méthode, Jean Rofidal, précise qu'il ne s'agit pas d'une acupuncture avec les doigts.

Le do-in est une technique d'automassage qui permet d'agir à distance sur les organes et leurs fonctions pour les fortifier.

Outre ses effets dynamiques sur le potentiel d'énergie de chacun, le do-in s'avère une technique douce de mise en forme grâce à un travail réflexe au niveau des muscles et des articulations.

Appliqué au réveil, le do-in se révèle comme une mise en forme journalière douce, curative. Il se pratique à jeun, dès le lever. Jean Rofidal conseille de choisir, une fois pour toutes, un endroit de l'appartement où l'on se sente bien à l'aise. Le corps s'habituera à ce lieu et le massage n'en sera que plus efficace.

Vingt minutes de massage sont suffisantes pour apporter un maximum de bien-être et de capacité.

Le do-in demande à être poursuivi avec régularité, même en voyage ou en vacances. De ce principe naît l'efficacité.

La technique de massage est simple en elle-même, elle demande seulement beaucoup d'exactitude et de concentration. Le massage se fait avec la pulpe du doigt.

Le do-in se pratique dans un ordre logique et dans un sens précis suivant le circuit de l'énergie dans le corps.

Les membres et leurs extrémités, mains, pieds, reçoivent et véhiculent le plus d'énergie. Les doigts sont des antennes. C'est par eux que débute le massage do-in.

Le do-in tient compte de l'énergie yang qui descend du ciel et parcourt les parties rugueuses du corps, du yin qui monte de la terre et circule dans les zones plus douces.

Il est préférable d'entreprendre cet automassage du bien-être aprè avoir suivi quelques séances d'initiation. L'enseignement se fait généralement par groupe, en séminaire de deux jours.

Les musiciens affirment que l'exercice do-in sur les bras, les mains, leur remplace les exercices musicaux ingrats.

Après quelques semaines de pratique, le do-in fait disparaître les poches sous les yeux, si disgracieuses au réveil.

Le do-in permet de lutter contre les effets du décalage horaire, ce qui est appréciable pour les personnes amenées à beaucoup voyager.

La pratique du do-in permet d'être plus attentif à son corps, à ses besoins et à ses réactions.

Quelques massages do-in simples que l'on peut pratiquer dans le métro, en voiture ou en avion :

– Massez vos doigts :

- Le pouce correspond au foie.
- L'index correspond à la fonction d'assimilation, l'extrémité est en relation avec la bouche.
- Le majeur correspond à la circulation du sang.
- L'annuaire indique l'état nerveux.
- L'auriculaire reflète la sexualité ; il est parcouru par les méridiens du cœur et de l'intestin grêle. La sexualité serait liée à ces deux organes.
- La paume contient en son centre un point particulier où se situe le poil du paresseux ! La sollicitation de cette zone entraîne le réveil de l'énergie et favorise l'activité.

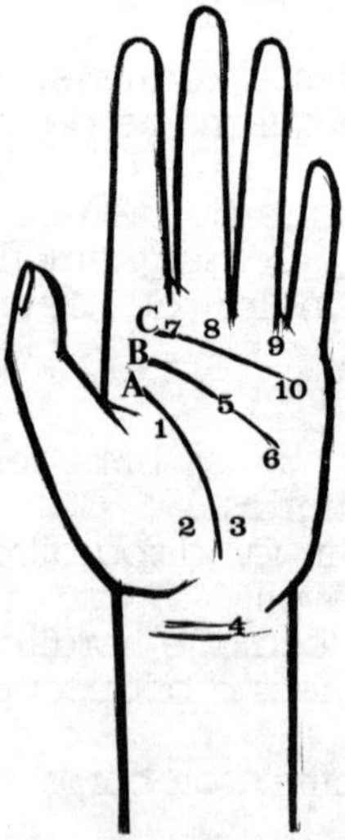

Stimulez les points énergétiques de la paume de la main.

A La ligne de vie système digestif et respiratoire :

1 Triple réchauffeur ;
2 Poumons ;
3 Vessie ;
4 Cœur.

B Ligne de tête système nerveux :

5 Cœur énergie ;
6 Rate, pancréas.

C Ligne de cœur système circulatoire et excrétatoire :

7 Vésicule biliaire, foie ;
8 Poumons ;
9 Reins ;
10 Cœur.

MASSEZ VOS MAINS, VOS DOIGTS

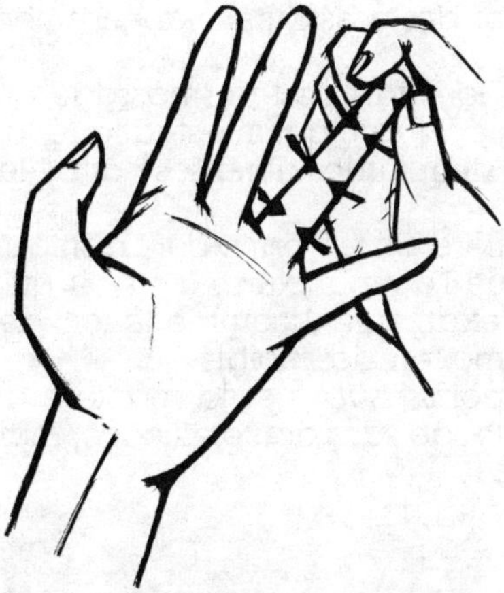

Exercez une pression, puis massez chaque articulation de tous les doigts.

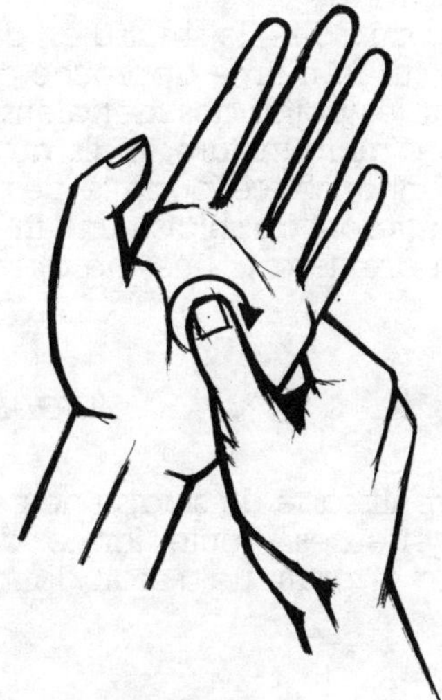

Avec le plat du pouce massez la paume.

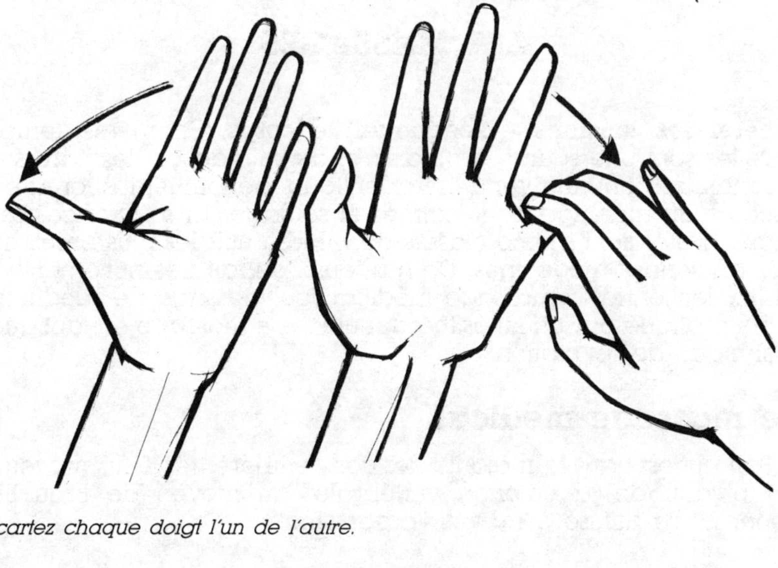

Écartez chaque doigt l'un de l'autre.

LE SHIATSU

Le massage de l'énergie. De *shi* : doigt et *atsu* : pression. Le shiatsu consiste à faire circuler l'énergie par des pressions soigneusement dosées.

Au Japon, dont il est originaire, le shiatsu est un massage qui se pratique fréquemment en famille. Si quelqu'un est fatigué, on se fait un plaisir de le masser pour stimuler les défenses naturelles de l'organisme.

Proche du do-in, le shiatsu en diffère par le principe. Le shiatsu est basé sur la même approche que l'acupuncture, à savoir qu'il opère sur les points des méridiens exactement comme le font des aiguilles d'acupuncture, mais au moyen des doigts.

Une connaissance parfaite des points *tsubos* et la manière de les traiter, feront du shiatsu une méthode sans doute efficace, mais qui s'apparentera à une thérapie.

Attention

L'apprentissage du shiatsu ne peut se faire sans un guide et des études sérieuses. Toute forme d'automassage, sans une base théorique et pratique, serait dangereuse.

LES MASSAGES

Libérer les tensions – Rééduquer le corps. En même temps qu'elles sont une source de plaisir et de satisfaction, les caresses du massage ont une vertu thérapeutique. De tout temps, on a eu recours au massage pour calmer et soulager la souffrance. Les massages étaient même classés parmi les outils les plus précieux des anciennes médecines. De nos jours, on fait très nettement la distinction entre le massage médical (ou massage de rééducation), pratiqué par un kinésithérapeute, et le massage en tant que technique de relaxation.

Le massage médical

Son but est dans la majorité des cas de libérer les tissus nerveux au niveau de la colonne vertébrale, au moyen de laquelle l'énergie se diffuse à travers l'organisme.

Le massage médical a également un but de rééducation fonctionnelle à la suite de traumatismes accidentels sur un membre ou une partie du corps. Il est exécuté par le kinésithérapeute qui a ainsi le rôle de masseur et d'éducateur.

• Le massage médical de la colonne vertébrale

Pour comprendre l'importance de l'apport du kinésithérapeute, il faut déjà situer physiologiquement en fonction des normes de la médecine classique occidentale (et pas seulement orientale) l'importance de la colonne vertébrale.

Il est convenu de dire que la colonne vertébrale est un « arbre de vie » d'où s'échappent 31 paires de nerfs, porteurs des forces vitales qui animent les muscles et les organes.

La tête de l'arbre de vie, celle qui émet l'énergie nerveuse, se situe dans le cervelet. Elle irradie l'énergie dans tout l'être au moyen des 31 ramifications que l'on peut comparer aux branches d'un arbre. Dans les branches, la sève énergétique circule normalement jusqu'au plus petit organe, jusqu'aux extrémités – pieds, mains –, jusqu'à la peau, munie elle-même de corpuscules nerveux nombreux et divers.

Que l'une des branches s'obstrue à la suite d'un choc, de contractions, ou, plus grave encore, que la colonne vertébrale (le tronc de l'arbre) elle-même subisse des pressions, que les vertèbres se déplacent, se tordent par des positions défectueuses répétées, et les nerfs n'assurent plus l'alimentation énergétique nécessaire.

Conséquence, certains tissus, certains organes souffrent de dévitalisation et de dégénérescence. Une baisse de la santé et de la vitalité peut fort bien trouver son origine dans la colonne vertébrale. On comprend mieux le rôle du massage médical.

En règle générale, il réduit les tensions du corps ; d'où l'intérêt du massage vertébral à titre préventif, afin de conserver intactes les énergies et de stimuler la vitalité.

Attention

Seul un kinésithérapeute très averti – vertébrothérapeute, le plus souvent – pourra entreprendre le massage de la colonne vertébrale.

• Le massage médical des masses musculaires

En deuxième lieu, le plus souvent, le kinésithérapeute aborde le massage des muscles. Il libère les masses musculaires pour assurer le passage des fluides nerveux sanguins et lymphatiques. Le massage des muscles va entraîner les liquides des toxines stockées dans le corps au moyen de la circulation, vers les capillaires et les vaisseaux, qui eux-mêmes les expulseront hors du milieu organique.

Il s'ensuit :

- une meilleure circulation sanguine au niveau des capillaires ;
- une oxygénation et une meilleure nutrition au niveau des cellules.

Le massage médical ne permet pas de perdre de graisse ou de poids. Mais, en facilitant les échanges, il libère les masses adipeuses du tissu conjonctif ; elles seront amenées progressivement dans les grandes voies de la circulation lymphatique. La musculation, le traitement de la cellulite passent aussi par la relaxation pour délivrer les tissus profonds des tensions nerveuses.

Massage relationnel – Massage de relaxation

La communication par le toucher

L'art du massage relationnel est aussi vieux que le monde. Il y a d'ailleurs peu de mystère dans le massage. Il fait partie de nos actes quotidiens, comme se frotter les yeux au réveil, passer les mains sur le visage pour appliquer une lotion ou une crème. Les inhibitions faites d'interdits et de culpabilisations plus ou moins énoncés ont fait du massage relationnel, en Occident, un acte à connotation sensuelle, donc un acte suspect.

Méconnaître le massage relationnel, c'est ignorer un domaine où la relaxation peut le mieux s'appliquer, partout, pour tous, que ce soit seul ou avec un partenaire.

Redécouvrir son corps, redécouvrir le corps de l'autre ou des autres, c'est se découvrir et s'ouvrir aux autres, pour se retrouver soi-même.

Les massages relationnels cherchent à défaire les blocages, à réduire les tensions.

La plupart des techniques de relaxation partent du principe que le tonus musculaire est le réceptacle des réactions corporelles. Le corps se contracte : les bras, les mains, les cuisses restent serrés, les maxillaires crispés ; le dos est voûté, tendu. L'exercice physique seul n'arrive jamais à détendre les anxieux, les hyperactifs.

Avant d'entreprendre des exercices physiques, il leur est conseillé la relaxation au moyen du massage relationnel.

L'idéal étant de le pratiquer chez soi, dès qu'apparaît le sentiment d'être stressé ou angoissé.

Le massage le plus relaxant est sans doute celui qui met en scène un émetteur, un récepteur (un masseur, un massé), en alternance. C'est alors que les tensions peuvent le mieux se dénouer et s'éliminer. C'est certainement une forme de communication « nouvelle », bien que ses sources soient anciennes, entre conjoints, amants, et parents-enfants.

La peau, organe du toucher

La peau nous enveloppe totalement, sauf au niveau des orifices. Le sens du toucher est le premier à se développer chez l'embryon puisque celui-ci réagit, avant huit semaines, à un léger coup sur la paroi abdominale, en s'éloignant de la zone douloureuse.

La peau provient du même tissu embryonnaire que le système nerveux. C'est en outre l'organe le plus étendu de notre corps (18 000 cm^2 chez l'adulte), sur la totalité duquel se répartissent des organes sensoriels et sensitifs, au moyen de récepteurs. Chaque récepteur peut recevoir ou émettre des informations grâce à une terminaison nerveuse, elle-même en relation avec le système nerveux central. Certaines zones du corps sont plus innervées que d'autres d'où leur sensibilité (plante des pieds, paume de mains...). On connaît l'importance du toucher chez l'aveugle, le sourd.

Grâce à la charge électrique horizontale qui l'anime, aux organes sensoriels qui affinent les perceptions, un homme peut vivre aveugle, sourd, sans odorat, sans goût, mais il ne saurait survivre sans les fonctions sensorielles de la peau.

Sommeil et toucher

Contrairement à ce que l'on pense couramment, notre corps et nos sens ne sont pas inactifs, « comme morts » durant le sommeil.

Les enregistrements ont montré que les battements du cœur s'accélèrent quelques minutes avant les mouvements et se calment ensuite.

Pendant les rêves, l'excitation sensorielle est parallèle au degré d'excitation sexuelle.

• La peau est donc le sens qui reste le plus vigilant durant le sommeil. Ce qui explique que les personnes très éprises ressentent le besoin de communiquer par le contact permanent de leur peau durant la nuit. L'homme et la femme ont des pôles opposés ; dormir nus ou très proches l'un de l'autre est donc d'une grande importance pour recharger conjointement les énergies.

• Des lits jumeaux (ou des matelats séparés !), oui pour le confort de chacun, mais très proches pour le bien-être ; toucher la main, le visage, sentir vivre « l'autre », peut suffire à établir le contact.
• Un tiers de votre temps se passe à dormir ; ces vingt années de votre vie auprès de la personne que vous aimez peuvent vous aider à vivre en harmonie, constamment... ou tenter de la reconquérir !

On peut y croire, mais aussi sourire

Si vous envisagiez plutôt les mini-désagréments, Françoise Dorin décrit avec humour, dans son livre *Les Lits à une place,* cet aspect moins idyllique [1] de la cohabitation nocturne.

« S'endormir et se réveiller dans les bras l'un de l'autre... c'est très joli sur le papier, ça, mais dans la réalité ?

« Il faut compter avec la crampe dans le mollet, l'ankylose du bras, le souffle de l'autre qui vous chatouille, le chat dans la gorge, le cheveu qui vous dégringole dans l'œil, la démangeaison du doigt de pied. »

– La musique

Il faut noter l'importance de la musique dans la relaxation et le massage. La musique permet une détente plus rapide, plus profonde. Le Dr Grafeuille, musicienne et sexologue, a mis au point des cassettes musicales, en fonction des techniques classiques de musicologie mais surtout des mécanismes et des indications précises de la relaxation.

Voici les indications du Dr Grafeuille :

- La musique est un adjuvant efficace (pourvu qu'elle soit choisie en fonction du but à atteindre, la relaxation) ;
- Elle permet de prendre conscience de la notion « recevoir-donner », donc « échanger-communiquer » ;
- Elle provoque des réactions musculaires et émotionnelles ;
- Son emploi est aisé et ses résultats spectaculaires.

– La musicothérapie

En sexologie, la musicothérapie améliore le climat relationnel, diminue l'anxiété et permet de découvrir ou de renforcer le langage affectif.

L'avenir de la musicothérapie en sexologie s'annonce brillant.

L'idéal serait de créer une musique « spécifique », ce qui est actuellement en cours de réalisation.

1. Voir aussi « ronflements » au chapitre consacré au sommeil, page 216.

Se masser

« Le moi-peau »

C'est par la peau que l'enfant prend un contact vital, instinctif avec sa mère. C'est cette première relation qui se reflétera définitivement dans son être. Avec la sensation de plaisir (ou déplaisir), le moi-peau devient une des bases de l'adulte, l'organe de l'attachement.

Plus tard, l'adolescent privé des caresses, de la relation du toucher avec ses parents peut vivre douloureusement l'absence de contact physique.

C'est alors que doit s'y substituer la notion de tendresse chez les parents, mais aussi l'apprentissage non culpabilisant du toucher. La notion d'automassage pour reprendre le contact avec le moi-peau est très importante.

L'acte du toucher intervient dans la vie de tous les jours pour tous les adultes. Palper, manipuler est nécessaire pour prendre connaissance du monde environnant, présent. Toucher permet de communiquer. Concevoir, accepter l'idée d'être touché sans déplaisir est aussi important et naturel que de se nourrir. Le toucher est la nourriture affective par laquelle passe le bien-être.

Conseils

- L'art du massage est un acte de plaisir aisé permettant de retrouver de l'énergie et de la confiance en soi.
- La pratique du massage est souhaitable chaque fois que l'on a la possibilité d'être en contact avec sa peau. Le matin lors de la toilette, le soir avant le coucher.
- Mais aussi dans la journée, en vous massant, vous découvrirez les zones de tensions, de blocages. Les ponctuations du do-in sont énergisantes et décontractantes. Le massage par effleurages, sortes de glissement des mains sur la peau, soulage les tensions musculaires, notamment au niveau du visage, donne une perception globale du moi-peau souvent rassurante et relaxante.

La friction

La friction qui précède l'automassage donne d'excellents résultats pour atténuer la cellulite tout en procurant un sentiment de détente, de légèreté et de bien-être.

L'action de la main et la friction créent par voie réflexe (à l'aide des capillaires) une action sur la circulation veineuse et artérielle. Cet afflux de sang nourrit les muscles et les éléments constitutifs de la peau.

Les effets esthétiques sont aussi intéressants, puisque, en quelques semaines de frictions régulières, la peau devient douce, brillante.

La friction peut paraître au début irritante. Dans ce cas, débuter avec une serviette sèche et tiède.

L'idéal est de parvenir à se frictionner au gant et à la lanière de crin, après la douche.

Voici la technique que préconise Marcel Rouet, spécialiste de la relaxation psychosomatique :

- Frictionnez-vous toujours circulairement, *sans appuyer* et continuez par des frictions longitudinales (bras et jambes).
- Faites les deux côtés du corps en alternant les mains.
- Enchaînez avec la lanière de crin pour frictionner le dos en diagonale, puis en mouvement de va-et-vient sur la région inférieure des reins et sur les fesses.
- Lorsque vous avez obtenu une belle teinte rose de tout l'épiderme, abordez l'automassage avec une crème amincissante (à base d'algues, de lierre notamment).
- Ce massage relaxant, mais actif, se fait par effleurages, pressions ou pétrissages (sans jamais pincer, ni meurtrir les chairs).

L'efficacité de la friction, suivie de l'automassage, tient à la régularité avec laquelle elle est effectuée et à sa durée. Il faut compter un à deux mois pour obtenir un résultat visible.

Les accessoires pour la friction

La loofah (sorte de courgette séchée), les coques rigides contenant ou non du savon, les gants souples-durs munis d'ergots pour masser (notamment les zones cellulitiques) stimulent. Mais attention : mal utilisés, avec trop de force notamment, ces types de gants masseurs peuvent entraîner des œdèmes et irritations durables de l'épiderme. Appliquez-les de toute façon sur peau mouillée, avant de sortir du bain ou de la douche.

Plus « civilisés » parce que plus tendres pour la peau : *le gant synthétique* tissé au moyen de mailles bouclées et en relief, *le gant de crin*, préalablement lavé pour l'assouplir. Ils sont à conseiller pour les épidermes sensibles ou irritables.

L'automassage

Il se pratique précédé ou non d'une friction.

• Séchez-vous longuement et complètement avant d'appliquer un produit complémentaire à celui versé dans le bain. Les essences agissent en synergie. C'est pour cette raison qu'il est conseillé de choisir produits pour le bain et laits, crèmes ou huiles corporels dans la même gamme ou avec des composants de base identiques (lavande, romarin, tilleul...).

Massez longuement, légèrement, jusqu'à pénétration du produit.

– **Vos seins** : le massage des seins est une excellente habitude permettant de connaître parfaitement l'anatomie et éventuellement d'en déceler, à force d'habitude, les plus petites anomalies. Le massage du sein est alors un plaisir et non pas une autopalpation que l'on redoute.

– **Vos mains** : elles accumulent beaucoup de tensions. Pour travailler avec plus de décontraction, moins de nervosité, il est important de pratiquer chaque jour le massage des mains.

La main droite est la main du pôle positif de l'énergie (yang). La main gauche (yin) le pôle négatif, elle est réceptive.

Le passage de l'énergie est comparable à un courant électrique et à celui de la prise. C'est pourquoi il est important de travailler avec les deux mains lorsque vous massez afin que le courant puisse circuler. Le but du massage des mains est de dénouer les muscles, de replacer les os et les articulations afin de les assouplir, d'assouplir les poignets pour laisser l'énergie circuler dans le corps.

– **Vos pieds** : ils vous supportent. La voûte plantaire est ponctuée de zones qui sont en rapport avec les organes internes. C'est le principe de la réflexologie.

En massant correctement les pieds, vous pouvez soulager l'organisme, sans danger ; le massage des pieds, le soir, entraîne une détente certaine. Insistez sur les doigts de pieds, écartez-les, massez-les. Travaillez la cheville en tirant avec la main vers l'intérieur et vers l'extérieur, tandis que l'autre main maintient fermement la jambe. En connaissant bien chaque point de réflexogie, vous stimulerez vos organes internes. Il est conseillé de visualiser (d'imaginer) l'organe correspondant que vous souhaitez traiter. *(Voir page 96.)*

MASSEZ VOS PIEDS

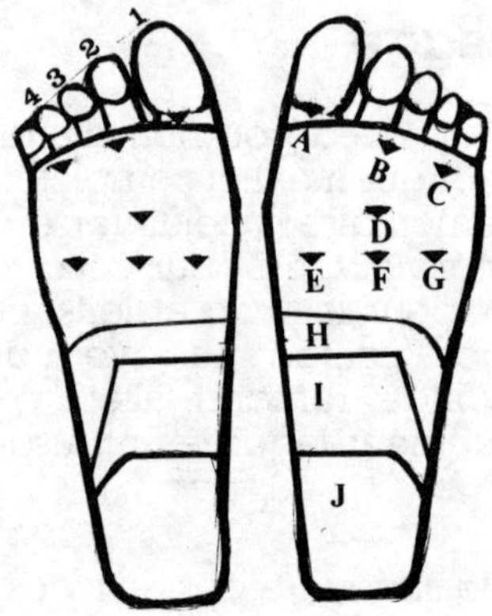

1 2 3 4 *cerveau.*

A Gorge ;
B Œil ;
C Oreille ;
D Poumons cœur ;
E Estomac ;
F Plexus solaire ;
G Foie rate ;
H Gros intestin reins ;
I Intestin grêle ;
J Sexe.

Ces différents massages du dessus de pied stimulent la circulation des énergies.

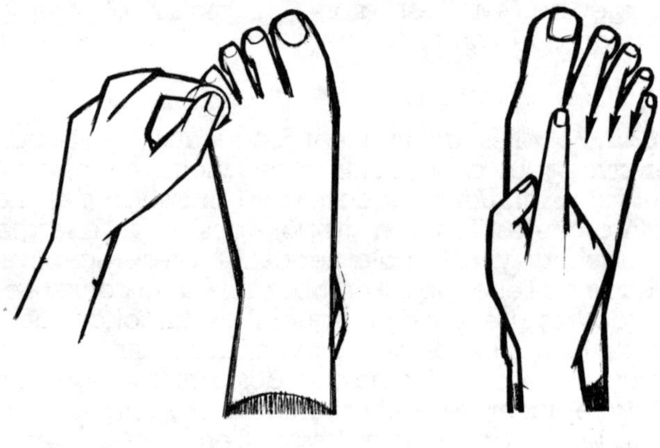

Avec le doigt, massez le dessus des orteils et le sillon entre les orteils.

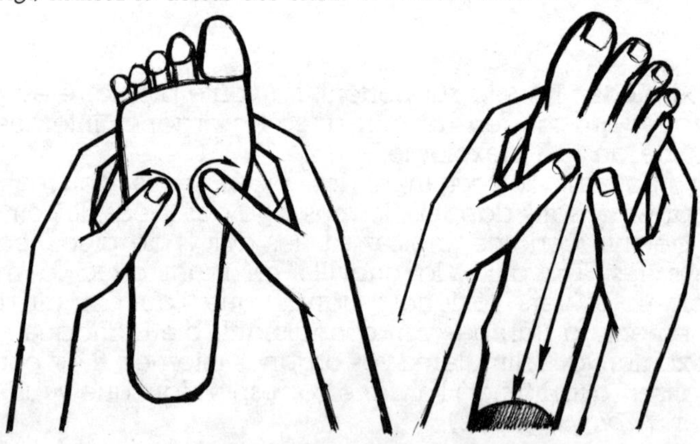

Massez la plante du pied avec la pulpe des deux pouces.

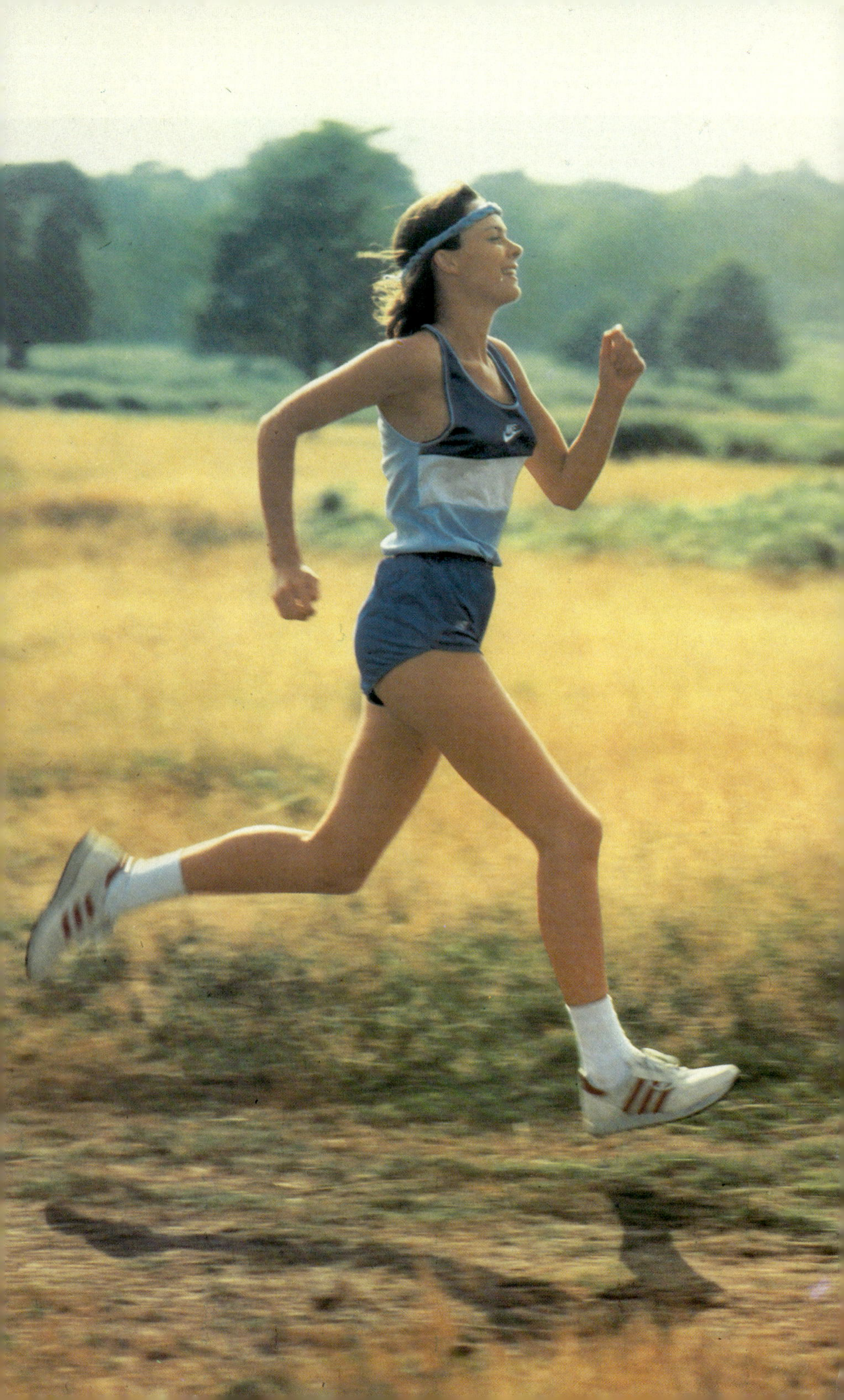

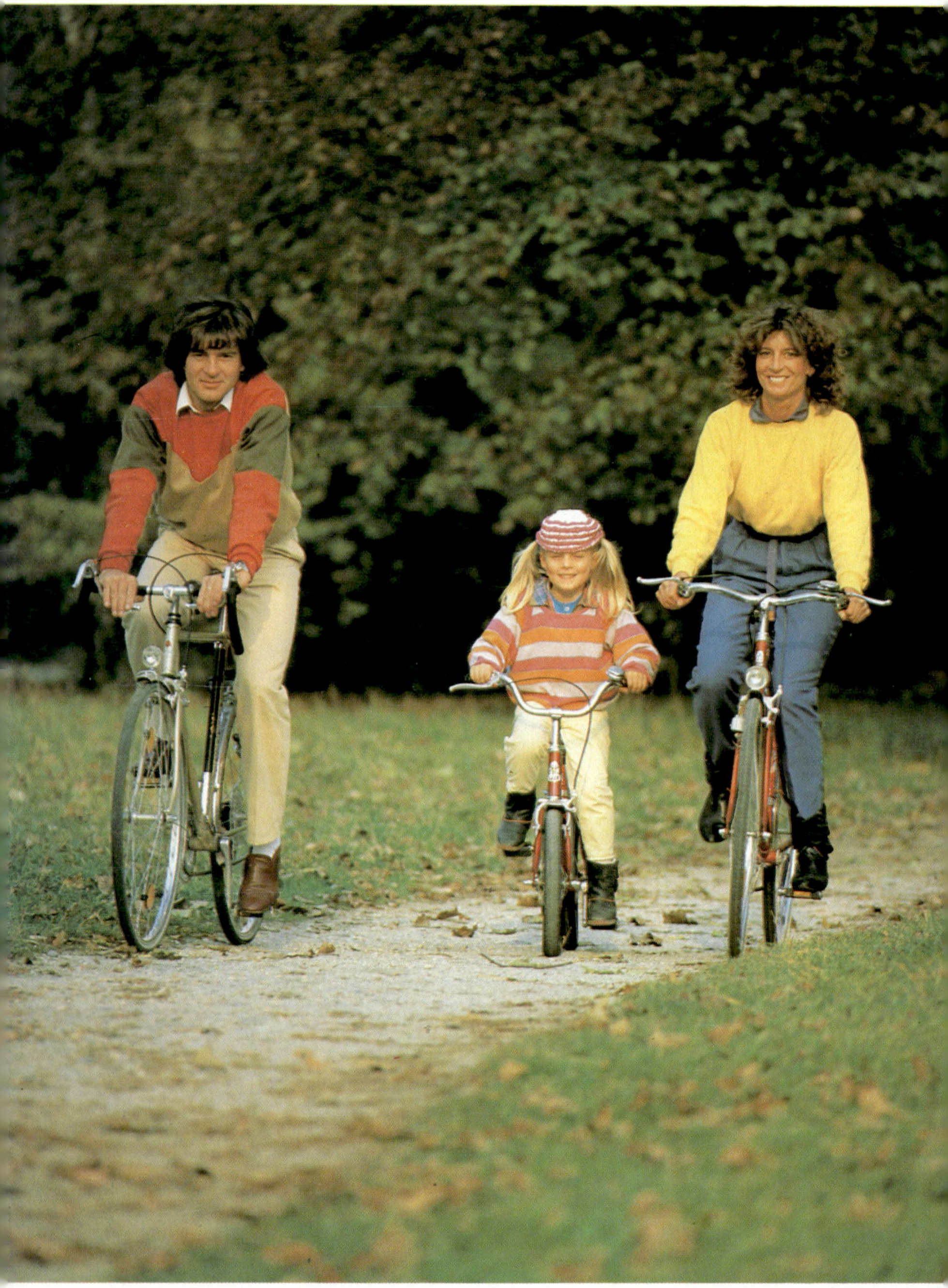

– **Votre visage** : il vous représente journellement et mérite votre attention et votre respect au moins quelques minutes par jour. Vos mains doivent être propres avant de le toucher, que ce soit pour vous démaquiller, laver ou masser. Appliquez quelques touches de crème sur le visage et le cou et procédez à votre massage :

• *Les effleurages* se pratiquent avec les deux mains simultanément toujours en mouvements ascendants pour le visage et descendants pour le cou et le décolleté. Les mains seront légères et douces.

• *Pratiquez quelques pressions* dans le coin interne des yeux, à la base des ailes du nez et sur les tempes, cela décontracte et soulage les tensions psychiques. Si certains points vous font souffrir, allégez la pression. Vous devez constamment éprouver une sensation de repos, de délassement, de bien-être, dans le sens de « bien vous ressentir ».

• *Enfin, pratiquez quelques pincements* au niveau du maxillaire inférieur et sur les joues pour stimuler et mobiliser les muscles. Ces effleurages, pressions et pincements, apportent une légère roseur et amènent l'épiderme à une meilleure assimilation de la crème de soin (de l'ampoule régénératrice éventuellement) ou bien encore préparent au maquillage, tant par la relaxation créée que par la tonicité redonnée aux muscles et à la peau.

Pour les hommes dont l'épiderme est plus sensible que celui de la femme, seule la pratique des effleurages est souhaitable, sans pressions, pincements ou manœuvres dite « actives ».

La réflexologie

– Un massage énergétique des pieds

Selon la théorie de la réflexologie, la plante des pieds réfléchit chacun des organes. A l'aide des terminaisons des nerfs et des « réflexes », chaque organe sera massé à distance. Une carte de ces points réflexes a été « dressée » il y a déjà des centaines d'années en Chine. Celle-là même que l'on utilise pour opérer ces massages. La carte des points réflexes est différente pour chaque pied.

Les désordres ressentis dans l'organisme sont censés apparaître sous forme de minuscules dépôts cristallins dans la région du pied correspondant à l'organe.

Le massage s'opère à l'aide de pressions sur chacun des points : ils signalent d'eux-mêmes une anomalie par une sensation douloureuse. L'absence de toute sensibilité est aussi un signe d'insuffisance de fonctionnement. En brisant les dépôts, la réflexologie restaure la circulation du sang et redonne de l'énergie vitale à l'organe, ce qui amène un soulagement, voire une guérison.

Attention

La réflexologie demande à être abordée avec un spécialiste (digito-puncteur), ce qui permet de bien localiser les points, et ainsi de poursuivre soi-même les massages.

Conseils

A titre préventif, entraînez-vous aussi souvent que possible à marcher pieds nus sur des matériaux durs, comme la pierre, le carrelage ; l'herbe fraîche est également très énergisante.

Toutes sortes de matelas, semelles ou appareils automassants munis de billes de bois, sur lesquels vous frottez les pieds, sont vendus actuellement et permettent de pratiquer le massage réflexe des pieds soi-même, efficacement et chaque jour.

Le yoga du visage

– Pour remuscler votre visage là ou il en a besoin

Une esthéticienne, adepte du yoga, Catherine Urwicz explique et révèle sa méthode. Pratiquable par toutes, elle ne demande que dix ou quinze minutes par jour pour être véritablement efficace.

Le principe du remodelage par automusculation est celui de la double commande : on ordonne aux muscles un mouvement que les doigts empêchent de réaliser.

Devant l'obstacle, les muscles sont obligés de fournir un effort inhabituel qui les développe et les raffermit.

Ce travail musculaire compense la perte d'élasticité du tissu conjonctif (le tissu de soutien de la peau). Les muscles constituent alors un précieux et naturel capitonnage de remplacement, ce qui rajeunit la forme du visage et remonte les traits.

Au travail sur le muscle, il faut associer la respiration et la concentration.

– **Le massage se déroule en trois phases** :

- Rééquilibrer les énergies qui circulent dans le visage. Certains points sont « *ralentis* », d'autres « *activés* » par simples pressions dans un sens précis. Ces cinq minutes de pressions remettent la « pendule du visage » à l'heure.
- Les traits du visage sont prêts à recevoir le modelage par automusculation, tel qu'il est décrit plus haut.
- Le bien-être final s'accompagne et se complète d'un massage récompense, par un simple effleurage des mains sur le visage, durant trois minutes. La respiration doit être calme et plus ample.

Attention

Il est préférable d'entreprendre les premiers massages sous la direction d'une esthéticienne spécialisée et formée à cette méthode. *(Voir illustration page 153.)*

Le massage de l'enfant

Venu de l'Inde, le massage du nouveau-né devient une méthode de relaxation que l'on redécouvre en Occident.

Pour éviter les blocages qui inhiberont l'adulte, la reconnaissance du corps de l'enfant par la mère est sans doute un acte capital.

Il est essentiel de parler à la peau de l'enfant, de lui faire retrouver le corps à corps et les odeurs. Notre civilisation a sans doute beaucoup trop éloigné l'enfant du XXe siècle de contacts comme ceux-là. Si ce contact mère-enfant se fait de façon positive à l'aide du massage de la mère notamment, il s'ensuit un souvenir positif inscrit dans les muscles de l'enfant dès le plus jeune âge.

La famille quiète n'existe pas. Les enfants se construisent aussi avec et à travers les moments de tension de la famille, les cris, les bruits. L'important est de ne pas les laisser dans l'incertitude et de leur donner la nourriture du corps à l'aide du toucher. De reprendre contact avec eux aussi souvent que possible au moyen des caresses.

Le bain est un excellent moment de relaxation pour l'enfant. Il est important qu'il ne se sente pas « tenu » dans l'eau, mais simplement soutenu, puisque son corps a la possibilité de flotter spontanément. Cette sensation lui est nécessaire pour qu'il bénéficie pleinement de l'eau, pour qu'il puisse en éprouver un sentiment de bien-être. Après le bain, il faut prendre le temps

MASSEZ VOTRE ENFANT

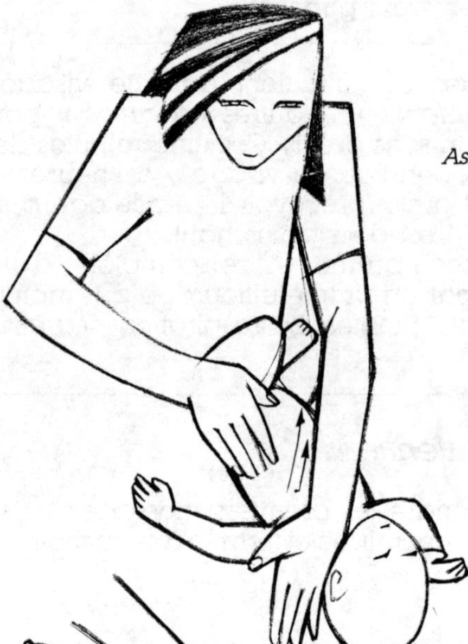

Assis(e), placez bébé sur vos genoux.

Les mains vont l'une après l'autre, partant de l'épaule vers la cuisse opposée.

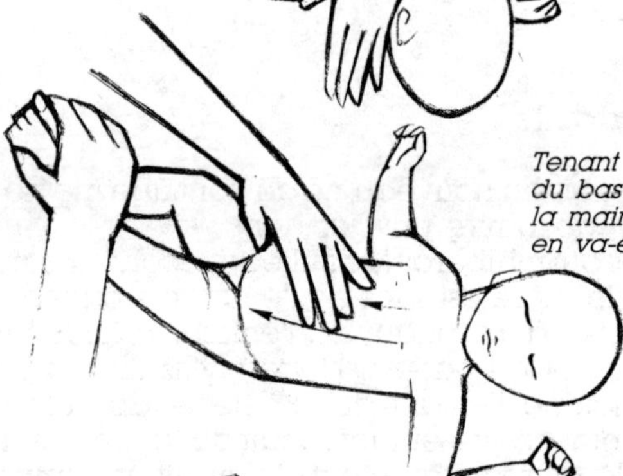

Tenant les pieds de bébé, en partant du bas de la poitrine ramenez la main du haut vers le bas en va-et-vient.

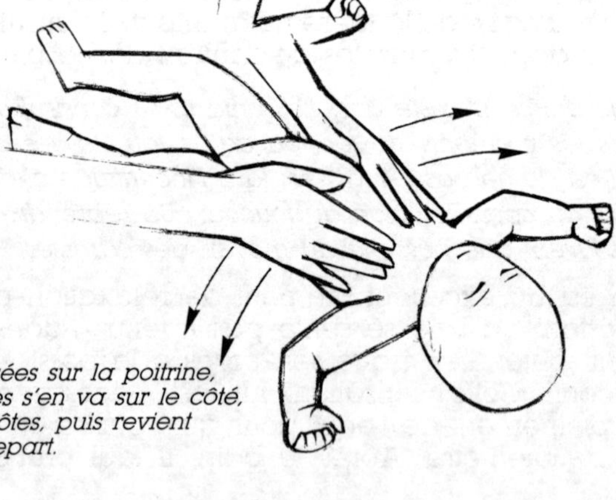

Vos mains posées sur la poitrine, chacune d'elles s'en va sur le côté, longeant les côtes, puis revient au milieu et repart.

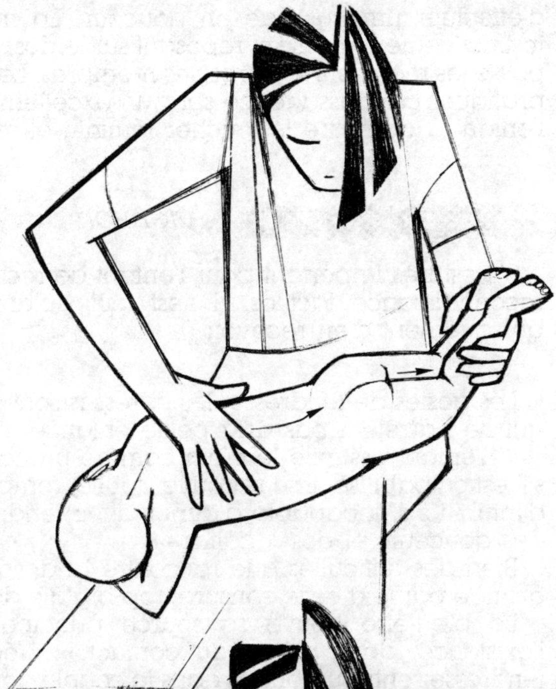

Massez le long du dos, jusqu'aux pieds.

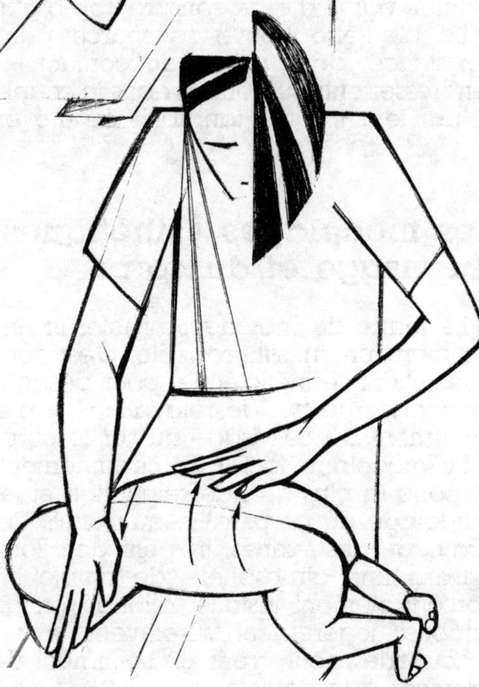

Les mains vont et viennent sur toute la largeur du dos.

d'effectuer un massage en douceur. La mère sait le pratiquer instinctivement. L'enfant reposant sur le dos, puis sur le ventre, elle passe les mains sur le corps, les membres. Le père peut également pratiquer ce massage, ce sera un excellent moyen pour amener l'enfant à admettre le toucher féminin et masculin.

Attention

S'il est très important pour l'enfant de recevoir ces marques de reconnaissance tactiles, il l'est tout autant qu'il ne cesse pas brusquement d'en recevoir.

Les gestes de tendresse, les caresses sont des réalités humaines qui ne s'arrêtent pas à la petite enfance.

Si l'enfant assimile le câlin comme un comportement infantile, s'il est culpabilisé, il se retrouve adulte, rempli de fausses pudeurs, d'inhibitions, incapable d'aimer avec tendresse et de prodiguer des douceurs et des « câlins ».

Bien des difficultés que rencontre l'individu adulte viennent en grande partie à cette censure trop brutale dans l'échange affectif.

Le bien-être trouve sa source principale, tout au long de l'existence, dans « l'art du contact ». L'équilibre sexuel et la tendresse sont sous-tendus dans le couple par la valeur du toucher et par les marques tangibles au moyen de caresses.

Les modelages esthétiques du visage et du corps

Le terme de massage est interdit en esthétique. Il est réservé au masseur-kinésithérapeute. C'est donc celui de « modelage » que retient l'esthéticienne, pour désigner les manœuvres esthétiques dans un but de relaxation ou d'embellissement et non de traitement, sur le visage ou sur le corps.

Le modelage facial est certainement le travail esthétique qui apporte la plus grande relaxation et le plus grand bien-être. Le modelage du corps allie aux effets de la relaxation ceux d'un drainage des toxines, très efficace, lors de soins amincissants.

Dans une atmosphère de calme et de silence, le sujet est confortablement installé, allongé en position de relaxation. Les jambes, légèrement surélevées par rapport au buste, sont recouvertes pour créer un sentiment de bien-être et de chaleur propices à la détente.

Le modelage comprend d'abord une prise de contact par une série d'effleurages (indispensables dans chaque modelage), puis des manœuvres actives sélectionnées judicieusement selon le cas. Chaque manœuvre se fait en moyenne six fois.

L'esthéticienne se concentre sur ses gestes, attentive à la moindre réaction. Chaque esthéticienne élabore, grâce à son expérience, une suite de manœuvres propres à sa technique.

Le modelage dure environ quinze à vingt minutes.

Le modelage esthétique n'a aucune connotation sensuelle ou érotique.

Les personnes hypertendues, dépressives, déprimées trouvent dans le modelage le contact qui les libère et rassure. Le dialogue qui s'instaure souvent après quelques séances entre l'esthéticienne et le sujet amène ce dernier à se libérer des tensions profondes, à retrouver confiance, non seulement en lui-même, mais aussi dans la vie et dans son environnement.

L'esthétique ne peut être considérée comme une thérapeutique, mais elle a sans doute un rôle très actif à jouer dans la société pour aider, le plus simplement possible, tout un chacun, adolescents, adultes et personnes âgées à se réconcilier avec son corps et à mieux le ressentir.

L'esthétique s'inscrit dans la panoplie des relaxations et s'adresse aux femmes tout autant qu'aux hommes.

Le massage californien

Il vise à un éveil et à une prise de conscience sensorielle. C'est un massage euphorisant capable de produire détente et bien-être.

Ce massage est d'origine californienne. Adapté à la France, il s'agit d'un massage qui peut s'apparenter au *shiatsu*.

Dans ce type de massage on cherche, par un contact doux et prolongé, à faire circuler librement l'énergie dans tout le corps. Les mains du masseur sont enduites d'huile parfumée ; elles ne quitteront pas, durant tout le massage, le contact de la peau et parcourront le corps selon un schéma et un rythme bien établis. Effleurements et pressions alternent.

Cette technique n'a rien d'érotique. Elle apporte beaucoup de bien-être et permet souvent de mieux découvrir et aimer son corps grâce à la chaleur et au respect des mains du masseur. Le massage californien, à ce titre, permet de lever les inhibitions face à son image corporelle.

Le massage réciproque

« Je sais que tu sens, mais je ne sais pas comment tu sens [1] »

Le massage réciproque permet de se mettre en harmonie avec l'autre pour le comprendre, l'aider, le soulager, mais aussi pour *l'accepter tel qu'il est,* pour accepter la différence. Cette perception demande une sorte d'humilité.

Au préalable, il y a déjà le respect de l'autre et une confiance mutuelle.

Pour que l'énergie circule entre deux êtres et que le massage soit efficace, la concentration de chacun, des gestes calmes s'avèrent importants.

L'ART DU MASSAGE

Conseils

– Avant le massage, créez l'atmosphère

• Choisissez une pièce calme, tiède. Faites brûler des parfums ou de l'encens. Le massage se pratique sur le sol.

– Les préparations au massage ont une grande importance

• Prenez un bain ou une douche et frictionnez-vous avec des huiles essentielles ou un lait corporel parfumé.
• Restez nu(e) ou vêtu(e) légèrement pour commencer le massage.
• Lavez-vous les mains avant chaque massage, si vous massez, pour vous nettoyer des impuretés de la vie.
• Faites en sorte de détendre votre partenaire en vous accordant à sa respiration. Assis l'un en face de l'autre, main dans la main, synchronisez les inspirations et les expirations ; détachez progressivement l'attention de l'environnement pour la porter uniquement sur le souffle.
• Restez calmes et silencieux quelques instants.
• Le receveur s'étend sur un tapis, le donneur se met à genoux et s'asseoit sur les talons.

– Déroulement du massage

• Massez avec une main légère mais ferme...
• Laissez au repos le mental. Concentrez-vous l'un et l'autre sur l'évolution des mains sur le ressenti « ici et maintenant ».

1. *Les cinq sens et l'amour,* Nadine Grafeuille

• Commencez par détendre...
• Massez le visage en premier, souvent les blocages s'y sont accumulés.
• Le dos, les épaules seront longuement pressés, décontractés.
• Continuez par la poitrine, le ventre, puis les jambes et bras. Pour le massage des jambes la personne massée est sur le ventre, pour le massage des bras, elle est sur le dos.

– En fin de massage

• Recouvrez le receveur afin qu'il n'ait pas froid.
• Laissez-le se reposer quelques minutes. On ne « sort » jamais brutalement de la relaxation que procure le massage.
• Lavez-vous les mains, si vous avez massé, pour vous débarrasser des accumulations d'énergie qui se sont mobilisées dans les paumes et les doigts.

En général, après un massage, intervertissez les rôles donneur et receveur. L'échange sera plus complet, la boucle étant fermée.

Le massage sensuel

– Les caresses préliminaires à l'acte d'amour

Le massage décontractant, relaxant peut être suivi (ou non) d'un massage sensuel.

De toute façon, un massage sensuel se fait à l'aide de caresses plutôt que de pressions. Il permet de libérer les blocages tant corporels que psychiques. Il prépare à l'acte de l'amour.

Ici, il n'y pas de techniques préétablies. Il faut seulement laisser parler la spontanéité et l'amour pour l'autre. Improvisez, découvrez les zones sensibles.

• Osez exprimer clairement ce que vous souhaitez. Le langage du toucher passe aussi par la parole.

Conseils

• Effleurements des doigts, pressions du plat des mains se succèdent pour laisser les corps accéder au plaisir.
• Vous pouvez faire précéder le massage d'un bain ou d'une douche à deux. L'eau a un effet calmant, surtout si vous en faites un moment de relaxation et de massage mutuel.
• Le massage relationnel, le massage sensuel aident les personnes atteintes de surcharges pondérales ou obèses à se réconcilier avec leur corps.

La reconnaissance par « l'autre » au moyen de caresses aide la personne obèse à jeter un regard positif sur son corps, à l'accepter, à l'aimer.

Le massage relationnel, sensuel peut être le complément au régime amincissant.

L'EAU

L'eau source de vie et de relaxation

Le corps humain est un énorme « aquarium » contenant 65 à 70 % d'eau, où vivent nos cellules. L'eau est présente partout dans notre histoire, dans la mythologie, dans la religion, et ce n'est sans doute pas un hasard si nos ancêtres la vénéraient.

Elle serait à l'origine de la vie. Certains biologistes voient dans le milieu marin l'origine de la vie humaine. Le protoplasme qui circule à travers les cellules de notre organisme a conservé la composition chimique de l'eau de mer.

Nos origines biologiques le prouvent, l'eau est présente dans notre vie dè les premières secondes de la conception. C'est dans un liquide d'eau salée, celui de la cavité utérine, que se rencontrent ovule et spermatozoïdes. Le fœtus, lui, baigne ensuite durant neuf mois dans une eau salée, le liquide amniotique.

C'est sans aucun doute en vertu de ce bain originel que l'être humain recherche, pour chasser l'excès de stress et récupérer des forces, à se mettre en communion avec l'eau tiède ou chaude. Ceci explique la vogue croissante des centres de cures marines.

Notre peau est une enveloppe rendue perméable grâce à un entrelacs de cellules mortes, à sa surface, et de graisses naturelles comme le sébum. Paradoxalement, elle a plus besoin d'eau pour s'assouplir que de matières grasses.

L'eau est la seule à faire gonfler les écailles de la couche cornée et à l'assouplir. C'est ce que démontrent les dernières expériences des dermatologues.

– Le bain, plaisir narcissique

Rien d'étonnant après toutes ces énumérations à ce que l'eau tienne une grande place dans notre vie, avec toutefois la redécouverte de modes ancestrales. L'eau a pris une certaine forme de convivialité. A une époque où chacun a besoin d'être rassuré, dorloté, bercé, on se souvient de l'eau-mère. L'heure de la toilette est devenue un privilège que l'on s'accorde en toute bonne conscience. Alors on joue, on s'ébroue en famille (jacuzzi), en vacances (la mer est un lieu privilégié de détente) ou après le travail (piscine), on se relaxe (aquarelaxation, bain).

Le besoin d'hygiène, la propreté ne sont donc pas les motivations uniques du bain. Les femmes reconnaissant avoir de plus en plus envie de s'occuper de leur corps, pour « s'aimer » ou « s'aider à repartir ». Le bain est avant tout un bien-être que l'on s'accorde. Il a ses rites et ses cérémonies.

Alors, quelle que soit la « toilette » que vous choisirez, ne considérez pas le bain comme un simple acte d'hygiène.

Conseils

• Le bain-lavage est utilitaire et nécessaire chaque jour, bien sûr ! Le bain-narcissique est délice et volupté. C'est un acte de bien-être, de remise en forme simple, sans luxe, qui accorde l'esprit et le corps.

C'est un privilège que l'on doit oser s'accorder, mais il faut reconnaître que la jeune femme, active, avec des enfants en bas âge, aura moins le temps.

Le bain est un acte savoureux et hédoniste qui vous permet d'apprendre votre corps, pour découvrir votre moi-peau, pour vous aimer.

L'eau source de bien-être beauté

Les femmes aiment l'eau. Elles souhaitent avant tout, pour 55 % d'entre elles, le contact de l'eau sur le visage lors de leur toilette ou de leur démaquillage.

En ce qui concerne les hommes, ils ne jurent que par l'eau.

En reviendrait-on au bon vieux débarbouillage qui réveille, laisse la peau propre comme un sou neuf avec un sentiment de bien-être et de bonne conscience ?

Voilà qui donne à réfléchir aux cosmétologues toujours à l'écoute de leur clientèle. C'est ainsi que nous en arrivons à tout un florilège de produits à l'eau pour le démaquillage. A des gammes de plus en plus sophistiquées et complètes, à des prix abordables, pour l'hygiène et l'heure du bain et de la toilette.

Si vous le faites suivre de l'automassage, il devient un remède antidéprime, antifatigue et antistress.

• Aujourd'hui, les salles de bains laboratoires cèdent le pas aux salons de bains.

Décorez votre salle de bains de feuillage, de plantes ; créez une atmosphère relaxante.

Faites en sorte que ce lieu soit aussi personnel et douillet que votre salon ou votre chambre. Vivez les instants de la salle de bains intensément dans une atmosphère chaleureuse. Ne négligez pas des accessoires peu coûteux comme un tapis de sol et une jolie glace. Investissez dans une seule serviette de bain, pourvu qu'elle soit grande, douce, à vos couleurs préférées.

Attention

Soyez prudent, beaucoup d'accidents surviennent durant le bain (notamment chez les jeunes enfants).

• Éloignez les prises et les fils électriques.

• Si vous devez répondre au téléphone, séchez-vous au préalable totalement.

• Ne faites pas fonctionner de séchoir, de brosse à dents électrique, de rasoir, ou d'appareil de massage, lorsque vous êtes dans le bain.

Les bains relaxants

Il est possible de préparer le corps aux bienfaits de l'eau par un massage préalable aux huiles essentielles ou avec une « boue » faite d'algues en poudre et d'eau de mer.

Massez longuement le corps sans l'échauffer, pour l'assouplir et faire pénétrer les essences et les principes actifs. Plongez-vous ensuite dans l'eau du bain.

– **Le bain « classique »** : il se prend couramment entre 35 et 37 degrés, à la température du corps.

C'est celui qui est le plus conseillé et pourtant il n'a que peu d'effets sur la physiologie du corps.

– **Le bain très chaud,** de 38 à 42 degrés ; il a des effets thérapeutiques. Il influe sur le cœur, l'appareil respiratoire et circulatoire, le système nerveux et sur de nombreux échanges cellulaires. Il est recommandé en cas de refroidissement, de rhumatisme, de goutte, de bronchite, d'asthme. De durée plus longue que les autres, il n'est pas supporté par tous.

Le bain très chaud ne doit être pris qu'après avis médical. Il est déconseillé aux personnes atteintes de maladies du cœur et aux personnes hypertendues.

Il est conseillé de se relaxer après le bain, durant une demi-heure.

– **Le bain progressif,** variante du bain chaud, habituera votre organisme au bain très chaud.

Restez dans un bain où l'eau est à 30-35 degrés, puis ouvrez le robinet d'eau chaude et faites monter la température progressivement jusqu'à 40 degrés ; la durée de ce type de bain varie entre vingt et trente minutes. Il est à effet relaxant et émollient.

Vous pouvez pratiquer le bain inverse, chaud puis froid, pour un bain actif, mais reposant.

L'eau du bain peut être adoucie par de l'amidon, des sels de bain, du bicarbonate de soude. Le sel de mer, les algues séchées, micro-éclatées ou en poudre sont plus énergisants. *Les algues naturelles ramassées en bord de mer et jetées telles quelles dans le bain donnent une note écologique et naturelle ! Sachez toutefois qu'elles ne laissent passer aucune de leurs précieuses propriétés.*

– **Le bain aromatique** aux huiles essentielles, aux plantes, et revitalisant, vivifiant ou relaxant.

Pour pratiquer le bain aromatique de manière efficace, vous devez avant tout déterminer le but que vous recherchez et choisir les huiles essentielles et les plantes en fonction de ces critères précis et personnels. Un cocktail d'essences ou de plantes est souvent nécessaire.

Les essences contenues dans ces produits naturels sont très vite véhiculées par le sang (cela d'autant que la chaleur dilate les

Recette de bain relaxant, mais tonique :

Préparez une décoction de lavande, sauge, thym par parties égales environ (200 g) dans 4 litres d'eau.

Ajoutez à la préparation 15 gouttes d'essence de lavande.

Pour compléter l'effet relaxant :

- Pratiquez une douche tiède rapide en fin de bain.
- Allongez-vous aussitôt au moins une demi-heure pour aider à la relaxation.
  Ce type de balnéation se pratique de manière efficace en cure durant huit jours, de préférence en période de repos ou de vacances.
- Après le bain et la relaxation, dans les hammams il y a toujours un masseur qui pétrit le corps après que l'on a séjourné dans la pièce la plus chaude.
- Offrez-vous à domicile ce plaisir (voir automassage, p. 95).

capillaires et les orifices de la peau). Cela nécessite une prudence dans le choix et le dosage des ingrédients.

Les huiles sont versées au compte-goutte au moment où l'eau du bain coule ; les plantes, elles, sont déposées dans un sac de toile fine, également sous le robinet. Vous pouvez aussi préparer, auparavant, une décoction avec les plantes, que vous passerez et verserez dans l'eau du bain.

N'ajoutez aucun produit moussant dans un bain aromatique.

Les accessoires du bain relaxant

• *La baignoire à jets et turbulences* (associés à de l'air pulsé), n'est pas vraiment un accessoire. Ce serait presque un centre de thalassothérapie à elle seule. Le bain bouillonnant est particulièrement relaxant et décontractant, par les bienfaits qu'il procure aux personnes atteintes de rhumatismes, d'arthrite, d'arthrose, aux nerveux et hypertendus. Cet achat mérite d'être considéré sérieusement, auprès d'un vendeur compétent.

Pour les personnes qui n'auraient pas la possibilité de faire cette acquisition, les centres de beauté ou de kinésithérapie proposent ces bains (en séance individuelle ou par abonnement).

• *Le lit vibrant* se pose dans toutes les baignoires sans aménagement particulier. Un générateur d'air chaud et d'ozone relié au matelas produit bulles et ondes qui massent. Il est d'installation simple. Les vibrations et tourbillons d'eau produisent un léger massage, très relaxant.

• *Le pommeau de douche,* plus affiné que la simple douchette, pulvérise des hydrojets (identiques, mais moins puissants que ceux pratiqués en centre de cure). Ils jouent le rôle de massage doux et stimulant tour à tour avec le changement de pression et de la température de l'eau.

Ce type d'accessoire fait partie des objets à investissement réduit. Il faut seulement prévoir une pression de l'eau assez puissante. Renseignez-vous avant d'acheter et vérifiez l'état de votre installation de plomberie (les robinets entartrés enlèvent de la pression).

• *Le bain de pieds relaxant.* Il s'agit d'un appareil très simple, permettant de combiner les bienfaits des massages et de l'eau. Au fond d'un baquet, un tapis à protubérances masse les zones réflexes. C'est un moteur électrique qui transmet les vibrations. Toutes variantes sur cette idée sont offertes actuelles. Une détente aisée à pratiquer, peu onéreuse et efficace.

LES VACANCES – LES LOISIRS

On a l'habitude d'associer au mot vacances celui de loisir et inversement.

Est-ce que l'un conditionne l'autre ?

Est-ce que l'un est identique à l'autre ?

Les vacances, les loisirs offrent tous les deux l'occasion de rompre l'enchaînement logique, voire monotone ou agressant des journées. L'un et l'autre offrent la possibilité de se retrouver soi-même ou de retrouver son partenaire, sa famille :
- une occasion, mais pas un hasard ;
- des moments privilégiés et non une suite d'opportunités.

Faute d'une préparation minimum, vacances, loisirs absorbent les jours, égrènent les heures sans que rien de bénéfique n'en soit retiré. Ce n'est pas être trop prévoyant et pragmatique que de préparer un temps de repos, aussi bref soit-il.

Conseils

Comme un menu, vacances, loisirs se composent seul (si l'on désire le rester), à deux ou en famille.

Comme un menu, ils se composent en fonction des goûts, des activités saisonnières et des aptitudes personnelles. Cette détente ne doit prendre en compte qu'une seule chose : vos propres désirs.

Le rythme

Le rythme régit l'univers, le jour, la nuit, les saisons, les marées.

L'organisme subit ces rythmes et observer cette loi du rythme permet un équilibre psycho-physique. C'est à ce rythme que vous devez adapter votre comportement

- Vous lever et vous coucher aux mêmes heures, ou avec le moins d'écart possible d'un jour à l'autre, d'une semaine à l'autre.
- Prendre vos repas à des heures régulières.
- Effectuer les soins d'hygiène avec régularité en y ajoutant plaisir et non contrainte.
- Obtenir progressivement le même rythme, dans la pratique d'un exercice physique.

Le rythme, même au moment des vacances, a une grande importance. Il rétablit les fonctions naturelles et réhabitue l'organisme à un équilibre vital.

Les vacances

Des vacances réussies apportent l'équilibre pour de longs mois. A l'inverse, elles peuvent être aussi néfastes qu'un malaise physique. Il ne faut donc pas prendre les vacances à la légère. Elles sont liées au besoin affectif profond de chacun.

Dans la vie de la famille, elles devraient représenter un temps fort. Un moment où chacun va pouvoir revivre et redécouvrir l'existence en fonction des autres.

Les vacances mettent dans la nécessité d'être différents de ce que l'on est le restant de l'année.

Elles peuvent révéler l'image latente du couple : uni, les vacances resserrent ce lien. En période de crise ou de remise en question, elles risquent d'être un élément de rupture.

Il convient de les préparer pour profiter de ce temps à deux pour exprimer tout ce que l'on ne trouvait pas le temps d'exprimer.

L'entente sexuelle retrouvée, les rapports amoureux vécus volontairement, au moment où chacun en ressent le désir, et non plus « après » (après le travail, après la fatigue, après les soucis), peuvent améliorer l'harmonie du couple.

Les vacances sont souvent une parenthèse qui projette les velléités en un souffle violent, constructif. L'envie folle, subite de modifier le train-train au retour.

Parce qu'elles apportent un éclairage nouveau à notre façon de vivre, elles peuvent aider à envisager une autre façon de concevoir l'existence.

Plus lucide et reposé, la vérité, votre vérité, émerge de l'iceberg « conscient-inconscient ». Les vacances sont alors bien plus productives que toute une année de dur labeur et de réflexions incessantes.

Conseil

Il ne suffit pas d'aspirer au repos pour revenir reposé, il n'est pas non plus nécessaire de partir très loin pour changer d'esprit et d'état d'esprit.

Les loisirs

Qu'est-ce que le loisir par rapport aux vacances ? Une nuance, celle de la distraction, un choix, celui que l'on fait en fonction de sa personnalité.

Un temps que l'on s'accorde pour respirer, pour reprendre goût en la vie.

Aller au cinéma, au théâtre, pratiquer un sport solitaire ou de groupe, animer une association, s'exercer à un hobby, jouer aux cartes ou à la pétanque composent la partie loisirs de l'existence. Le loisir associé à la vie de tous les jours procure une détente et une rupture salutaires.

Le loisir, les loisirs sont nécessaires à l'homme agressé, malmené et trop souvent inquiet, de notre société de fin du XXe siècle pour lui permettre de s'adapter.

Donner la possibilité au plus grand nombre de se détendre, c'est aller vers une plus grande harmonie dans les échanges et la communication ; c'est réduire de beaucoup le climat d'agressivité et de tension.

Attention

Un loisir, pour être salutaire, ne devrait pas engendrer de fatigue supplémentaire.

Cinq sens pour mieux vivre les loisirs

Après une période de tension, il suffit souvent de prendre le temps de marcher quelques instants pour que le calme revienne.

Que s'est-il passé ?

Chacun de vos sens à différents niveaux s'est mis en contact avec l'environnement. Ils ont capté l'ensemble des vibrations dans lesquelles vous évoluez, pour les transmettre à votre moi par l'intermédiaire du système nerveux. Si vous pouvez vous mettre en contact et en communion avec la nature, les impressions bienheureuses ressenties n'en seront qu'accrues (un morceau de parc, un coin de verdure suffisent, un lieu aéré et plus spacieux conviennent aussi).

– **L'ouïe** : l'oreille gauche est celle du monde affectif, l'oreille droite celle de l'intellect.

Nous avons oublié cette fonction vitale de nos oreilles, entendre pour se détendre, pour laisser voguer l'imagination.

Souvent agressives, les vibrations que vous captez dans la journée irritent votre système nerveux. Les bruits environnants couvrent votre musique intérieure. Le calme peut vous aider à la réentendre.

– **L'odorat** : avec lui, vous saisissez les vibrations les plus subtiles, les plus « élevées » de l'environnement. Mais également vous mémorisez, remontez le temps, associez les images, les lieux, les êtres. L'odorat grâce au parfum d'une fleur, d'un feuillage, peut vous mettre immédiatement en communication avec l'énergie indéfinissable qui flotte dans la nature.

– **Le goût** : même l'eau a une saveur définissable par le palais que l'analyse chimique est en peine de découvrir.

Voici un autre miracle de la nature. Une énergie subtile circule dans les aliments, qui donne un sens particulier aux mets.

Respectez vos papilles gustatives pour garder entier votre goût.

– **La vue** : les vibrations lumineuses sont reçues objectivement par la rétine. La mémoire les transporte pour les transformer en ondes relaxantes ou toniques. Les couleurs de la nature, à l'automne, au printemps, sont particulièrement sécurisantes et euphorisantes.

Elles vous permettent de compenser les couleurs agressives trop artificielles de la vie citadine.

– **Le toucher** : la peau est le premier organe du toucher, elle crée également un magnétisme bienheureux à l'aide de ses multiples terminaisons. La qualité, la douceur du toucher vous permettent de transmettre un sentiment et de recevoir le même bien-être. A condition que les gestes soient dictés par l'amour.

Savez-vous « souffler » ?

– Si « souffler n'est pas jouer », c'est en tout cas toujours mieux vivre

Le temps vous « presse », les contrariétés vous « coupent le souffle », le troisième épisode de votre feuilleton préféré vous « tient en haleine » et si l'on vous dérange alors que vous regardez la télévision vous dites « laissez-moi respirer »... dans un soupir.

Chaque fois que ces expressions vous viennent à l'esprit, pensez-y sincèrement, vous constaterez que, inconsciemment, vous retenez votre souffle.

C'est ainsi que les dizaines de fois dans la journée vous bloquez votre respiration, vous offrez par contrecoup un choc à votre cœur et asphyxiez votre cerveau qui reçoit moins d'oxygène. Ces phénomènes néfastes expliquent comment une bonne respiration élimine les tensions, les maux de tête, les angoisses.

Pour mieux vous connaître, répondez à ce questionnaire très simple (les réponses ont été données dans le précédent chapitre).

1 – En forme de coupole, le diaphragme à l'expiration, monte dans la cage thoracique pour expulser l'air vicié.

a) oui
b) non

2 – En rentrant le ventre, on facilite le rejet du gaz carbonique.

a) oui
b) non

3 – La peau aide les poumons dans la fonction d'élimination des déchets et des toxines.

a) oui
b) non

4 – La respiration complète comprend deux temps : l'inspiration et l'expiration.

a) oui
b) non

5 – La respiration est une fonction naturelle incontrôlable.

a) oui
b) non

6 – Lorsque vous souffrez du dos, vous pencher vers l'avant peut-il vous soulager ?

a) oui
b) non

7 – Pensez-vous que pratiquer plusieurs respirations complètes avant de vous endormir puisse vous détendre ?

a) oui
b) non

8 – Imaginez-vous que le seul fait de respirer profondément puisse stopper votre colère, votre énervement ?

a) oui
b) non

9 – La courte pause de la respiration normale se place entre l'inspiration et l'expiration ?

a) oui
b) non

10 – Durant les exercices de relaxation vous devez inspirer par le nez et expirer par la bouche.

a) oui
b) non

– **Résultats**

Mettez 5 points devant les cases que vous aurez cochées, dont les numéros figurent ci-dessous :

1a -2a -3a -4b -5b -6b -7a -8a -9b -10b.

(Ces numéros vous donnent également les réponses justes au questionnaire.)

Faites votre total.

• **Vous avez obtenu entre 30 et 50 points**

Vous détenez, presque, la « science du respir ». Pour vous, bien respirer est un acte naturel. Si vous savez y joindre les exercices de relaxation il n'y a pas de doute que vous gagnerez au jeu du « mieux-être ».

• **Vous avez obtenu entre 10 et 30 points**

Sans doute avez-vous encore beaucoup à apprendre sur la respiration et ses bienfaits. Mais vous êtes sensibilisé à la nécessité de bien respirer. C'est un début encourageant.

• **Vous avez obtenu moins de 10 points**

Vous ne manquez pas de souffle, mais à n'en pas douter, vous gagnerez en décontraction, par le seul fait de bien respirer et déjà... de lire le chapitre sur la respiration. Le bien-être est à ce prix !

TABLEAU DE LA RELAXATION ET DES EXERCICES PHYSIQUES

Vous trouverez page suivante un tableau des méthodes de relaxation et des exercices physiques. Il vous permettra de situer chaque méthode et ses implications, tant sur le plan physique que mental.

Tableau ET NON **échelle des valeurs,**

- Il part de l'action la plus forte sur le mental.
- Il conduit à l'action la plus faible sur le mental.
- Il part des méthodes mettant en œuvre de faibles efforts physiques.
- Il conduit aux sports qui, eux, mettent en œuvre des efforts physiques importants.

EFFORTS PHYSIQUES FAIBLES
Forte prise de conscience de l'image de soi
BUT : APAISER LES TENSIONS

TECHNIQUES ORIENTALES	TECHNIQUES OCCIDENTALES
MEDITATION • zen *CONCENTRATION + MASSAGE* • do-in • shiatsu *CONCENTRATION + MOUVEMENTS* • yoga	RELAXATION ACTIVE *MOYENS PLUTÔT CONTEMPLATIFS* • autorelaxation (cassettes) • contrôle cérébral • autosuggestion • visualisation • training-autogène • sophrologie • rebirthing • aquarelaxation *MOYENS NON SUGGESTIFS* • biofeedback • bioénergie • massages relationnels

ARTS ET MÉTHODES « CHARNIÈRES »
BUT : EQUILIBRER LES TENSIONS ET L'IMAGE DE SOI

DISCIPLINES ORIENTALES	EXERCICES PHYSIQUES
• taï-chi • taï-chi-chuan • arts martiaux	Exercices quotidiens Exercices de faible intensité • eutonie • stretching • gymnastiques douces Exercices de moyenne intensité • culture physique • danses • gymnastiques du mouvement (aérobic...) *SPORTS* : Tous sports, dont • marche • jogging • footing • course • cyclisme • skis de montagne

EFFORTS PHYSIQUES IMPORTANTS
N'apaisent pas les tensions profondes
BUT : OXYGÉNER • TONIFIER • MUSCLER

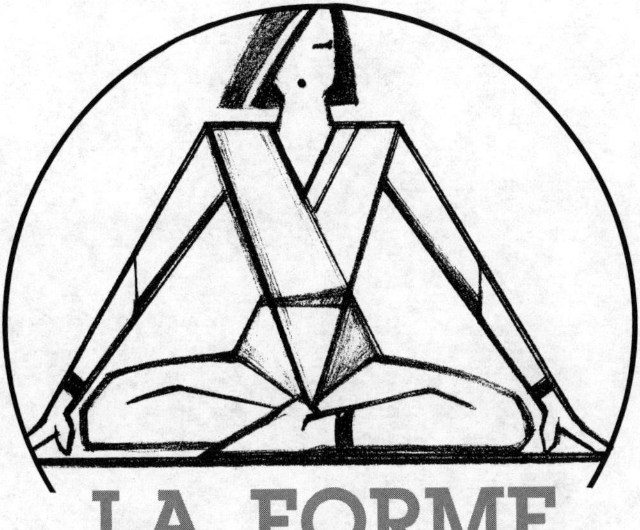

LA FORME

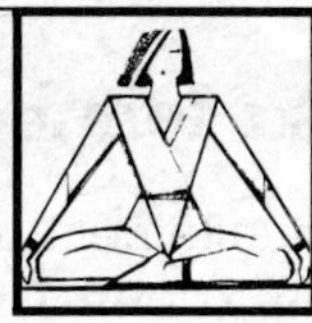

LE CORPS

Jamais le *corps*, sa minceur, sa douceur, sa forme et ses formes, n'a autant été le sujet d'attention et de soin quels que soient le sexe, l'âge, l'origine sociale et la situation professionnelle. Certains observateurs de notre société ont même pu dire, non sans raison, que « le plus bel objet de consommation aujourd'hui, c'est notre corps ».

Il faut sans doute voir là le souci louable de découvrir *« son autonomie corporelle, sa personnalité »*.

Désir naturel, et qui ira croissant, de vivre aussi harmonieusement et longtemps que possible avec un corps bien « conservé », mais surtout en bon état de fonctionnement. Il ne suffit pas que l'objet soit beau, il faut qu'il soit objectivement fonctionnel et harmonieux !

L'homme

L'homme doit donner dans son travail une impression de jeunesse. Dans une société où le mythe de la jeunesse dirige les actions et les choix, non seulement les traits, mais l'allure générale sont de nouveaux critères de sélection.

Il doit même, pour ne pas renoncer à lutter, se prouver par l'effort physique, l'apparence rassurante que lui renvoie son miroir, qu'il est en *« pleine forme »*.

Enfin, le sexe masculin doit plaire... pour séduire car il semble que nous revenions à l'époque primitive où la femme choisissait l'homme. Il doit plaire, rester de corps et de visage agréables pour ne pas renoncer au sentiment affectif, symbole de jeunesse.

La femme

Une belle femme est actuellement une femme ayant un corps harmonieux, la beauté du visage n'est plus le seul critère de « sélection », fort heureusement.

Et l'on constate qu'à toutes étapes de la vie la beauté du corps, l'aisance à se mouvoir, la ligne et la sveltesse générale recueillent le maximum de suffrages.

La femme doit donc maintenir son allure générale, moins pour séduire que pour retrouver son individualité, son identité et son autonomie. Deux points méritent d'être considérés :

La vie professionnelle

La vie active oblige à cette esthétique ; à qualités égales, la femme présentant le meilleur aspect physique a plus de chance d'être retenue.

Avec cette nuance *très importante* désormais : il ne suffit pas de laisser une impression séduisante, il faut paraître en pleine possession de ses atouts physiques (donner réellement une impression de bonne santé, d'être en pleine forme).

L'âge n'est plus, à qualités professionnelles égales, le critère de sélection définitif.

L'évolution physiologique

Une femme qui a soigné son corps pendant de longues années aborde la période de la ménopause avec plus de facilité. Sa ligne ne s'altère que très peu et sa silhouette toujours jeune et souple ne laisse pas transparaître de changement physiologique. Cette phase tant redoutée devient ce qu'elle n'aurait jamais dû cesser d'être, une nouvelle étape de la vie, source de confiance en soi et de valorisation.

S'il y a séparation du couple à un âge où la femme pourrait en principe avoir plus de difficultés à refaire sa vie, l'épanouissement de sa ligne, le charme de son visage et la liberté des gestes délivrés des inhibitions et des tabous lui donnent toutes les chances de reformer une union valorisante.

La maturité, la plénitude des moyens physiques et intellectuels donnent à toutes les femmes la possibilité de choisir de vivre seules, heureuses, avec un grand équilibre affectif et mental.

LA FORME

Elle est indépendante des activités physiques

Le sentiment d'être « en forme » de « tenir la forme » n'est pas une utopie que l'on doit poursuivre parce qu'il est de mode de le faire. C'est tout le contraire.

Parce que la forme est une des manifestations de la santé et réciproquement, il n'y a pas de bien-être sans elle.

Attention

C'est souvent sous l'action de négligences ou de fautes réitérées que le corps est amené à se « rebeller », à perdre le plus souvent ses proportions et sa souplesse.

• L'état général, même insensiblement altéré, peut modifier « la forme » dans le sens de l'inesthétisme : le corps se tasse, les mouvements inhabituels sont sources de douleur.

• Un mauvais état de santé mentale retentit sur le corps, la musculature perd de sa fermeté, la peau est moins tonique.

A quel âge faut-il commencer à penser à sa forme ?

Il n'y a pas d'âge pour consentir quelque attention, voire quelques heures, à sa forme chaque semaine.

Jusqu'à trente ans, chacun vit sur son capital jeunesse. Chaque muscle, chaque articulation répondent sans difficulté aux sollicitations. Aborder une activité jeune est assurément éviter l'ankylose de la mécanique. Des muscles qui ne travaillent pas dépérissent progressivement et s'atrophient ; les os eux se fragilisent. On sait que la pratique sportive chez un sujet jeune augmente la masse osseuse.

C'est en général vers la cinquantaine qu'apparaît la nécessité d'un dérouillage musculaire et articulaire. Les problèmes apparaissent insidieusement et sournoisement. Le corps perd sa souplesse, une femme en est d'autant plus gênée que toutes ses activités quotidiennes requièrent une grande mobilité de mouvements.

La femme est également plus vulnérable sur le plan osseux. Les œstrogènes disparaissent progressivement après la ménopause, or ce sont eux qui fixent le calcium, la sève précieuse des os.

Dans le même temps, la fatigue et la tension nerveuse s'accentuent, un cercle vicieux s'installe.

L'exercice en général, les exercices physiques en particulier, constituent le meilleur moyen de retarder le vieillissement physique. Sur ce point, tous les avis médicaux convergent.

Les colloques les plus récents mettent même un accent tout particulier sur l'activité physique indispensable de la femme à la cinquantaine.

La nécessité d'un exercice physique régulier n'est donc pas une unique question esthétique, mais aussi une question de santé : « Mieux vaut prévenir que guérir. »

Prévenir pour garder intactes vos facultés physiques

La pratique d'activités physiques procure l'amélioration du système cardio-vasculaire, respiratoire, gastro-intestinal et circulatoire. Les cartilages durcissent moins vite, ce qui permet de lutter contre le tassement osseux. L'activité physique est préventive et curative, puisque une rééducation convenablement entreprise permet de stopper la déperdition minérale osseuse. Sur le plan nerveux, l'exercice entraîne une détente physique et morale avec un retentissement psychologique indéniable.

Après cinquante ans

A l'activité physique, il conviendra de joindre des règles d'hygiène de vie élémentaires :

- Une alimentation riche en laitage ;
- Des expositions au soleil raisonnables, mais salutaires. Le soleil synthétise la vitamine des os, la vitamine D ;
- Les traitements, dès la préménopause, préviennent la perte de calcium.

Ils sont prolongés dans certains cas très bénéfiquement après la ménopause. Les traitements hormonaux sont d'efficacité certaine ; s'ils présentent certains inconvénients c'est aux médecins à en apprécier les risques.

LES EXERCICES PHYSIQUES

C'est bien souvent par manque d'exercice, et non pas par la maladie, que la mécanique humaine se rouille, s'ankylose ou se détériore.

Les points vulnérables (ils sont également considérés par priorité dans certaines formes de relaxation) :

- Les muscles (et leur ennemie, la cellulite) ;
- Le dos et la colonne vertébrale.

Il faut aussi trouver le temps... et faire le bon choix.

Les muscles

Notre corps est fait de muscles, *serviteurs de la beauté*. Les quelques cinq cent muscles mis en œuvre, que nous soyons hommes ou femmes, jouent un rôle déterminant dans la santé : ils massent les organes, maintiennent le système articulaire et osseux, confèrent de la grâce au cou, au décolleté et au visage, activent la circulation artérielle et veineuse. Seuls des muscles bien développés assurent des proportions harmonieuses au corps et lui procurent cette tonicité si valorisante dans le modelé des formes.

Ce sont eux qui préservent de façon durable des modifications de l'âge.

Omniprésents, les muscles ne respectent aucune « méthode » de rajeunissement qui ne prend pas en compte leur importance.

L'organisme de la femme contient un volume de muscles moindre que celui de l'homme, mais il est tout aussi important à l'esthétique de son corps qu'à sa résistance.

Les muscles de la femme sont dissimulés en certaines parties du corps, sous un capitonnage adipeux dénommé cellulite.

L'activité physique ne fait pas disparaître la cellulite, mais en rétablissant la circulation, en faisant fonctionner les muscles, elle réactive les systèmes naturels permettant l'élimination des graisses et des liquides toxiques.

Le sein

Ce n'est pas un muscle, mais une glande, embryologiquement et anatomiquement incluse dans la peau.

Cette glande, que l'on nomme glande mammaire, est lovée entre une fine lamelle matelassée qui renforce la peau et le muscle grand pectoral du thorax.

Le soutien-gorge naturel du sein n'est autre que la peau, sous-tendue de ligaments internes. D'où la souplesse, mais également la vulnérabilité du sein.

Attention

Les sports intensifs comme le jogging, le volley, le tennis, sont très néfastes et demandent le port d'un soutien-gorge parfaitement étudié pour faciliter les mouvements, sans bloquer la respiration.

Seul le dos crawlé en natation est bénéfique aux seins nus.

Important

Absolument indépendant du muscle sur lequel il s'applique, le sein suit, en revanche, les mouvements de la peau et des muscles peauciers du cou partant de la mâchoire inférieure et s'épanouissant vers le buste. Ces muscles peuvent entraîner une élévation du sein si on les contracte. Une bonne position des épaules en arrière redonnera un meilleur port du cou tout en relevant le buste.

Tous les exercices faisant travailler le buste auront par voie de conséquence une influence heureuse sur sa statique.

Par contre, les exercices physiques ne peuvent remonter des seins affaissés (ptosés) trop petits ou trop gros.

La cellulite

La cellulite est devenue le véritable fléau du XX^{e}siècle, avec la métamorphose de l'idéal féminin et l'apparition des silhouettes longilignes des années 1920.

Mythe, réalité ou imposture, la cellulite culpabilise la femme actuelle, tandis que la médecine cherche en vain les causes et les remèdes.

D'après le dictionnaire Larousse, la cellulite est « une inflammation du tissu cellulaire ». Cette définition apparaît comme inadéquate actuellement pour la plupart des médecins, car il n'y a aucun problème inflammatoire dans la cellulite.

La cellulite se révèle être une surcharge en eau, en graisse, avec accumulation de déchets, et ce au niveau des plans profonds de la peau (dans le tissu cellulaire sous-cutané). Parfois profondément infiltrée, cette surcharge peut être ressentie comme douloureuse.

Qu'elle se nomme cellulite ou adiposité, cette surcharge due essentiellement au métabolisme ne peut être véritablement traitée que si l'on considère le fonctionnement général de l'organisme en priorité. La circulation et notamment la circulation veineuse joue un grand rôle dans la rétention de l'eau et des déchets au niveau de la peau.

Les exercices physiques permettent de brûler les déchets, toxines et graisses, mais ne s'attaquent pas au problème de fond de la cellulite.

Les soins de la cellulite passent aussi par une hygiène alimentaire stricte et parfaitement adaptée à chaque type morphologique.

Les actions locales, frictions, massages (avec ampoules et crèmes réductrices), jouent un rôle non négligeable de drainage et de remodelage.

Les bains turbulents, où l'eau effectue des massages, la natation, sont les moyens de prévention et d'amélioration sans doute les plus efficaces que l'on puisse proposer honnêtement actuellement et relevant du domaine des soins esthétiques purs et à pratiquer individuellement.

Méthodes d'amincissement pratiquées en institut et par un médecin

La complexité du mécanisme de la cellulite, la multitude des causes et des facteurs plus ou moins prépondérants ont donné lieu à beaucoup de recherches et de méthodes. Elles sont assez diversifiées pour s'adapter à chaque cas, à chaque type de cellulite.

Les instituts peuvent proposer un certain nombre de soins, bien définis par le législateur, tant en matière de « massage » que de soins électriques.

Il apparaît à la lueur des expériences des professionnels, esthéticiennes, kinsésithérapeutes, médecins, que très souvent ce sont plusieurs procédés mis en œuvre simultanément ou successivement qui donneront les meilleurs résultats. Seuls les professionnels sauront définir le choix du ou des soins.

Il faut donc distinguer les méthodes que peuvent pratiquer les instituts et celles que peuvent pratiquer les médecins ou une personne du domaine paramédical.

– Méthodes d'amincissement pratiquées en institut

- les onctions esthétiques : massage ;
- le drainage lymphatique : massage ;
- le vibromassage aux infrasons : massage ;
- le modelage sous air rythmé : massage ;
- la douche filiforme : jet aquatique,
- l'ionophorèse et les courants excito-moteurs : application de produit et pénétration par courants électriques ; gymnastique passive ;

• les enveloppements : application de préparations associées à la chaleur ;
• la balnéothérapie : toutes actions liées à l'eau et aux bains (notamment massage par brassage de l'eau).

– Méthodes d'amincissement proposées par les médecins et paramédicaux
• échographie de la cellulite : exploration-diagnostic par les ultrasons ;
• les multipiqûres-mésothérapie : injection d'un liquide désinfiltrant à l'aide d'une ou plusieurs aiguilles ;
• la drainothérapie : massage ;
• le laser : rayon lumineux utilisé à froid actuellement dans ce traitement ;
• la ionisation : pénétration par « ions » de substances médicamenteuses ;
• la pressothérapie : massage à l'aide d'une gaine de caoutchouc et d'un système de pompe ;
• le traitement chirurgical de la cellulite : le plus récent étant la « lipolyse » ou technique d'aspiration des graisses.

Le dos – la colonne vertébrale

De par sa **structure interne**, la **colonne vertébrale** peut être comparée à un **arbre**, parce qu'elle fournit au corps sa capacité **à vivre**, **à ressentir** et **à s'épanouir**.

Par sa **structure fonctionnelle**, la **colonne vertébrale** est la véritable **armature** de la construction humaine, elle est comparable à un **mât**.

Mais le mât a besoin de **haubans** pour rester bien droit.

Ce sont les **muscles longs** de la région du dos (ils remontent de chaque côté de la colonne vertébrale depuis le bas des reins jusqu'à la nuque) qui jouent **le rôle de tenseurs**. A la fois souples et tendus, **ils accompagnent et retiennent le mât**, comme le feraient les **haubans**.

Comme le mât du bateau supporte les voiles, la colonne vertébrale est le pilier souple et adaptable qui donne à l'homme son aptitude à se mouvoir debout.

Un **dos droit**, c'est donc la **juste harmonie** des **muscles dorsaux** et de la **colonne vertébrale**.

La colonne vertébrale bien maintenue présente une légère convexité due au développement normal des muscles.

Cette épaisseur, de chaque côté de l'axe vertébral, forme une ligne médiane qui constitue le sillon vertébral. Quand les muscles sont atrophiés (dans le cas de maigreur aussi), la colonne vertébrale se dessine telle une arête et est exposée à toutes sortes de déformations.

Pour échapper au lumbago, à la sciatique, il n'y a qu'un seul remède : garder la colonne vertébrale souple et connaître les mouvements appropriés qui entraînent les muscles à développer cette force de maintien.

Les exercices physiques du dos constituent une véritable prévention des douleurs lombaires, dorsales ou cervicales ; des exercices à faire journellement, les moins fastidieux étant quelques exercices simples répétés dans la journée avec une correction attentive des actes courants.

La gymnastique passive

Exercer ses muscles tout en regardant un match de football à la télévision ; se tonifier tout en observant les prêtresses de la gym ou en écoutant de la musique, un rêve ? Non une possibilité avec la gymnastique passive.

René Le Boëte, pilote, souffrait de ses longues stations assises. Il eut l'idée de demander à une équipe de chercheurs d'utiliser un courant de faible intensité pour mobiliser les muscles les plus paresseux ou ankylosés.

Lorsque l'on fait de la gymnastique, que se passe-t-il ? Le cerveau émet un signal qui se déplace le long des nerfs pour atteindre des points moteurs : c'est là que muscles et nerfs se relient. Le cerveau ordonne, le muscle se contracte.

L'appareil de gymnastique passive se substitue au signal émis par le cerveau. Pour cela, il émet une impulsion électronique et le courant exito-moteur, léger, est dirigé sur le point moteur à l'aide d'un fil et d'une électrode.

L'appareil comporte en général huit paires d'électrodes (appelées aussi plaques) que l'on pose sur les points moteurs des muscles à faire travailler, tels que le ventre [1], l'intérieur des cuisses, les avant-bras, les mollets.

Pour le public, les appareils sont volontairements très limités en puissance. (des appareils du même type sont utilisés en rééducation fonctionnelle par les professionnels médicaux.)

Le bénéfice à retirer de cette gymnastique passive ? Une meilleure oxygénation des tissus, une meilleure circulation et en principe une « remusculation ».

La gymnastique passive s'adresse aux hommes comme aux femmes. Il ne faut pas en attendre des miracles, un amincissement par exemple. Elle peut être, par contre, très précieuse dans le cas d'une immobilisation prolongée, pour faire travailler les muscles qui ont tendance à s'atrophier.

1. *A déconseiller pour les femmes portant un stérilet.*

TROUVER LE TEMPS

– La gymnastique permet de bien vivre

Même si l'on fait un travail qui demande un effort physique, celui-ci sollicitera toujours les mêmes muscles, ce qui établira un déséquilibre dans le corps. Par exemple un agriculteur peut considérer qu'il exerce une profession lui laissant peu de choix dans les mouvements s'il compte les heures passées sur ses machines.

Le nombre de personnes travaillant assises, ou bien restant de longues heures à piétiner est actuellement considérable.

Les transports, quels qu'ils soient, les soirées devant la télévision, ne font qu'accroître les heures passées en position défectueuse, dos arrondi, tête penchée auxquels se joignent des tensions nerveuses.

C'est pour ces raisons que l'on entend de plus en plus de gens se plaindre de maux de dos, de nuque. Il n'y a que la gymnastique ou tout exercice physique bien dosé qui puisse servir de contrepoids à ces tensions physiques et nerveuses et ainsi exercer le rôle d'entretien de la forme et du corps.

La gymnastique ne doit donc pas être considérée comme une fatigue de plus, mais comme un moment de repos et de bien-être que l'on doit s'accorder pour mieux vivre et bien vivre.

LE BON CHOIX

– La notion de plaisir est importante

Il en est des activités physiques comme pour tout acte de la vie. Vous ne choisirez pas un sport, une méthode de gymnastique parce qu'il « faut le faire », mais parce qu'ils vont vous apporter véritablement un mieux-être sur tous les plans.

Cela nécessite de trouver « la méthode » ou le sport qui permette de répondre à ces deux buts :

- *entretenir tous les muscles du corps sans les déformer,* sans favoriser certains aux dépens des autres ;
- *équilibrer nerveusement et mentalement.*

– Savoir « s'aider » ou se « faire aider »

A chacun de rechercher et d'effectuer si possible plusieurs essais dans le large éventail des possibilités actuellement offertes. Pour cela, il faut aussi vous connaître pour agir librement et profitablement. Il faut savoir que seule votre propre envie doit vous guider, et non ce qui « se fait ».

Il vaut toujours mieux observer et pratiquer une fois avant de s'inscrire pour plusieurs séances.

• Si l'exercice que pratique votre meilleur(e) ami(e) ne vous séduit guère, ne vous laissez pas influencer.

• Par contre, si vous savez que seul le support d'un voisin, d'une partenaire peuvent vous désengourdir et vous aider à persévérer, mieux vaut vous lancer, au moins durant quelque temps, avec leur aide.

• Pour les personnes timides, solitaires, le club, le centre de gymnastique, sont stimulants et ils constituent un excellent moyen de détente. L'ambiance souvent amicale qui y règne et l'esprit d'émulation sont profitables au moral et au physique.

En dehors des questions de temps se pose le problème d'opportunité (proximité ou non d'un lieu d'exercice, possibilité de donner à garder les enfants...).

• Les exercices peuvent être pratiqués à domicile. C'est sans doute plus laborieux au début. Sachez que la musique vous fournira un excellent soutien.

• Faire de la gymnastique lorsque l'on est très occupé c'est le faire au moment où l'on peut. Par contre, si vous disposez d'une vie régulière, même très dense, efforcez-vous d'inclure les exercices très régulièrement dans le programme de votre journée.

• L'heure n'est pas non plus une obligation. Si vous vous sentez peu disposé à délier vos muscles dès l'aube, rien ne vous empêche de vous détendre le soir au retour du travail, sur un fond de musique, un peu comme une récompense.

• Faire des exercices chez soi, c'est aussi s'initier à une méthode et à des postures. Il faut donc mieux que vous reteniez celles qui ne demandent qu'un minimum d'initiation pour ne pas vous décourager.

• Vous pourriez enregistrer conseils et musique puis passer la bande. Il existe aussi des cassettes d'initiation à divers exercices de gymnastique.

– Parmi les exercices physiques on peut distinguer trois intensités :

• Les exercices quotidiens du mieux-être.
• Les exercices de faible intensité.
• Les exercices de moyenne intensité.
• Enfin, les sports.

LES EXERCICES QUOTIDIENS DU MIEUX-ÊTRE

Ils peuvent journellement corriger et neutraliser les attitudes défectueuses. Ce sont les mouvements du mieux-être.

Le sport au travail, la relaxation dans l'entreprise, cela existe. Au Japon, toute personne affectée à un travail répétitif (ouvriers) ou sédentaire (vendeuses, employées de bureau) accomplit chaque heure, durant deux ou trois minutes, des exercices d'assouplissement ou de relaxation capables de contrebalancer les méfaits de leurs attitudes et de la sédentarité.

Les Japonais ont remarqué que les bénéfices de ces exercices étaient plus importants s'ils étaient renouvelés toutes les heures plutôt que dix ou quinze minutes en milieu ou fin de journée, par exemple.

ÉTUDIEZ VOTRE ENVIRONNEMENT

Rectifiez vos attitudes quotidiennes pour votre mieux-être

En France, la relaxation, les exercices pris en commun dans l'entreprise s'instaurent à l'initiative des employeurs les plus avertis. Une pratique qui demanderait à être mieux implantée. En attendant, il vous est possible de vous corriger, à intervalles réguliers, d'observer vos postures, votre respiration et d'étudier tout ce qui touche à votre travail.

Conseils

• Étudiez votre environnement professionnel aussi minutieusement que possible, en fonction de vos normes, comme par exemple le réglage de la lumière ou la hauteur de votre siège par rapport à votre plan de travail. Vous y gagnerez un mieux-être, bien souvent sans que cela demande de grands bouleversements.
• Les fauteuils baquets style sièges de voiture ne sont pas les plus favorables à la colonne vertébrale, même s'ils ont une apparence de confort. Le bassin doit être bien calé au fond du siège. Une

chaise, au dos légèrement incliné, convient souvent mieux car elle oblige le corps à se tenir droit.

• En voiture, si vous souffrez de douleurs lombaires, placez un coussin étudié à cet effet, au creux des reins.

• Assis, ne croisez pas les jambes. Cette position bloque les artères, les veines.

• Posez vos pieds sur un socle (petit banc, bottin), qui relèvera vos jambes lorsque vous restez longtemps assis.

• Prenez appui sur vos mains pour vous lever ou vous asseoir.

• Veillez aux sources d'air (conditionné notamment) et de courant d'air ; à la longue, ils créent des courbatures, des névralgies.

• L'éclairage de l'écran d'ordinateur, le port de lunettes spécialement adaptées à la lecture informatique, facilitent votre travail et surtout évitent les tensions nerveuses dues à la fatigue oculaire. Les lentilles de contact, comme les lunettes correctives, peuvent être maintenant choisies teintées pour atténuer la fatigue qu'engendre la luminosité (spécialement pour les yeux clairs).

• Un habillement « réfléchi » (en dehors du fait que pour certain emploi il y ait une tenue imposée) vous permet d'agir plus aisément, avec un sentiment d'aisance et de bien-être, et vous évite de la fatigue superflue.

• Renoncez aux vêtements qui serrent la taille, compriment les jambes. Le système circulatoire est soumis à rude épreuve,que vous restiez assis ou debout, spécialement la circulation qui ramène le sang au cœur. Tout ce qui « bloque » expose aux problèmes de stases veineuses.

• Les vêtements en mailles de laine ou de coton, de ligne sportswear, sont assurément préférables aux pantalons très étroits.

• Le port de chaussures basses ou mi-plates n'est peut-être pas de votre goût ou de votre style, même si c'est le plus fonctionnel. Préférez des talons assez larges ou compensés. Vous y serez plus stable. Des chaussures assez larges, déjà usagées, que vous pouvez garder uniquement pour le travail, risquent moins de vous faire souffrir si vous devez beaucoup marcher ou « piétiner ».

• Respirez lentement, avec inspirations et expirations par le nez, chaque fois que vous sentez les tensions monter en vous ou si vous ressentez une quelconque douleur.

• Soulagez votre tête, vos bras, vos mollets par de brefs temps de relaxation : laissez aller l'un, puis l'autre, mollement.

• Déplacez-vous aussi souvent que cela vous est possible. Préférez les escaliers à l'ascenseur.

• Si vous ramassez quelque chose à terre : pliez les genoux, puis relevez-vous, en déployant mollets, cuisses, tout en prenant appui si nécessaire (cet exercice muscle l'arrière des mollets et des cuisses).

• N'attrapez pas un objet haut placé en étirant les bras. Montez sur le support qui vous mettra à la bonne hauteur.

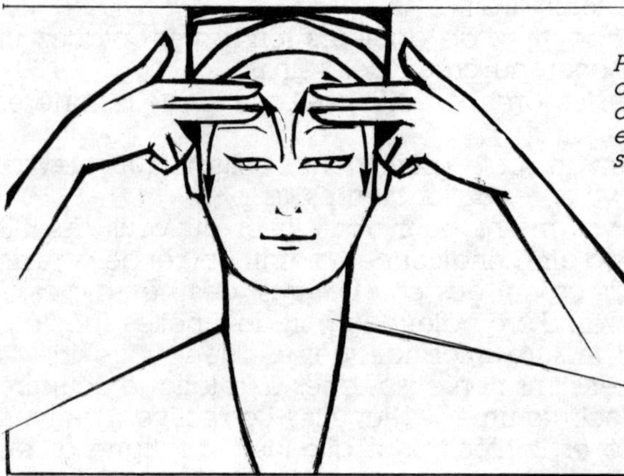

Partant de la racine du nez, vos doigts suivent chaque ligne du front et marquent une pression sur les tempes.

En partant des narines, tirez doucement la peau au-dessus des lèvres et poursuivez jusqu'au-dessous de l'oreille ; mêmes mouvements sous les lèvres.

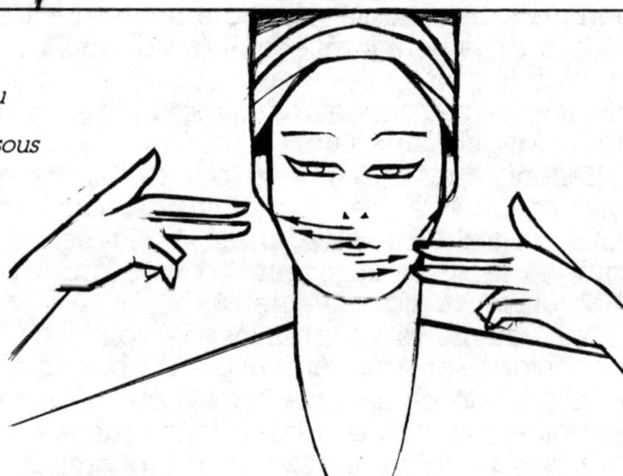

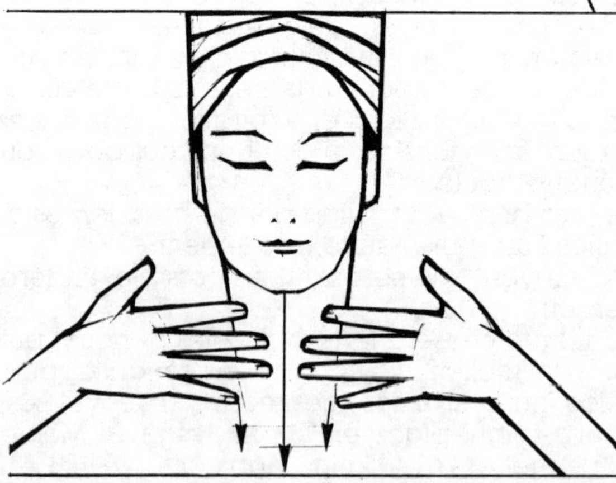

Massez le cou.

Glissez délicatement les doigts sous les yeux, afin d'effacer les cernes.

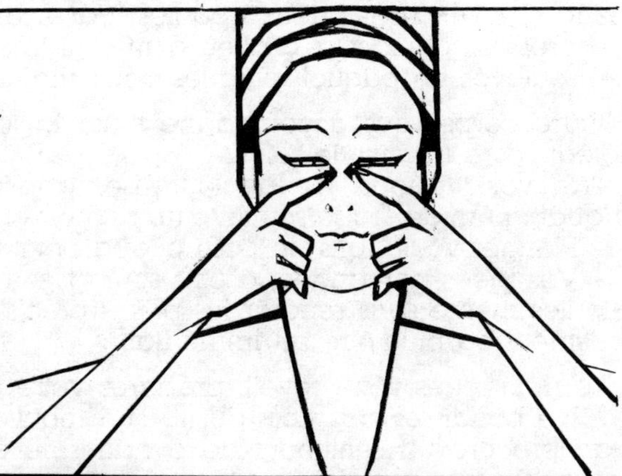

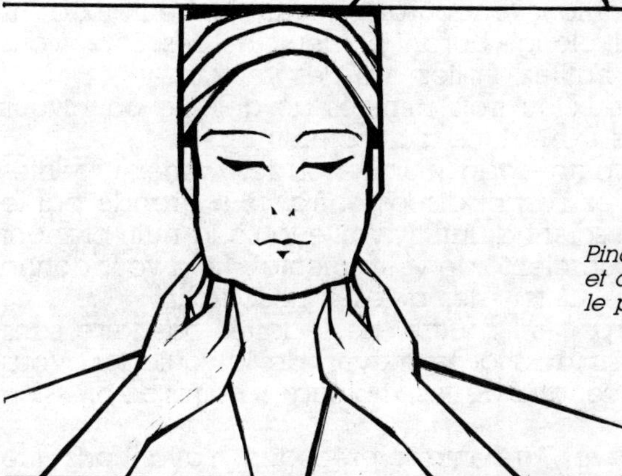

Pincez les muscles du menton et des maxillaires entre le pouce et l'index.

Pincez le nez de haut en bas.

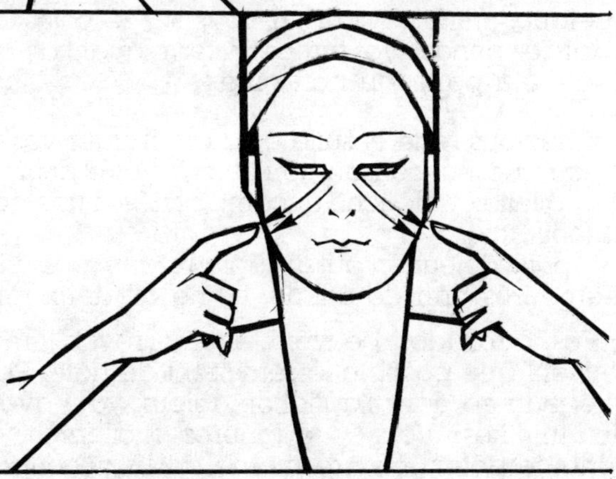

• Lorsque vous avez à déplacer un paquet volumineux, répartissez la charge sur les deux épaules, par exemple :
– préférez deux sacs au lieu d'un seul très lourd ;
– soulevez un paquet avec les deux mains, et non une seule.

• Votre corps vous accompagne toute la journée, écoutez ses doléances au moins le soir...
– Si votre nuque est douloureuse, appliquez une serviette chaude, humide, ou le souffle d'un séchoir chaud sur cette zone.
– Plongez-vous dans un bain chaud pour vous détendre.
– Vos pieds demandent à être soulagés ; massez-les quelques minutes même sans repérer les points précis de réflexologie. Le sentiment de bien-être est immédiat.

• Le matin, dès votre réveil, préparez votre journée.
– Ne bondissez pas hors du lit d'un mouvement brusque. Cet élan procure un sentiment de dynamisme et de jeunesse. Par contre, il casse brutalement l'engourdissement bienheureux dans lequel votre corps était plongé durant plusieurs heures. Étirez-vous avant de vous lever, bâillez, frottez-vous les yeux.
– Profitez de ces deux ou trois minutes de détente pour vous remémorer les choses agréables à accomplir.
– Faites un rapide plan de la journée et des tâches urgentes à accomplir. Vous avez l'esprit dispos et frais. En grande partie parce que votre inconscient a, lui, travaillé toute la nuit, prenant le relais de la partie consciente de votre mental. Cela vous donne plus de clarté de vue sur tous les actes à accomplir.
– Écoutez votre corps : s'il souffre, ne le faites pas taire sans remède mais prévoyez aussitôt le moyen de le soulager. Vous pouvez vous aider de certains gestes, massages, points de pression notamment.
– Enfin, pour vous lever, l'inventaire précédent n'ayant pris que quelques minutes, tournez-vous sur le côté, au bord de votre lit, et laissez pendre vos jambes à terre avant de redresser votre buste. C'est cela partir du bon pied !

• Il ne vous reste ensuite qu'à aménager vos premiers instants de la journée en pensant toujours à votre confort :
– toilette ou douche accompagnée d'une eau de toilette fraîche et tonifiante ;
– petit déjeuner aussi copieux que possible, suivi d'un temps même très bref de calme, d'une ou deux minutes.

• Vos habitudes peuvent être à revoir ; mais bannissez aussi souvent que possible le sentiment de hâte. Plutôt que de débuter une journée dans l'agitation, mieux vaut avancer votre lever de dix minutes. Vous y gagnerez facilement, naturellement une certaine détente, voire même de la décontraction.

DES EXERCICES D'ÉTIREMENT

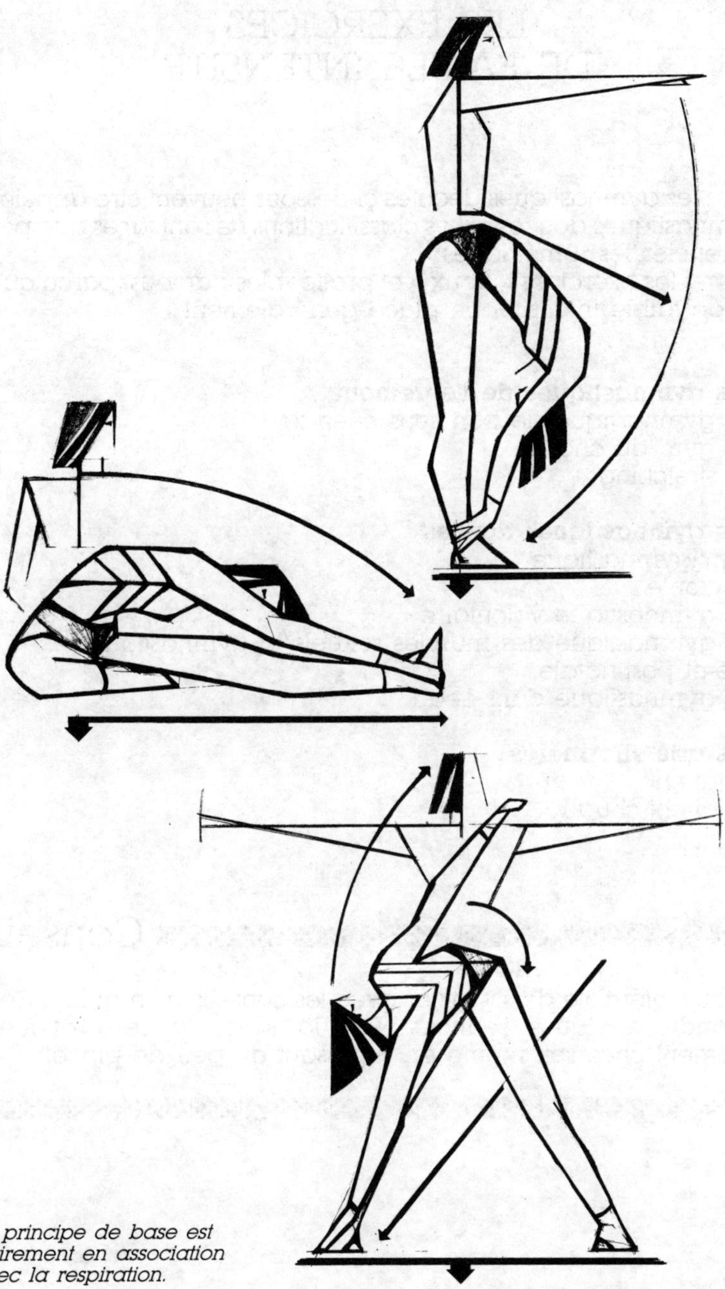

Le principe de base est l'étirement en association avec la respiration.

LES EXERCICES DE FAIBLE INTENSITÉ

Toutes les gymnastiques décrites ci-dessous peuvent être appelées « gymnastiques douces ». Les classifications ne sont faites que pour différencier les « méthodes ».

Parmi les exercices « doux » et praticables par tous, parce qu'ils sont de faible intensité, on place généralement :

– **Les gymnastiques de l'étirement**
- La gymnastique de bon sens chez soi
- La gym du chat
- Le stretching

– **Les gymnastiques douces**
- L'antigymnastique
- L'eutonie
- La gymnastique volontaire
- La gymnastique des muscles sexuels/la gymnastique pré-et post-natale
- La gymnastique dans l'eau

– **Les arts charnières**
- le taï-chi
- le taï-chi-chuan

Conseils

Il est préférable de s'y initier avec les conseils d'un guide. Cela demande quelques séances. Par la suite, ils se pratiquent facilement chez soi, même en disposant de peu de place.

LES GYMNASTIQUES DE L'ÉTIREMENT

La gymnastique de bon sens chez soi

Elle se pratique tous les jours, sans matériel, où que l'on soit, à la maison, au bureau, une méthode simple qui fait appel au bon sens. Elle s'inspire de la méthode Mézières, basée sur l'étirement général du corps.

Ici le principe de base est l'étirement des muscles profonds en association avec la respiration.

Les exercices ne demandent pas de disposer de place au sol, puisque la méthode réside dans la précision du geste.

Le poids du corps, placé en position corrigée, est suffisant pour se muscler à lui seul, sans apport de contraintes telles qu'haltères, poids.

Pour bien appliquer l'exercice, il y a 3 règles à respecter selon les recommandations du kinésithérapeute Franck Laporte :

- Étirement
- Placement du bassin
- Respiration.

– **L'étirement ou grandissement axial actif** permet de réactiver les muscles profonds. Avec surtout un travail sur l'axe vertical qui ne doit plus présenter aucune courbure. Cette contraction provoque un grandissement et les muscles intervertébraux tonifiés assurent une sangle capable de maintenir la colonne vertébrale.

– **Le placement du bassin** permet un verrouillage lombaire bénéfique : les vertèbres s'alignent, le bassin est bloqué, le poids du corps est réparti sur toute la colonne vertébrale.

– **La respiration** est essentielle et reprend le « pranayama » du yoga.

Les exercices tiennent compte de la morphologie, de l'âge et des antécédents médicaux. Ils s'effectuent sur des sujets en bonne forme, c'est-à-dire sans pathologie évolutive, ni traumatisme récent.

Le principe d'étirement et de respiration peut accompagner une préparation à l'accouchement.

Attention

Il est conseillé de prendre l'avis et les directives d'un professionnel avant d'entreprendre ces exercices. Les exercices étant différenciés selon les méthodes et les zones fragiles de chacun.

Conseils

Bien comprise, la méthode permet de rééduquer les multiples gestes de la vie quotidienne, ceux-ci peuvent même devenir l'occasion d'un entraînement. Assis, sur une chaise, lors de voyage en voiture, pour soulever un poids ou rester plusieurs heures penché sur une table de repassage ou de dessin par exemple, pour attraper un objet haut placé.

Les attitudes volontairement modifées, et bien corrigées au début, deviennent vite des réflexes « rééducateurs ».

LA GYM DU CHAT

Après la vogue des méthodes qui essoufflent, celle-ci s'inspire plus de postures de confort que d'effort.

Le chat est l'animal de compagnie idéal. Il est calme, ne demande qu'un minimum d'espace et de soin. Il n'attaque pas les facteurs ni les visiteurs. Ses poses alanguies, ses longues séances de débarbouillage peuvent même vous détendre si vous prenez le lemps d'observer chaque attitude. Tous ceux qui ont obsevé un chat voient en lui une espèce de philosophe, presque « un gourou » qui les aide à mieux équilibrer leur vie. Ce sont ses « chattitudes » qui ont inspiré à une danseuse américaine [1], une méthode de mise en forme sans fatigue ou contrainte.

Tout est inspiré, dans la méthode, par les positions, mouvements, évolution du chat. Quelques mouvements (inspirés du yoga, de la danse et des arts martiaux – ces derniers s'inspirant beaucoup des gestes des félins) complètent l'enseignement.

Si vous vouliez entreprendre seul cette gymnastique, rien de plus simple... à condition d'avoir un chat :

- Travaillez chaque attitude et essayez de prendre la posture complète ; placez membres, dos, tête comme le fait votre chat, dans la mesure de votre souplesse.
- Pratiquez avec douceur, lentement. Votre corps se déliera progressivement.
- Observer votre chat c'est aussi aller au-devant de beaucoup de découvertes d'attitudes riches en répercussions intérieures.

1. *Sharon Frink* (prononcez « chat-ron »).

LA GYM DU CHAT

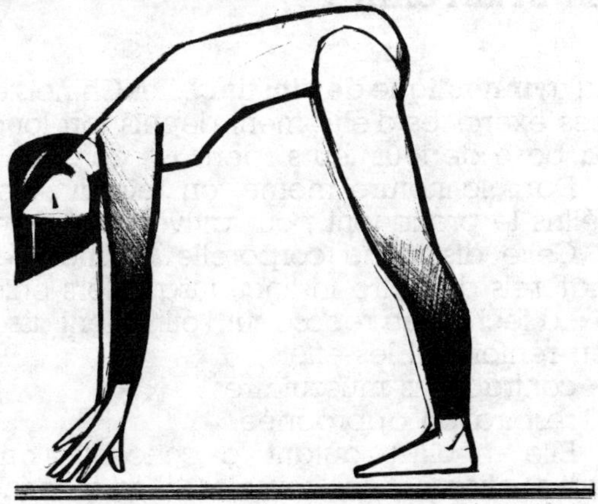

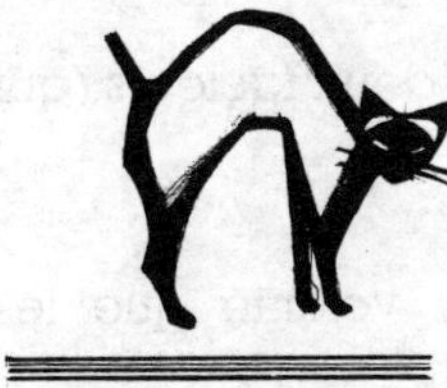

Le chat fait le gros dos.

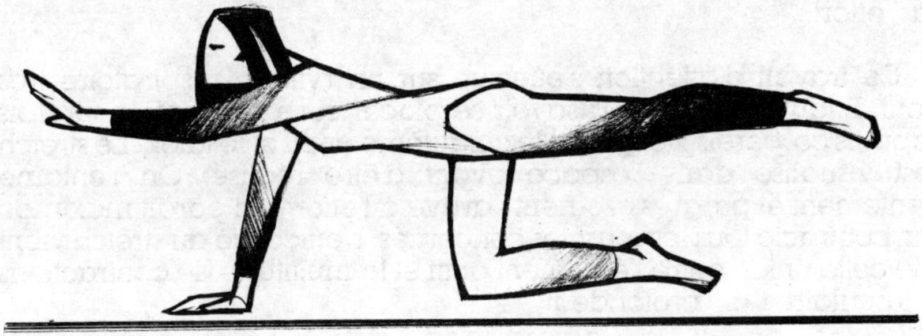

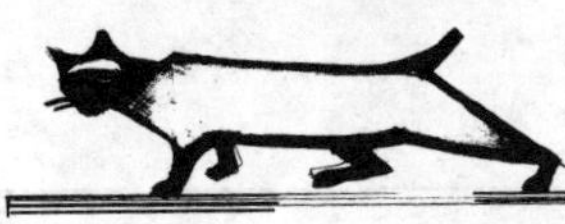

Le chat s'étire en marchant.

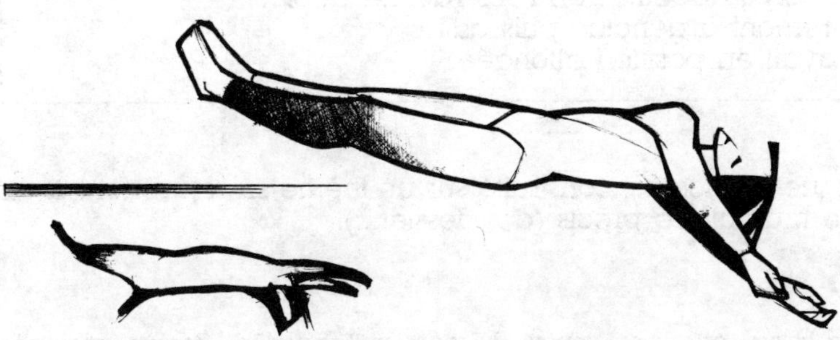

Le chat s'amuse.

LE STRETCHING [1]

la gymnastique de l'instinct. Les Chinois et les Japonais pratiquent ces exercices d'étirement depuis fort longtemps, ils sont même à la base de tous leurs sports de combat.

Dans la nature même, on retrouve cet étirement : les grands félins le pratiquent pour aviver leur détente.

Cette discipline corporelle permet de redécouvrir les gestes naturels de notre instinct, jusqu'alors enfouis.

La technique repose sur l'étirement associé à deux facteurs (qui en renforcent les effets) :
- contractions musculaires ;
- respiration appropriée.

Elle mobilise autant la concentration et la volonté que les articulations et les muscles. Il y a recherche de souplesse, de puissance, placement et équilibre du corps.

Les mouvements sont précédés d'une période de mobilisation de l'esprit et du corps de dix minutes environ pour préparer à l'effort.

Ce travail d'attention s'effectue sur un rythme respiratoire très lent. Il faut apprendre à savoir se placer et se concentrer sur trois appuis corporels : le gros et le cinquième orteil et le talon. Le stretch est visualisé dans l'espace avant d'être réalisé. On l'entame lentement et progressivement ; arrivé à l'effort qui paraît maximal, on contracte tous les muscles concernés. L'efficacité du stretch vient de cette union entre l'étirement actif et la multitude de contractions musculaires en profondeur.

Le cours se compose de trois phases :

- Le corps debout prend ses racines au sol ;
- Étirement à genoux, puis assis ;
- Travail en position allongée.

Chaque séance est construite sur un thème se rapportant à un groupe musculaire précis (dos, fessier...).

1. « Stretching » est un nom déposé en France en 1965 par J.-P. Moreau ; traduisez : « étirement ».

La respiration doit être maîtrisée durant tout le cours. On note trois respirations :

- La petite respiration, dite haute, par le nez, qui expire l'air par la bouche. Elle accompagne le stretch pendant toute sa durée ;
- La grande respiration, dite forcée, diaphragmatique, accompagne la détente entre deux exercices ;
- La grande respiration douce, abdominale, amène à un retour au calme, en fin de séance.

Il y a des programmes de stretching adaptés à la préparation des principaux sports comme le ski, la natation, le tennis ou en vue d'un effort musculaire spécifique.

Le stretching stimule le cœur (il monte à 130, 140 pulsations à la minute en dix secondes). Il active les fonctions organiques et accélère la circulation profonde. Il assouplit le corps et équilibre le système nerveux.

Le stretching affine et allonge les muscles, fait brûler les graisses en profondeur, galbe le corps avec des formes plus élancées. Il décuple les facultés de concentration, de vigilance (les pilotes d'avion le pratiquent) et de visualisation. Il constitue une arme antistress efficace.

Attention

D'après les médecins, le stretching serait insuffisant pour une réelle mise en condition physique, mais constituerait une très bonne préparation musculaire.

Le stretching demande à être pratiqué sous le contrôle d'un professionnel, car il suppose de savoir adopter des positions rigoureuses. Le corps mal conditionné risque de compenser en étirant mal en d'autres zones. On peut aller ainsi à l'encontre du but recherché.

LES GYMNASTIQUES DOUCES

L'ANTIGYMNASTIQUE

Les pionniers des gymnastiques « douces » prônent la modération et l'économie du geste par opposition aux mouvements répétitifs et mécaniques de la gymnastique traditionnelle, d'où l'appellation « d'antigymnastique » de leurs diverses méthodes.

C'est au début du siècle que Moshé Feldenkrais, Gerda Alexander (l'eutonie), Louise Ehrenfried, Françoise Mézières et Thérèse Bertherat ont commencé à s'opposer aux gymnastiques traditionnelles qui mettaient l'accent sur le développement de la musculature superficielle, privilégiant les abdominaux et une certaine idée de force et de compétition.

Les gymnastiques douces placent au contraire au premier plan les notions d'harmonie, de conscience corporelle et de bien-être.

L'effort est remplacé par un travail conscient sur soi, pour retrouver le « chant du corps ». Elles sont souvent influencées par les techniques orientales. A ce titre, les gymnastiques douces sont également un art de vivre.

Les principes essentiels :

- Être à l'écoute de son corps. L'important n'est pas ce que l'on fait, mais la conscience que l'on en a. Cela permet de prendre conscience de chaque attitude.
- Travailler dans la détente et en profondeur. Dans ce type de gymnastique, l'attention et la concentration jouent un rôle considérable.
- Savoir que le corps est un tout et comprendre pourquoi et comment chaque geste assure une fonction. Lorsque l'on ne « sent » pas les muscles conçus pour exercer une fonction bien précise, il se produit des phénomènes de compensation, d'où problèmes, douleurs et dépenses d'énergie inutiles.
- Accorder la priorité au dos. Consolider la colonne vertébrale, « arbre de vie » et « pilier terrestre » avant même de s'intéresser à la périphérie, c'est-à-dire aux membres.
- Détendre les muscles postérieurs.
- Travailler à son rythme et sans excès.

L'essentiel n'est pas de battre des records, mais d'éveiller son corps, d'habituer chaque partie et de l'accorder comme on accorde un instrument de musique.

L'antigymnastique ne doit pas être pratiquée de façon individuelle, mais sous la conduite d'un spécialiste, kinésithérapeute ou médecin.

Elle ne peut pas être considérée comme une préparation musculaire à un sport d'endurance. L'antigymnastique n'apporte rien sur le plan cardio-vasculaire, par exemple.

L'EUTONIE

L'harmonie de la tonicité. Créée par Gerda Alexander, cette méthode a pour but d'aider à retrouver les mouvements naturels et harmonieux du corps et de pouvoir les effectuer avec un minimum de dépense énergétique.

Dans la vie quotidienne, les gestes les plus habituels sont accomplis avec des postures défectueuses et une mobilisation musculaire beaucoup plus grande qu'il n'est nécessaire.

Ce sont ces attitudes défectueuses qui ont une influence néfaste sur la santé et l'équilibre.

Les exercices de base sont :

- La prise de conscience du mouvement ;
- La lenteur de l'exécution ;
- La recherche de la détente.

Dans le travail en « eutonie », chacun opère à son rythme et selon sa propre inspiration. Des positions de contrôle permettent de vérifier l'élasticité et la souplesse musculaires et articulaires.

La méthode de Gerda Alexander a inspiré beaucoup des postures statiques à pratiquer journellement, au travail ou chez soi, pour prévenir les méfaits de la sédentarité, ainsi que certaines gymnastiques douces dont elle fait partie.

Méthode FELDENKRAIS

Étude des sensations. Chaque partie du corps, chacun de nos membres sont imprimés schématiquement dans notre cerveau. On sait que les personnes amputées d'un membre continuent de vivre avec la sensation que celui-ci est toujours « présent ».

C'est cette idée qui a permis à Feldenkrais d'élaborer un principe, selon lequel nous agissons en fonction de l'image que nous nous faisons de nous-mêmes et que cette image est la résultante de l'hérédité.

Moshé Feldenkrais fut véritablement le premier à réaliser ce type de gymnastique à la suite d'une rééducation faite sur lui-même avec succès. Le principe de la méthode est de prendre conscience cérébralement et mentalement du membre ou de la partie du corps à rééduquer.

« Celui qui cherche à se corriger ne devrait pas lutter contre ses erreurs ou ses déviations et vouloir les dominer par la force ; il doit, au contraire, chercher à s'en servir pour diriger sa propre correction, affirme Feldenkrais. Or il n'y a que ce que l'on fait avec facilité et avec plaisir qui puisse devenir une habitude et se révéler d'une utilité constante. » Les exercices que propose Feldenkrais ont pour objectif de diminuer l'effort dans le mouvement.

C'est de sensation, non d'effort, dont le corps a besoin.

Quelques conseils pratiques de Feldenkrais :

- Une trentaine de mouvements simples, exécutés lentement suffisent à modifier le degré de contraction ou de détente des muscles.
- Un mouvement sera plus facile si ce sont les muscles situés autour du bassin qui fournissent l'essentiel du travail.
- Ne pas gaspiller son énergie en mouvements inutiles.
- Penser ce que l'on fait.
- Associer des exercices de relaxation aux mouvements de détente.

Méthode Thérèse BERTHERAT [1] et Françoise MÉZIÈRES [2]

Le principe essentiel est l'étirement des muscles du dos. Ce sont eux qui nous font tenir debout et ceci de manière solidaire comme s'il s'agissait d'un seul muscle.

Or la musculation postérieure est trop courte et souvent, à la fois, forte et raide. Il s'agit donc de libérer l'excès de contracture bloquée dans la musculature postérieure.

L'assouplissement permet également le déblocage de la cage thoracique et l'amplification spontanée de la respiration.

Cette méthode est essentiellement préventive, donc particulièrement intéressante pour tous ceux qui veulent, très tôt, mieux vivre avec leur corps.

1. Thérèse Bertherat fut la première à révéler des mouvements qui développent l'intelligence musculaire.
2. Françoise Mézières a créé ses propres exercices dérivés de la méthode Bertherat.

La technique s'applique en séance individuelle avec un spécialiste « méziériste ». Cette gymnastique est considérée par certains comme un apprentissage du bien-être.

LA GYMNASTIQUE VOLONTAIRE

Venue de Suède en France, dans les années 50, cette gymnastique se dit « volontaire » pour signifier qu'elle est libre, non imposée, à la différence de la gymnastique obligatoire des écoles. C'est une gymnastique pour tous.

Elle tend à améliorer la santé et cherche à développer l'autonomie de chacun. Elle prend en compte le dosage personnel, la consigne, étant : « Ne vous tuez pas ; apprenez à doser votre effort ! »

Ici, on bannit l'idée que l'efficacité musculaire soit liée à la douleur. On alterne des temps dynamiques avec les temps de décontraction pour ne pas avoir de courbatures.

Le programme comprend des exercices d'assouplissement, de musculation légère et d'entraînement du rythme cardiaque, des mouvements libres, inspirés de sports ou de gestes vécus.

La gymnastique volontaire cherche aussi à créer des « situations inhabituelles » pour faire travailler tous les muscles. Les mouvements sont alors exécutés à deux, voire à plusieurs. Ces exercices facilitent également la communication et le bien-être social.

Aucune contre-indication, sauf en cas de colonne vertébrale très fragilisée.

LA GYMNASTIQUE DES MUSCLES SEXUELS – GYMNASTIQUE PRÉ-ET POST-NATALE

Assez peu connue et enseignée, sans doute parce qu'elle paraît revêtir, a priori, une nuance plus érotique que sportive, cette gymnastique demanderait à être mieux connue. Elle peut se pratiquer très jeune. L'exercice des muscles intimes est extrêmement précieux pour la femme. Dans son rôle d'épouse et de mère, notamment dans la perspective de la grossesse et de l'accouchement.

Cette gymnastique aide à la vie sexuelle comme au fonctionnement et à la santé des organes sexuels. Elle peut être considérée comme un complément simple et sain à l'éducation sexuelle de l'adolescente. Elle peut fournir des réponses aux questions que chacun se pose sur la sexualité, donc de lever des tabous et des inhibitions.

Les effets de la gymnastique des muscles intimes sont multiples :

- Elle nourrit tous les tissus qui forment le territoire sexuel.
- Elle développe et renforce les muscles qui participent au coït.
- Elle apporte la connaissance des muscles intimes et apprend à les utiliser au cours des rapports sexuels.
- Elle accroît la conscience sexuelle et favorise l'accès à l'orgasme.
- Elle permet une meilleure entente du couple en apportant à l'homme davantage de plaisir pendant l'acte sexuel.
- Elle prolonge considérablement la jeunesse des organes sexuels féminins qui ont tendance avec l'âge à se scléroser, à perdre de leur élasticité et de leur contractilité.

La gymnastique sexuelle peut être considérée comme une gymnastique pré- et post-natale ; elle est complémentaire de tous les exercices de relaxation et de gymnastique qui se pratiquent dans l'eau (« aqua-gym »).

LA GYMNASTIQUE DANS L'EAU : l'aqua-gym

C'est la gymnastique de « l'apesanteur ». Elle met à profit le principe d'Archimède ! Dans l'eau, le corps devient plus léger, il peut évoluer sans contrainte. La colonne vertébrale, les articulations fonctionnent en souplesse, délivrés des tassements ; les muscles sollicités en permanence pour se tenir droit fonctionnent plus librement.

La fraîcheur de l'eau augmente la circulation, ce qui favorise encore les mouvements.

L'eau est relaxante. Certains psychologues y voient le retour au milieu sécurisant, bienfaisant, de la période fœtale.

Donc, sans traumatisme, la gymnastique aquatique crée un sentiment de bien-être adapté à tous.

La pratique de la gymnastique aquatique se déroule selon les trois principes de l'entraînement à terre :

- Échauffement à l'aide d'un jogging nautique ;
- Exercices respiratoires et mouvements d'évolution « au sol » avec également des mouvements où l'on reste accroché au rebord de la piscine et natation ;
- Relaxation, enfin.

La présence de flotteurs, de bracelets ou de bouées entourant les poignets et les chevilles facilite ou renforce les gestes. La pression de l'eau freine naturellement les mouvements, évitant ainsi les efforts trop importants.

Les personnes âgées redécouvrent leur corps et se familiarisent très vite avec cette gymnastique facile, amusante et assouplissante.

L'agitation de l'eau opère un massage naturel. Cet automassage est efficace sur la cellulite et les ligaments douloureux.

La gymnastique aquatique prépare à l'accouchement. Grâce à toutes les sensations de bien-être qu'elle procure, cette gymnastique dans l'eau peut éviter ou atténuer la période dépressive post-natale bien connue des médecins accoucheurs, tout en remodelant le corps.

LES ARTS CHARNIÈRES

Les disciplines de l'Orient

« **Je danse, donc je suis** » telle pourrait être leur devise.

Elles mettent en œuvre la pensée et le corps et, dans l'esprit oriental, elles ont même une valeur thérapeutique et préventive. Elles incluent la relaxation et l'éducation du corps à l'aide de gestes bien précis, d'où l'appellation d'arts charnières. Bien des méthodes de gymnastiques douces occidentales ont emprunté leurs principes aux disciplines de l'Orient, même si chaque « créateur » a, ensuite, mis sa touche personnelle.

Ces disciplines, qu'elles soient chinoises ou japonaises, visent toutes les mêmes buts : la recherche de l'équilibre intérieur ; la sensation de bien-être que l'on obtient par une meilleure perception de la place du corps dans l'espace.

Elles permettent de se réconcilier avec soi-même (cela peut s'appeler aussi « être bien dans sa peau »). Avec une idée simple : la concentration de la pensée sur les parties du corps qui travaillent. Elles régularisent la circulation de l'énergie dans l'organisme, les rythmes intérieurs, cardiaques, respiratoires, les sécrétions hormonales s'harmonisent. Le calme de l'esprit et la détente du corps éveillent l'énergie ensevelie sous les tensions nerveuses et musculaires, comme le fait le yoga indien.

La relaxation ici n'est pas synonyme de farniente, mais éveil de l'attention afin d'apaiser le mental.

La démarche s'effectue en trois temps :

- Travail du corps ;
- Éveil sensoriel par la prise de conscience du mouvement ;
- Exercice de concentration.

LE TAÏ-CHI : la gymnastique de l'éveil

Le taï-chi est une sorte de méditation en mouvement qui s'est perpétuée en Chine depuis des millénaires : les Chinois pratiquent cette « danse martiale », ce « combat contre son ombre », le matin dès leur lever. Dans la rue, on peut voir des milliers d'individus pratiquer la gymnastique de l'éveil. On ne peut qu'admirer la beauté des gestes du taï-chi, sortes de mouvement lents, amples, empruntés aux arts martiaux et basés sur l'équilibre.

Lever lentement une jambe, la tendre tout en la maintenant ainsi, voilà un gestuel de base du taï-chi, chacun pouvant durer de cinq à trente minutes ; au geste s'associe la réflexion.

Plus encore que la beauté gestuelle, ce qui compte dans le taï-chi c'est l'impression profonde qu'il laisse sur la personne qui le pratique. Le taï-chi diffère du taï-chi-chuan. Ce dernier inclut une notion plus approfondie de « lutte contre soi » (chuan signifiant poing).

LE TAÏ-CHI-CHUAN : la gymnastique chinoise

Une gymnastique, avec en plus un art de vivre et un mieux-être. A la base du taï-chi-chuan, la respiration abdominale, telle qu'elle est pratiquée dans les monastères zen, à laquelle s'ajoute l'équilibre.

Cette gymnastique est énergétique et douce. Véritable méditation en mouvement, elle accorde l'homme avec l'univers et fait atteindre l'harmonie totale entre le corps et l'esprit. Elle rétablit l'équilibre et la bonne circulation de l'énergie.

Deux principes :

- La succession des figures du taï cherche à maintenir en harmonie les formes du yin et du yang et à débloquer les entraves à la libre circulation de l'énergie.
- La pensée est prioritaire, mais avec une idée de lutte sur soi. Les mouvements sont précédés d'une phase préparatoire de relaxation. Le corps se déroule en mouvements circulaires, lents, réguliers qui se succèdent sans interruption, accordés à une respiration abdominale profonde.

LE TAÏ-CHI

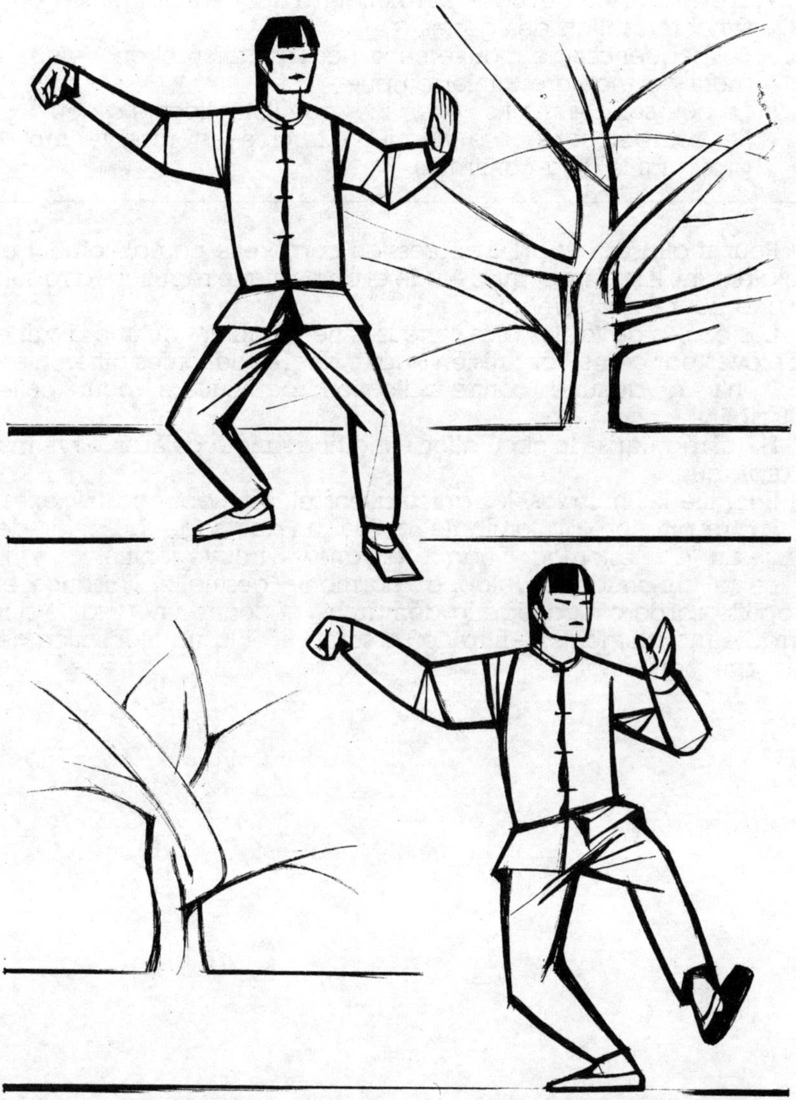

Lever lentement une jambe, la tendre tout en la maintenant, ceci est un gestuel de base du taï-chi.

L'apprentissage se décompose en quatre phases principales :

- Les exercices de base permettant d'acquérir souplesse et synchronisation des gestes ;
- Les séquences de mouvements : coordination et enchaînement de manière ininterrompue ;
- Le pousser des mains : exercices que l'on effectue à deux ;
- Le combat libre : ce dernier exercice est réservé aux pratiquants déjà confirmés.

Pour maîtriser cet art d'expression corporelle complètement et totalement, il faut trois ans d'étude et de pratique régulière à raison d'une heure par semaine.

Les écoles de taï les plus sérieuses ne comptent qu'une dizaine d'élèves par cours, répartis en quatre degrés de forces différentes.

Il n'y a aucune contre-indication particulière pour cette discipline.

Le taï régularise la circulation sanguine sans accélérer le rythme cardiaque.

Il fortifie les muscles, les articulations et développe les réflexes.

La respiration abdominale opère un massage du foie, de l'intestin, de l'estomac. Chaque organe se trouve tonifié.

Le taï-chi-chuan développe l'harmonie gestuelle, l'aisance et l'agilité corporelle, allège la démarche et donne une vitalité qui irradie moralement. Il entraîne l'assurance et la revalorisation de l'image personnelle.

LE YOGA DU VISAGE

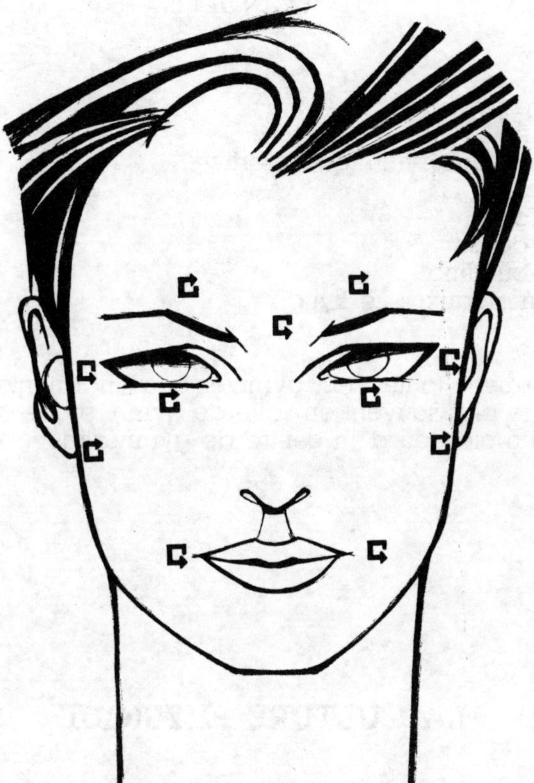

Pour appeler l'énergie et tonifier, pressez sur les points dans le sens des aiguilles d'une montre

et

pour disperser l'énergie, pressez dans le sens contraire.

LES EXERCICES DE MOYENNE INTENSITÉ

- La culture physique
- Les danses
- La gymnastique rythmique sportive
- L'aérobic
- La gym-tonic
- La body-danse
- Le body-building
- Les arts martiaux – Le kyudo

Ils regroupent toutes les gymnastiques harmoniques. Ils se pratiquent le plus souvent en salle de gymnastique au sein d'un groupe, d'un club ou d'un centre de gymnastique.

LA CULTURE PHYSIQUE

La beauté athlétique de l'homme, la recherche d'un certain idéal musculaire, tels ont été les principes fondamentaux, au début du XXe siècle, de la culture physique.

Plus de liberté, de joie de vivre, de personnalisation dans les exercices, c'est ce que recherchent actuellement les salles de culture physique, rajeunies, dépoussiérées, mais toujours avec trois objectifs.

- **La santé** : elle se propose de désintoxiquer l'organisme.
- **L'athléticité** : elle recherche la beauté plastique en développant harmonieusement les masses musculaires.
- **La vitalité** : elle cultive la force, la résistance, l'adresse et toutes autres qualités physiques propres à l'homme.

La culture physique a ses « écoles » et ses méthodes

• *La méthode culturiste,* où les exercices musculaires analytiques s'allient à la pratique des haltères, des exerciseurs et des mouvements aux barres parallèles.
• *La méthode éducative* avec les exercices naturels, tels que le grimper de corde, la course.
• *La méthode suédoise,* faite de postures correctes et de suspension.
• *La méthode de musculation,* avec travail aux agrès, aux anneaux, aux barres parallèles.
• *La méthode culturiste française,* qui se pratique surtout avec des poids moyens (haltères de 2 à 3 kg) et fait travailler tous les muscles.

– La culture physique à domicile

Quel que soit le but, compétition ou remise en forme, la culture physique constitue un « passage obligé », pour obtenir autant l'harmonie musculaire que la souplesse articulaire.

On ne conçoit pas de séance de culture physique sans :
• exercices musculaires ;
• haltères (de poids variables en fonction du sexe, de l'âge) ;
• un ou plusieurs appareils de musculation.

Conseils

Un programme qu'il est possible de tenir chez soi, puisque beaucoup d'appareils de musculation ont été conçus à l'usage des particuliers. Voici trois principes de travail à retenir :
• Cinq minutes chaque jour sont préférables à une heure de pratique de temps en temps.
• Avant de commencer les exercices de culture physique, prenez le temps d'échauffer les muscles par quelques exercices musculaires.
• N'allez jamais au maximum de vos possibilités (pour cela garder la sensation que vous pourriez encore en faire plus).

– Les aide-forme ou des appareils de musculation à domicile

• Avant de choisir un appareil, prenez conseil auprès de votre médecin ou de votre kinésithérapeute.
• Un appareil se choisit en fonction du sexe et de la résistance physique de chacun.
• Avant d'arrêter votre choix sur un modèle, pensez aux problèmes de place.

Le vélo d'appartement ou vélo de santé ou home-trainer
Il fait travailler les muscles des jambes et des cuisses et entretient le cœur et la résistance à l'effort. Dix minutes d'entraînement chaque jour suffisent à préparer à un effort sportif.

Le banc de musculation
Par toute une combinaison d'appuis, il favorise un travail développé du torse, dos et permet le travail de musculation des bras, des avant-bras. Il convient particulièrement aux personnes qui veulent aller plus loin que la simple gym et déjà familiarisées avec le body-building.

Le rameur
Il fait travailler les muscles dorsaux, les abdominaux, les jambes et les bras.
C'est l'appareil le plus efficace pour le développement harmonieux du corps.

L'adams trainer
Il associe les avantages et la mobilisation du vélo et du rameur.
On pédale en position assise ; on étire bras et jambes en position allongée.

La planche d'équilibre
Elle prépare à tous les sports d'équilibre tels que le ski, le golf.
Elle renforce pieds et chevilles, assure au corps une meilleure stabilité.
Au travail de musculation s'ajoute un travail de relaxation dynamique. Pour garder l'équilibre, on fixe son attention sur une idée abstraite.

L'entraînement athlétique

Si vous pratiquez un sport de manière intensive ou plus simplement à un rythme soutenu, il vous faudra en passer par l'entraînement athlétique pour développer :
• *La force,* avec une haltérophilie légère ;
• *La vitesse,* avec des lancers de disques, de poids légers et des sprints de 30 mètres ;
• *La résistance,* avec des sports comme le cross, le cyclisme ;
• *L'adresse,* avec le tir à l'arc et au fusil ;
• *L'équilibre,* sur poutre ou sur un fil.

Les extenseurs
Ils font travailler les muscles supérieurs. L'appareil se règle selon la résistance désirée.

Le ressort athlétique
Ces appareils, les muscleurs, sont bons pour la musculation de toute la cage thoracique.

Les haltères
Il est nécessaire d'apprendre à les utiliser en salle de gymnastique et d'observer certaines précautions.
En effet, si les mouvements ne sont pas correctement pratiqués, ils peuvent avoir des effets néfastes sur certains muscles.
Ils développent les muscles abdominaux et indirectement renforcent le soutien de la poitrine.

La barre
C'est l'outil classique d'assouplissement, d'étirement des danseuses. La barre de danse est un investissement peu coûteux. Deux précautions à prendre : elle demande à être posé solidement et à la bonne hauteur (celle de l'articulation de la hanche).
La barre reste irremplaçable et donne à la gymnastique traditionnelle en appartement une dimension supplémentaire.
Les exercices à la barre délient la taille, donnent de la grâce, de l'équilibre et de la sveltesse. Ils sont spécialement conseillés aux femmes.

La culture physique esthétique

Elle tient compte de l'anatomie féminine, composée d'un volume musculaire moindre, d'une colonne vertébrale plus souple (mais plus vulnérable) et d'une souplesse générale (grâce aux hormones qui imprègent tout l'organisme).

La beauté plastique et la forme n'étant que le rapport heureux de chaque partie du corps, la culture physique esthétique se propose d'établir un programme de « travail » spécifique à chaque femme.

• Ce sera à vous, si vous souhaitez effectuer de la culture physique esthétique chez vous, de composer votre programme forme « sur mesure », tenant compte de votre conformation et des zones du corps à surveiller.
• Vous choisirez dans les exercices que proposent régulièrement les revues féminines, photos à l'appui, ceux qui vous concernent.
• Prenez conseil de votre médecin ou de votre kinésithérapeute.

Voici les régions à faire travailler le plus souvent

- *Cou :* exercices physiques uniquement.
- *Bras :* exercices physiques plus haltères et exerciseurs.
- *Épaules et poitrine :* exercices physiques, plus haltères et barre.
- *Taille et ventre :* exercices physiques, plus planche au sol.
- *Hanches et fesses :* exercices physiques.
- *Cuisses :* exercices physiques, plus vélo, tenseur.
- *Jambes et chevilles :* exercices physiques, plus adams trainer, barre.

LES DANSES

Bien-être, respiration de l'âme et du corps

La danse est un sport, avec quelque chose en plus : un langage. En dansant, on s'exprime, on dit avec son corps tout ce qui ne pourrait se dire ou se manifester autrement.

L'important est de choisir attentivement la danse qui vous permettra le mieux de vous exprimer. Celle qui correspond à « votre personnalité », à vos aptitudes et à vos besoins.

La danse classique

Un peu difficile pour les débutants. C'est toutefois une excellente base de travail.

Il existe des cours d'assouplissement classique, sans travail sur les pointes mais avec travail à la barre pour renforcer les muscles les plus vulnérables.

LES EXERCICES A LA BARRE

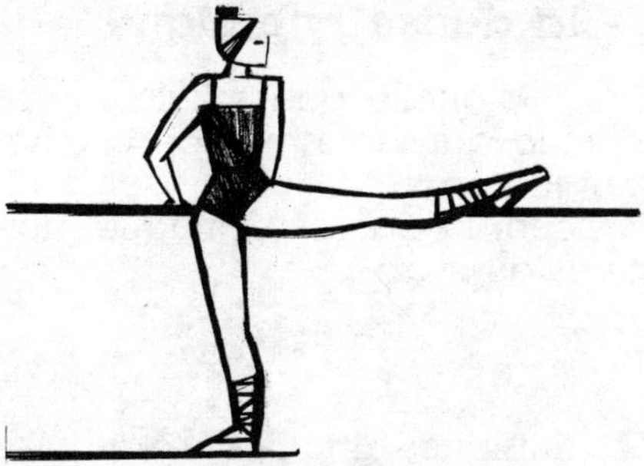

Ces mouvements délient la taille, donnent de la grâce et de l'équilibre.

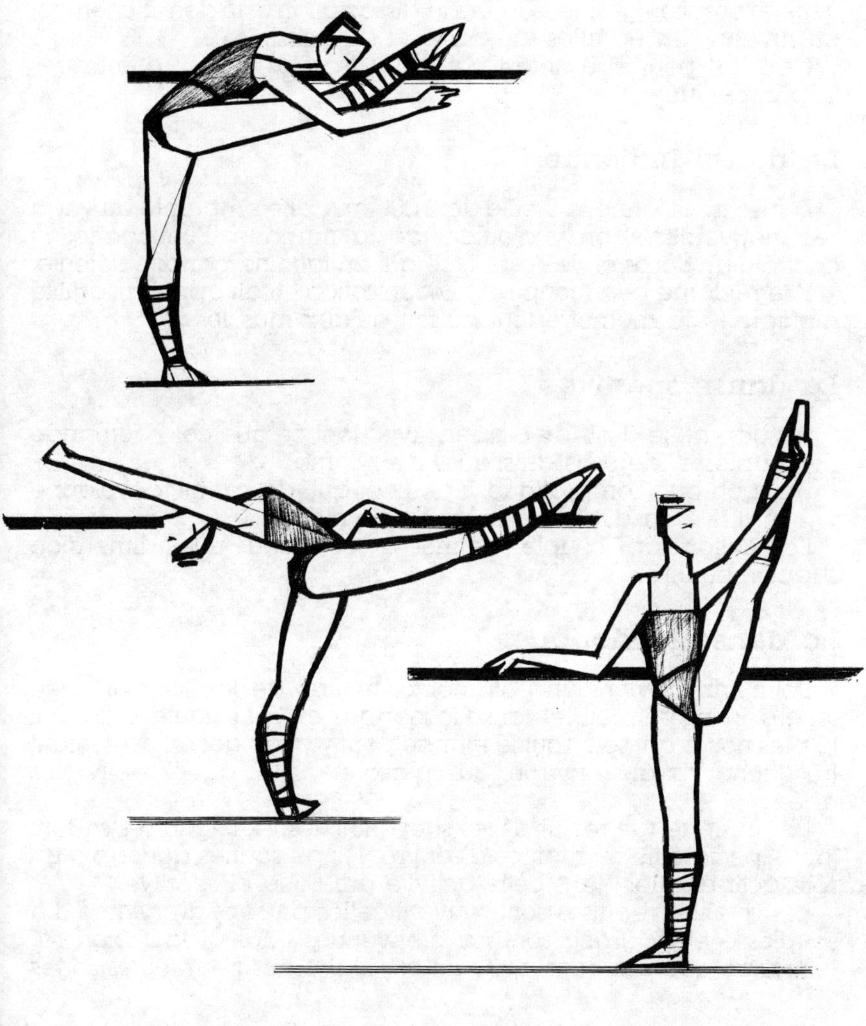

La danse moderne – la danse rythmique

Elle est plus « accessible », quelle que soit la morphologie. Musique, expression corporelle, danse, respiration, elle harmonise les gestes tout en musclant le corps.

La danse moderne a rajeuni la danse rythmique, dont elle a repris certaines des postures de base.

La danse jazz

Inspirée des rythmes des musiques africaines et du folkore noir, cette expression gestuelle utilise la dissociation et le déhanchement au niveau des épaules, du buste et du bassin.

Ce sport peut être néfaste aux dos fragiles et aux cambrures trop accentuées.

La danse indienne

Danse traditionnelle vieille de 2 000 ans, elle emprunte au yoga ses mouvements, en y ajoutant de la musique. Elle permet le contrôle du corps et de l'esprit, ce qui en fait une parfaite détente.

Elle réclame beaucoup de concentration et fait appel à l'agilité mentale, à la mémoire tout autant qu'aux muscles.

La danse sportive

Au départ, le désir de danser, avec tout ce que cela demande de souplesse, de sens artistique, de rythme.

Un sport que l'on pratique à deux et qui, de ce fait, développe la sensibilité, la discipline morale et motrice.

La notion de couple donne à ce sport une dimension supplémentaire.

La danse folklorique

Pour faire revivre un patrimoine culturel, se familiariser avec lui et s'en imprégner, la danse folklorique est sans doute le gestuel le plus noble qui soit. Tout le monde peut y avoir accès, de l'enfant très jeune, six ans environ, aux personnes plus âgées, voire très âgées.

La musique fait ressurgir les souvenirs, les témoignages se font jour. Spectateurs ou maîtres d'œuvre, les personnes âgées ont un rôle actif à jouer dans cette activité artistique et sportive.

Les qualités requises sont souvent celles du sens du rythme. La souplesse et la grâce sont les bienvenues. Mais il faut bien reconnaître que ces danses, ayant été élaborées pour toutes sortes

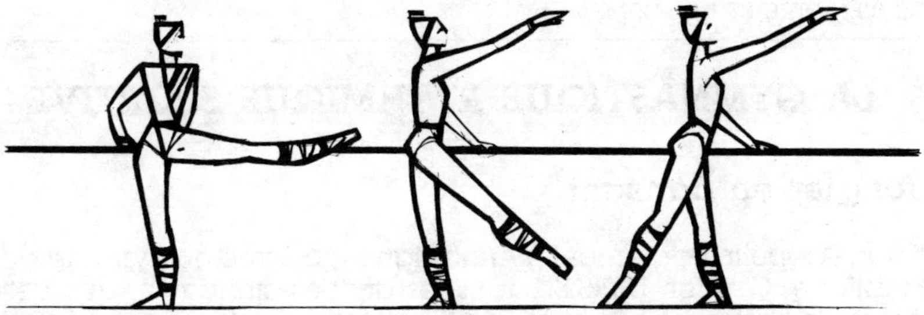

La barre donne à la gymnastique traditionnelle en appartement une dimension supplémentaire.

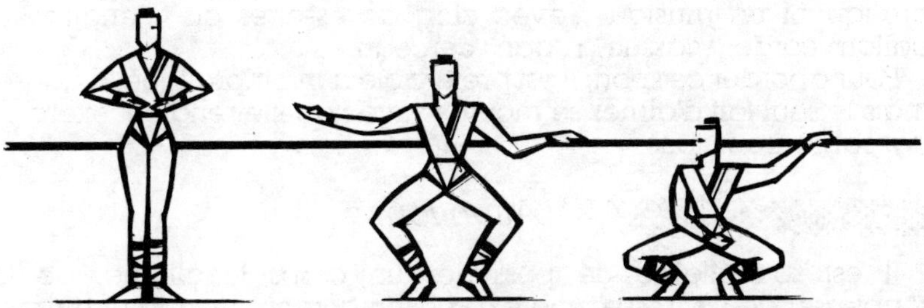

de populations artisanes ou paysannes, il y a souvent une certaine raideur (harmonieuse) du buste. Certaines danses demandent plus d'acrobaties et de technicité ; cela dépend des régions ou des pays.

Aucune contre-indication.

Cette forme d'expression corporelle est bénéfique au moral et au physique. Elle peut aussi être considérée comme un loisir par les personnes jeunes, hommes et femmes, et se compléter d'exercices physiques plus actifs.

Conseils

N'hésitez pas à assister à des cours, en spectatrice. Le professeur a beaucoup d'importance dans l'étude de la danse. Bien choisie, pratiquée une ou deux fois par semaine (à votre rythme), la danse remodèle le corps et le discipline, corrige les défauts d'attitude, aide à s'épanouir psychiquement.

La danse est tout particulièrement recommandée aux jeunes enfants timides ou ayant un problème relationnel. Elle les aide à reprendre confiance en eux, à oser s'exprimer ; le langage du corps développe la maîtrise de la parole.

LA GYMNASTIQUE RYTHMIQUE SPORTIVE

Jongler en dansant

On l'appelle également gymnastique moderne ou gymnastique artistique. C'est en U.R.S.S., dans les années cinquante, que cette nouvelle gymnastique a pris naissance plus dans un esprit de compétition que comme sport individuel.

Les mouvements naturels du corps, l'expression corporelle se pratiquent en musique, avec cinq accessoires ou « engins » : ballon, corde, massue, ruban, cerceau.

Pour aborder ce sport, il est préférable d'avoir pratiqué la danse, mais le seul fait d'aimer se mouvoir avec agilité rend cet exercice agréable pour tous.

Attention

Il est souhaitable de posséder un corps longiligne, de la souplesse, de l'adresse, une expression corporelle juste et harmonieuse. Ce sport n'a pas de contre-indication, s'il est pratiqué sans esprit de compétition.

AÉROBIE OU AÉROBIC ?

En français, « aérobie » signifie qu'il y a apport d'oxygène. Par extension, tout sport qui se pratique en recherche d'oxygène, en même temps qu'il y a musculation, est donc « aérobie » : marcher, nager, faire de la bicyclette sont de ceux-là. Comme monsieur Jourdain, tout le monde fait donc de l'aérobie sans le savoir en pratiquant la plus courante des activités sportives !

Un sport qui se pratique en blocage de respiration est « anaérobie », telle la plongée ou l'haltérophilie.

Le terme d'« aérobic » désigne la méthode de gymnastique du Dr Cooper. Le mot étant déposé, toutes les gymnastiques qui empruntent les principes de l'aérobic, avec quelques variantes, ont pris des appellations différentes, ce qui ne facilite pas les choses pour le profane qui souhaite s'inscrire à un cours (le mieux serait de connaître les principes de base de l'« aérobic » et de demander aux professeurs de gymnastique des explications sur l'enseignement qu'ils pratiquent).

Prudence !

Oxygénation maximale, musculation, un programme sain mais pas du goût de tous des kinsésithérapeutes et médecins français. Il semble qu'il faille tempérer ces méthodes par certaines mises en garde.

Voici ce que conseillent les professeurs les plus prudents avant de vous inscrire à un cours du type « aérobic » :

- avant trente ans, faites un check-up simple.
- entre trente et quarante ans, pratiquez le check-up et un électrocardiogramme.
- à partir de cinquante ans, un test de stress est nécessaire, ce que peut pratiquer un médecin spécialisé.

De toute façon, pas d'exercice forcé. Mieux vaut ne pas remplacer un effort, celui de la vie courante, par un effort physique !

LA GYMNASTIQUE AÉROBIC

L'aérobic a pour ambition d'oxygéner les poumons et de propulser dans tout le corps un sang neuf. Elle fait travailler le cœur en endurance. Le tout sur fond de musique disco, jazz ou rock... Il s'agissait, à l'origine, d'exercices que le Dr Cooper destinait à l'entraînement des militaires de l'armée de l'air américaine. Sur la base de ces exercices capables de développer la capacité respiratoire et d'agir de façon préventive contre les maladies cardio-vasculaires, le Dr Cooper élabore une méthode de gymnastique à l'usage du public et édite en 1958 un ouvrage qui sera un best-seller. Dès lors, toute l'Amérique se met à l'aérobic et s'oxygène frénétiquement. Bien que souvent décriée, la méthode n'a pas cessé de faire des adeptes et d'inspirer des gymnastiques du même type.

Le travail musculaire de l'aérobic est basé sur la répétition de certains mouvements, chacun utilisant un seul groupe de muscles. Les exercices sont suivis d'étirements de manière à accroître la souplesse et à conserver la longueur des muscles. L'étirement étant aussi important que la séquence répétitive.

La séance débute par un temps d'échauffement de cinq minutes environ, ou « warm up », qui conduit le cœur à monter graduellement vers « le plateau ».

La deuxième phase, appelée rythme rapide ou « cardio », dure vingt-cinq minutes et maintient le cœur en état d'endurance, sans dépasser 70 % de sa capacité à l'effort.

Le troisième et dernier temps, cinq minutes, amène le retour au calme (« cool down ») et remet le cœur à 80 ou 90 pulsations.

L'aérobic fait travailler tout le corps, tous les muscles et tous les ligaments articulaires et renforce les bras, la taille, l'abdomen, les jambes, les hanches et le fessier.

Elle assure une oxygénation optimale et développe les facteurs de performance, de vitesse, d'endurance et de vigilance.

Sur ce principe, Jane Fonda a créé sa gymnastique et son école sous le nom de *Workout,* qu'elle tempère d'une certaine philosophie : « L'idéal serait que chacun trouve sa méthode pour se rééquilibrer ! »

Attention

De l'avis des médecins, la grande majorité des gens ne peut tenir la cadence de l'aérobic qui exige une forme exceptionnelle.

Une mauvaise condition physique au départ peut entraîner une insuffisance en oxygène ; il y a alors risque d'asphyxie, d'évanouissement et d'accidents vasculaires.

LA GYM-TONIC OU « MUSCULATION WORK »

C'est de la danse qui est complètement travaillée sous forme de gymnastique, la musique et le sourire en plus. On se défoule nerveusement, en s'amusant.

Il s'agit de réaliser des exercices sans à-coup, en respirant librement, en rentrant le ventre et en tenant la cambrure des reins. Chaque mouvement comporte une progression du plus simple au plus compliqué. Il y a un véritable auto-entraînement.

On mobilise plus de force que dans la gymnastique traditionnelle. La gym-tonic offre encore l'avantage de faire travailler certaines parties du corps en général négligées par la gymnastique traditionnelle.

Le cours s'enchaîne en six grandes phases :

- Le jogging de mise en train.
- Le travail un à un de tous les muscles.
- Les exercices d'équilibre, de balance.
- La musculation pure, au sol.
- Le jogging de défoulement complet.
- La relaxation.

Chacun travaille à sa mesure et à son rythme.

La gym-tonic améliore le souffle, renforce le cœur en endurance et en résistance, assouplit et tonifie les muscles.

Elle affine la taille, affermit le corps et muscle en longueur.

LA BODY-DANSE

Mise au point par une athlète et une ancienne championne, cette gymnastique est inspirée de la danse ou stretching et de l'entraînement fractionné appelé « interval training ».

« L'interval training » est un entraînement d'athlétisme qui consiste à faire courir les sportifs à 80 ou 90 % de leur rythme cardiaque, à intervalles assez courts pour permettre au cœur de répéter la performance.

Sur le principe de « l'interval training », la body-danse va se dérouler sur des mouvements de danse, enchaînés en succession de périodes d'accélération et de repos.

- L'échauffement, comme à la barre de danse, dure une dizaine de minutes.
- La période de pointe, une quarantaine de minutes.
- Le temps de relaxation et le retour au calme, quelques minutes.

Les exercices sont bénéfiques pour les muscles et les articulations, mais développent surtout la résistance cardiaque.

Ils assouplissent, développent les facultés de coordination, de synchronisation des mouvements.

Les cours sont répartis en groupe d'élèves débutants ou plus avancés, ces derniers dansent tout en « enchaîné ».

Attention

La body-danse sollicite surtout le rythme cardiaque, elle exige donc un parfait état cardio-vasculaire. Gymnastique rapide, elle risque d'entraîner des blocages au niveau des vertèbres cervicales et lombaires.

LE BODY-BUILDING

Ici, il y a travail du muscle, au-dessus de son niveau d'entretien pour en augmenter la puissance musculaire. Le culturisme est le précurseur de cette musculation maintenant mieux acceptée par les esprits français. Le principe du travail est fondé sur l'isométrie et l'isotonie.

– **En isométrie,** l'effort de traction, de répulsion ou de torsion s'effectue contre un objet fixe.

La longueur du muscle reste à peu près la même, c'est sa tension qui change.

– **En isotonie** (le principe le plus employé), on soulève, tire, pousse ou tend un objet mobile.

La contraction et le raccourcissement musculaires sont au maximum pour donner des muscles fins, mais très puissants.

On pratique le body building avec des haltères, des sacs de sable, des massues ou des appareils à résistance, ressorts ou élastiques.

Les exercices peuvent se faire en fonction d'un sport particulier, afin de s'y entraîner, ou suivant un programme de musculation généralisée.

Un temps d'arrêt entre chaque exercice doit être rigoureusement respecté.

Principaux principes d'entraînement :

- Réaliser une progression dans l'effort ;
- Alterner les périodes de travail, de repos et les intensités d'action ;
- Varier la forme des exercices.

Après une séance de travail, les muscles, bien irrigués, sont gonflés. Ils reprennent leur taille habituelle le lendemain. Un résultat sensible intervient à la suite d'un entraînement régulier, à raison d'une fois par semaine sans arrêter, durant, au moins, six semaines.

Ce travail sur les muscles tonifie le corps.

Le body-building assure un bon équilibre nerveux, balayant les tensions ; procurant un réel mieux-être, il redonne confiance en soi.

Il s'adresse aux hommes comme aux femmes.

C'est aussi une école de volonté, de patience et de courage.

Attention

Les exercices mal exécutés sont dangereux sur le plan articulaire.

Il est donc nécessaire de les pratiquer sous une surveillance compétente.

L'arrêt de l'entraînement annihile l'acquis.

LES ARTS MARTIAUX

Kyudo (tir à l'arc), judo, aikido (combat à mains nues), kendo (sabre), karaté-do, sont des disciplines orientales dans lesquelles le développement des capacités physiques importe moins que le « self-control » et l'apprentissage d'une meilleure relation entre soi et les autres.

Ils ont en commun le mot « do » qui signifie « voie » (« voie de l'harmonie »).

C'est par la force tranquille et la sérénité que l'homme décuple ses possibilités de concentration, de vigilance et son souffle.

Attention

Ce sont des enseignements qui doivent être entrepris avec des guides sérieux et poursuivis dans un esprit de perfectionnement.

Parce qu'il développe la forme intérieure, alliée à une grande vigilance physique, l'art martial se propose de donner à qui le pratique le goût de l'invincibilité ou du moins la conviction de pouvoir l'atteindre.

Avant la notion de combat, l'art martial développe l'idée de lutte contre soi-même.

Le kyudo

Parmi les arts martiaux, le kyudo conduite à la maîtrise de soi par la perfection du geste. Tir à l'arc enseigné selon les principes d'équilibre total entre le corps et l'esprit, ce sport-épanouissement repose sur l'harmonie absolue des attitudes corporelles, sur la perfection des postures et sur la respiration.

Toute la différence entre le kyudo et le tir à l'arc pur et simple repose dans sa philosophie et la technique gestuelle très concentrée qu'il se propose d'enseigner.

Le kyudo offre un travail complet sur le mental, permettant de maîtriser la peur et la crainte lorsque l'on tire. Ces acquisitions morales et physiques se répercutent sur les actes de la vie courante.

Très codifié, le kyudo commence toujours par un salut. Le tir lui-même se décompose en huit phases allant de la position idéale des pieds, dès la mise en place, jusqu'à la position finale, celle de l'analyse du tir.

Conseils pour la pratique du kyudo

Il vous faudra :

• Un arc en fibre de verre lorsque vous êtes débutant (en bois précieux et en bambou, pour les plus perfectionnés). La corde est le plus souvent en nylon (autrefois en matériau traditionnel comme le lin).

• Les flèches traditionnelles sont en bambou, leur empennage en plume d'aigle. Les débutants se contenteront de matériaux plus rudimentaires.

La tenue vestimentaire :

• Simple mais réglementaire ; elle se compose d'un pantalon (hakama), d'une veste kimono, de socques blanches et d'un gant.

Tout le monde peut pratiquer le kyudo, dès l'âge de quinze ans minimum. Le niveau de concentration demande une certaine maturité que n'ont pas encore les jeunes enfants. La découverte du corps et la maîtrise des gestes de la vie courante entraînent une sensation de bien-être et de détente extrême.

Une heure de kyudo permet de décharger les tensions, libère du stress de toute une semaine et réamorce l'énergie vitale.

Sport de détente et d'épanouissement, le kyudo peut, pour un bénéfice total, s'accompagner d'exercices physiques comme la bicyclette et le jogging.

Il n'y a pas de contre-indication à la pratique du kyudo.

LES SALLES DE REMISE EN FORME

Les gymnases d'antan se sont rajeunis. Devenus salle ou centre de la forme, chacun a souhaité adopter un cadre très personnalisé et des services supplémentaires, toujours axés vers le bien-être.

A prix identiques (les inscriptions se font par abonnement annuel ou mensuel), vous pourrez évoluer dans un grand complexe dépouillé et clair, ou dans un univers de plantes et de lumières chaleureuses. Les services tels que piscine, restaurant, sauna, relaxation, arts martiaux, solarium, esthétique, restaurant, garderie d'enfants, sont en général en supplément.

Avant de vous abonner, déplacez-vous plusieurs fois pour observer l'ambiance et écouter les professeurs donner leur cours. Toutes les salles de qualité offrent une séance gratuite. Sachez en profiter pour participer et vous faire une idée précise. Chaque établissement comporte un enseignement de la « forme » et des techniques qui lui sont propres.

Il faut que le style et la philosophie de l'éducation corporelle vous séduisent, qu'ils répondent à votre personnalité. Vous devez vous sentir à l'aise dans cet univers. Les horaires, les prix doivent aussi vous convenir tout à fait, pour que vous y arriviez serein et détendu, pour que vous en repartiez sans culpabilité...

Si vous le pouvez, offrez-vous, au moins, une heure de mise en forme hebdomadaire. Ce n'est pas un luxe, mais une nouvelle façon de vivre mieux avec son corps.

LES SPORTS

Un choix réfléchi

Ceux-ci requièrent un avis médical et ne sont à pratiquer qu'en fonction de l'âge et surtout des conditions physiques.

Antidote naturel aux tâches répétitives et sédentaires, c'est surtout depuis le début du XXᵉ siècle que l'homme a développé et imaginé l'activité sportive à l'usage de tous.

Le sport, l'activité sportive ne doivent plus être considérés comme un luxe, mais comme un réflexe face à la menace de la vie actuelle. Pourtant, transpirer n'est pas un but en soi. Sans règle, sans précaution, l'activité sportive, à son tour, ne conduit qu'à mettre la santé en danger.

A l'âge adulte, choisir un sport revient à faire une espèce de choix thérapeutique.

Cette cure par l'exercice du corps ne devrait jamais être entreprise sans quelques précautions élémentaires et poursuivie sans indications précises.

Voici les points essentiels à observer :

1. *Avant d'entreprendre un sport, faites un bilan physiologique en vous adressant à un médecin spécialisé.*

Il existe actuellement des consultations de médecine sportive dans les hôpitaux et certaines cliniques.

Les consultations approfondies, aidées d'ordinateurs :

- recherchent une éventuelle affection, comme l'hypertension, l'asthme qui interdirait ou limiterait l'exercice ;
- mesurent et apprécient les capacités de résistance et de réaction à l'effort.

Il est nécessaire de renouveler ces épreuves tous les deux à trois ans après quarante ans et tous les ans après cinquante ans.

2. *« Un corps pour vivre et non vivre pour son corps », telle devrait être votre devise.*

Envisagez un exercice physique comme un élément individuel de maintien en forme, sans esprit de compétition. Le principe étant une amélioration progressive et non intensive. Personnalisez toute forme de gymnastique. Écoutez-vous et réglez votre rythme en fonction des conditions du jour. Après quarante ans, abandonnez la compétition, les efforts sont peu compatibles avec le vieillissement du cœur.

3. *Si possible, choisissez deux formes différentes d'activités physiques.*

– **Travail dynamique ou isotonique** avec mouvement ou déplacement du corps.

Les effets se répartissent sur l'ensemble avec la musculation. C'est le cas de la marche, course, natation, cyclisme...

– **Travail statique ou isométrique :** il ne provoque ni mouvement ni raccourcissement des muscles actifs. Il ne fait intervenir qu'une partie du corps. Certains exercices de moyenne importance se pratiquent en isométrie.

C'est bien sûr l'activité isotonique qui est la plus pratiquée.

Les meilleurs sports sont ceux où l'on reste maître de son action : jogging, cyclisme, natation, ski de fond.

4. *Agissez progressivement, sans heurts.* Ne laissez pas s'écouler trop de temps entre les séances d'entraînement, afin de bénéficier de l'effet cumulatif. Pour cela, étalez sur plusieurs mois votre programme d'entraînement à raison de deux ou trois séances par semaine, de quarante minutes à chaque fois, au maximum.

5. *Apprenez les trois phases d'un entraînement :*

– **L'échauffement** (de 5 à 10 minutes), la fréquence cardiaque s'élève alors graduellement entre 70 et 85 % de sa valeur maximale ;

– **La période de travail, dite en état stable** (entre 20 et 30 minutes). Cette phase entraîne progressivement le système cardio-vasculaire ;

– **Le retour au calme** durant quelques minutes pour que l'organisme revienne peu à peu à l'état de repos, puisque l'arrêt brusque de l'effort peut provoquer des malaises.

6. *Agissez avec bon sens :*

– **Aidez votre peau à assurer sa régulation thermique naturelle** (par la transpiration et la perspiration) en ayant des vêtements souples et bien aérés.

– **Faites l'acquisition d'un équipement confortable,** comme des chaussures parfaitement adaptées.

– **Buvez avant et après l'effort.** La sudation entraîne une déshydratation importante, qu'il est indispensable de compenser.

Commencez par un verre d'eau gazeuse, puis de l'eau plate non glacée, peu ou pas de boisson sucrée.

– Sachez que chaque sport demande une alimentation spécifique.

• **Le matin, avant l'effort** (que ce soit en salle ou à l'extérieur), préférez à l'indigeste café au lait, un copieux petit déjeuner, parfaitement équilibré avec pain grillé, viande froide ou œufs, céréales au lait, jus de fruits.

• **Si vous devez pratiquer un sport en fin de journée, prenez une collation légère,** de préférence deux heures avant l'effort, avec pain, fromage et boisson non alcoolisée et très peu sucrée. L'apport de sucré peut se faire avec des fruits secs.

7. *Choisissez votre sport selon votre âge, votre sexe et vos conditions physiques.*

Lisez des ouvrages sur le sport que vous souhaitez pratiquer. Ils apportent des renseignements précieux. Ils pourront vous éviter des erreurs inutiles, par omission ou ignorance.

8. *Un ouvrage entier serait nécessaire pour traiter des sports.* Nous avons donc choisi de ne développer que les plus pratiques, les meilleurs pour la forme.

Voici quels sont les sports de détente spécialement recommandés aux femmes, surtout à partir de cinquante ans :

- La natation bénéfique pour la colonne vertébrale ;
- La danse ;
- Le cyclisme ;
- Les exercices de détente comme le yoga (avec un bon professeur et de façon progressive), les gymnastiques douces, la marche d'un pas vif (si possible chaque jour ou au moins le dimanche).

Avant de décider d'activités sportives, il est indispensable que vous connaissiez vos aptitudes et vos possibilités d'adaptation. Tenez compte des entraînements antérieurs ou non dans la discipline choisie afin d'effectuer une progression personnelle dans l'effort.

LA MARCHE

La marche est sans aucun doute le sport le plus simple, le moins onéreux et le plus équilibrant.

La marche permet de déconnecter presque instantanément avec la vie quotidienne, apportant des bienfaits immédiats sur le plan psychologique.

Sur le plan physiologique :

- Elle fait travailler les muscles des jambes, de l'abdomen et du thorax ;
- Elle entraîne le cœur, prodigue un massage du foie, des intestins, d'où amélioration des fonctions digestives ;
- Elle améliore la circulation et la vascularisation.

Attention

La marche est seulement contre-indiquée en cas :
- d'anémie ;
- d'obésité ;
- de maladie pulmonaire ;
- d'arthrose de la hanche et d'arthrose du genou.

Toutefois, il s'agit de la discipline qui comporte le moins de contre-indications.

Il existe plusieurs sortes de marches :

- Marche de détente ;
- Marche promenade ;
- Marche sportive ;
- Randonnée de plusieurs jours.

Conseils

• Comme dans tous sports, bannissez l'esprit de compétition. Le but n'est pas de battre des records, mais d'harmoniser votre corps tout en l'habituant à l'effort.

• Choisissez les routes pédestres de préférence, en montagne et en forêt, elles sont balisées. Ce sont les syndicats d'initiative de chaque région qui fournissent tous les renseignements précieux et offrent un choix d'itinéraires (adaptés à la résistance de chacun).

• A moins que vous ne soyez un marcheur bien entraîné (aux techniques de défense aussi), il est conseillé d'entreprendre à deux personnes, au moins, une longue marche. Un incident même bénin, foulure par exemple, peut toujours intervenir loin du lieu de départ et occasionner de graves désagréments.

• Le choix du partenaire est toujours important et délicat si l'on arrive dans une ville de vacances. Les revues, les radios régionales vous indiquent chaque jour les lieux de rassemblement.

Les villes de montagne proposent toute l'année des promenades en groupe avec un guide. C'est à ces occasions que vous pourrez le mieux observer et sympathiser avec un futur partenaire.

• Sachez vous équiper pour être parfaitement à l'aise :

– adaptez vos vêtements à la saison ;

– ne sous-estimez pas l'importance des chaussures (et des pieds...) ;

– été comme hiver, protégez votre tête.

VIVEZ MIEUX, VIVEZ À PIED

La meilleure façon de marcher, c'est sûrement la vôtre.

Exercice naturel et simple, la marche offre l'avantage de s'adapter à tous. En fonction de vos conditions physiques, vous choisirez les distances, les cadences qui vous conviennent le mieux. Sachez toutefois que les bénéfices que vous en retirerez ne seront pas exactement les mêmes.

– La promenade

Lorsque vous promenez votre chien ou poussez, dans la forêt, le landau de bébé, vous ne marchez pas à plus de 1,5 kilomètre à l'heure. C'est un bon exercice, mais à un rythme trop faible pour stimuler la circulation sanguine et brûler des calories. La promenade vous aère, mais ne constitue pas une activité physique suffisamment efficace.

– La marche ordinaire

Pour vous déplacer, vous marchez en moyenne à 5 kilomètres à l'heure. Votre entraînement peut être quotidien et se transformer en un exercice efficace. Pour cela :

• Essayez de vous rendre à votre travail autrement qu'avec votre voiture. Les trajets entre métro, gare et lieu de travail constituent et fournissent, en général, une distance appréciable que vous compléterez par les escaliers, et les déplacements au bureau, plutôt que de décrocher le téléphone. Après le repas, faites quelques minutes de marche même sur une courte distance, c'est mieux que de s'immobiliser à une terrasse de café (par exemple).

• En vacances, en voyage, découvrez les lieux à pied, c'est la meilleure façon de découvrir le charme d'une ville et d'accroître vos heures d'exercice.

– Les marches aérobiques (jogging, footing)

La vitesse, la durée et la difficulté d'une marche rapide font travailler le cœur et oxygènent le sang. Les marches comme le jogging, le footing sont du type aérobie. Pour exercer votre cœur et vos poumons, vous devez remuer les bras et les jambes.

La forme physique de chacun détermine la cadence.

Prenez votre pouls en marchant. (Si vous n'y arrivez pas, prenez-le à l'arrêt, mais seulement au bout de deux minutes au moins.) Comptez vos pulsations durant six secondes et multipliez par six.

Rythme cardiaque.
Objectif visé selon l'âge :

Âge	*Rythme cardiaque maximum (battements par minute)*	*Objectif visé (battements par minute)*
20	200	140 à 170
25	195	137 à 166
30	190	133 à 162
35	185	130 à 157
40	180	126 à 153
45	175	123 à 149
50	170	119 à 145
55	165	116 à 140
60	160	112 à 136
65	155	109 à 132
70	150	105 à 128

Tant que votre rythme cardiaque reste inférieur à l'objectif visé, augmentez la vitesse ou la duré de votre marche. Plus vous serez en forme, plus vous devrez accroître la vitesse et la durée de vos séances pour continuer à faire des progrès.

Conseils

Si vous voulez effectuer un entraînement physique (avant de reprendre le ski par exemple), il vous faudra pousser votre rythme cardiaque jusqu'à 70 et 85 % de son maximum. A titre d'indication voici les temps de marche pour un entraînement aérobie :

- pour débuter et avoir une bonne condition physique, une vitesse de 5 kilomètres à l'heure pendant vingt à trente minutes suffira à pousser votre rythme cardiaque ;
- si vous vous sentez en pleine forme, marchez pendant trente à soixante minutes à la vitesse de 6 à 8 kilomètres à l'heure.

LE JOGGING

C'est l'habit qui fait le sportif du dimanche.

Le marcheur qui revêt un survêtement ouaté, coloré et arbore l'insigne « jogging » devient joggeur !

La marche et le jogging sont des activités identiques, qui mettent en jeu les mêmes éléments vitaux et apportent les mêmes bénéfices.

Sports complets et d'endurance, bien qu'ils soient doux, ils peuvent se pratiquer en famille.

Un enfant, dès l'âge de six ans, peut marcher sans fatigue une heure par jour.

Cette découverte de la nature est sans doute la meilleure éducation qui puisse lui être offerte avec une ouverture vers la vie et les autres, grâce à cet éveil sain, de tous ses sens, ouïe, odorat, vue...

Conseils

Le bon pas

Marcher, jogger à son rythme paraît une notion élémentaire à énoncer et pourtant trop de personnes oublient que même des sports aussi naturels et simples demandent un entraînement minimum et une progression dans l'effort.

Un effort discontinu, entrecoupé de pauses courtes de cinq à dix minutes, est préférable à une promenade d'une seule traite.

LE FOOTING – LA COURSE

Le footing

Il ne s'agit ni plus ni moins que de course à pied à plus petites foulées, sans chronomètre ni distances précises.

Peu importe la terminologie, les adeptes, de plus en plus nombreux, décrivent le footing comme une véritable panacée physique et mentale.

Les médecins le confirment ; *le footing est un sport complet.* Il augmente la circulation sanguine, fait baisser la tension artérielle, tonifie et allonge les muscles des jambes, détend l'esprit. Conseillé en cas d'obésité abdominale, de dépression, d'insomnie et même de frigidité et d'impuissance ! Il faut seulement savoir courir à son rythme et trouver son souffle ; le footing permet alors de se surpasser dans l'effort sans risque d'accident cardiaque.

Il permet même aux sportifs plus chevronnés de s'entretenir journellement ou bien de reprendre une discipline. En effet, le footing dérouille et rétablit l'équilibre entre les muscles sollicités et ceux qui restent le plus souvent passifs.

La course

La course est ouverte à tous quel que soit l'âge. Elle demande un minimum d'apprentissage, comme de savoir respirer, positionner le corps, dérouler les jambes et courir à une allure régulière avec des instants de récupération.

Il est nécessaire de bien choisir sa distance en fonction de son âge et de son degré d'entraînement.

Les pieds

Pour 1 000 mètres parcourus, chaque chaussure se pose environ 600 fois sur le sol.

Pour 10 kilomètres, le pied supportera six mille fois l'impact du corps. Si ce dernier pèse 60 kilos, chaque pied aura supporté 360 tonnes.

C'est dire qu'il lui faut une voûte plantaire solide et pas trop vulnérable. Si vous pratiquez un sport de marche, faites pratiquer une pédicurie régulièrement tout en spécifiant votre activité. Votre pédicure laissera suffisamment de corne pour vous aider à amortir les chocs. Ce qui ne vous dispense pas, au contraire, de pratiquer chaque jour un soin spécifique des pieds :

- Faites un bain d'eau salée avec un savon déodorant.
- Frottez la plante du pied et les parties cornées avec une éponge spéciale rugueuse, type pierre ponce.
- Appliquez une crème calmante et désinfectante, massez et mobilisez le pied et la cheville aussi longuement que possible.

En cas d'ampoule, appliquez cinq à dix minutes un cube de glace qui durcira et maintiendra la peau, tout en diminuant la douleur. Le lendemain, ne coupez pas la peau, mais après désinfection, appliquez une crème grasse avant de déposer une compresse.

Prévoyez pansements aérés, crèmes, solution désinfectante pour tous les petits problèmes, même bénins, qui contribuent à retirer une partie des forces et donc du plaisir de marcher.

Préférez des chaussettes en fibres naturelles (coton, laine).

Les chaussures

Les chaussures constituent l'achat le plus coûteux et spécifique des sports de marche.

Le pied doit être bien tenu, mais à l'aise dans la chaussure.

Les chaussures de marche possèdent une semelle légèrement compensée, épaisse à l'arrière, dure et souple à la fois pour aborder les vibrations et amortir les chocs. Elles sont antidérapantes et flexibles.

L'intérieur en sera doublé ou non, mais en matière naturelle (toile de coton le plus souvent, sans couture interne pour éviter tout risque de frottement). La semelle intérieure doit présenter un capitonnage surélevant la voûte plantaire.

L'avant de la chaussure doit être large pour permettre la mobilité du pied. Vous devez pouvoir glisser un doigt à l'arrière des chaussures avant de nouer les lacets.

Ne sacrifiez pas à l'économie pour cet achat de base, que ce soit pour vous ou pour vos enfants.

Ne craignez pas d'acheter vos chaussures de marche sur place, à la montagne. Les marchands sont très habitués et qualifiés : ils peuvent acheter des articles, qui partout ailleurs ne sont pas de vente courante d'une part, et d'autre part, ils sauront vous conseiller.

Aérez les chaussures après chaque promenade.

L'ESCALADE

Complément à la marche et aux randonnées, l'escalade est un sport qu'il est possible de pratiquer dans tous les endroits où il y a des accidents de terrain de faible hauteur : rochers, parois de collines et montagnes de faible altitude.

Après de sérieux entraînements et avec des connaissances techniques certaines, l'escalade permet d'entreprendre l'alpinisme.

L'escalade est un sport d'endurance, qui renforce la volonté, aide à se surpasser et apporte beaucoup de satisfactions morales.

Il peut se pratiquer en famille. Sport sain et simple, l'escalade renforce le bien-être en groupe.

LE CYCLISME

Il n'y a pas d'âge pour s'adonner à cet exercice qui galbe les jambes, assouplit les articulations, met en mouvement tous les muscles et augmente progressivement la capacité respiratoire. Sport « assis », que l'on pratique en famille, les bienfaits du cyclisme sont innombrables ! Il est recommandé par les médecins tout particulièrement aux personnes de plus de quarante-cinq ans et conseillé aux cardiaques comme remise en forme progressive.

Le cyclisme renforce la volonté, l'endurance (en dosant de plus en plus les efforts, il apprend à « se surpasser »).

L'équipement

Il n'est certainement pas nécessaire d'acquérir un vélo sur mesure pour pratiquer un cyclisme profitable. Toutefois il est préférable de débuter avec un équipement bien adapté, léger et solide.

La tenue vestimentaire est relativement simple mais retient deux grands principes :

- pas de vêtements synthétiques en contact direct avec la peau ;
- préférez les bretelles aux élastiques serrés à la taille (à l'inspiration, le coureur gonfle le ventre).

Conseils

L'entraînement exige au début un peu de courage et de volonté pour trouver la souplesse et le souffle nécessaires à tout effort prolongé.

LA NATATION

Une activité physique bénéfique

Synonyme de repos, de bien-être, la natation devrait être considérée, avant tout, comme un enseignement indispensable à chacun.

En effet, au même titre que l'on apprend à marcher, à conduire, nager répond à un besoin vital à un moment ou l'autre de la vie. Il n'est qu'à lire les faits divers et entendre les récits dramatiques pour le comprendre. Chaque année, de nombreuses personnes meurent à cause de leur impossibilité à se mouvoir dans l'eau.

La natation doit être considérée comme un « réflexe vital » nécessaire et indispensable, et un sport capable de procurer des bienfaits profonds à l'organisme.

La natation corrige les déformations de la colonne vertébrale. Elle assure une meilleure coordination des mouvements, allonge la silhouette, améliore le rythme cardiaque, développe la capacité thoracique, renforce la musculature des épaules, du dos, des bras et des jambes, conserve aux articulations leur élasticité et leur amplitude, apprend au corps à résister aux changements de température. Elle favorise une bonne oxygénation de l'organisme et ne procure jamais d'accident musculaire. Du point de vue de l'équilibre moral et affectif, la natation donne une autre dimension de soi, par rapport au milieu environnant. Cela est dû au fait que le milieu aquatique bouleverse les sensations : grâce à l'absence de pesanteur, elle multiplie les possibilités motrices.

– Personnes âgées

Elle constitue pour celles-ci le sport le plus profitable et épanouissant.

– Futures mères

La natation est le seul sport qui ne leur soit pas contre-indiqué. Bien entendu, l'activité sera modérée, mais elle peut être poursuivie jusqu'au dernier mois de grossesse. Elle facilite l'accouchement puisqu'elle active la circulation veineuse, renforce les muscles et tonifie la sangle abdominale, régularise le rythme cardiaque.

– Les enfants et personnes handicapés

Psychiques ou moteurs, ils peuvent pratiquer la nage avec bonheur. C'est d'ailleurs pour eux l'occasion de se réconcilier avec leur corps et d'apprendre à maîtriser tout leur système musculaire.

En général, les handicapés psychiques légers ou profonds surnagent de façon toute naturelle, en s'aidant de mouvements élémentaires. Eux aussi découvrent un monde aux dimensions familières et surtout valorisantes. L'apprentissage des mouvements de nage simple, brasse, « planche », se fait sans problème pour eux.

– Les petits enfants

Plus ils sont éduqués tôt à la nage, mieux ils nagent.

Cela veut dire que non seulement ils se familiarisent vite avec les mouvements, mais aussi qu'ils progressent et abordent sans difficulté les compétitions.

Plus un enfant aura été familiarisé tôt avec l'eau, mieux il domestiquera cet élément. Familiariser le petit enfant, en douceur, très tôt avec l'eau, c'est lui apprendre la vie et lui donner très facilement une source de confiance en soi et de bien-être.

Il faut savoir aussi que l'eau d'un bain ne doit être ni trop chaude, ni trop froide, à une température douce (36°-35° C).

C'est pour cette raison que familiariser l'enfant au cours d'un séjour au bord de la mer n'est pas nécessairement la meilleure façon de procéder. Le plus souvent, l'eau y est « bonne » pour l'adulte, surtout s'il nage et bouge, mais paraîtra froide et traumatisante pour l'enfant qui est immergé soudain dans l'eau. Il est souhaitable de se souvenir de ses propres réactions face à l'eau avant d'imposer la « trempette » estivale.

La natation est contre-indiquée dans les cas d'insuffisance cardiaque (grave), de rhumatismes aigus, de sinusite, rhinite, otite chroniques ou non ; s'il y a des problèmes d'yeux (conjonctivite ou sensibilité), prévoir lunettes, solution oculaire notamment.

Conseils

En piscine

Cheveux longs ou courts, protégez-les avec un bonnet, pour votre hygiène (et celle de la piscine), mais aussi pour les préserver de l'eau chlorée.

A la sortie du bain, en piscine, pratiquez une douche avec un savon spécial cheveux et corps. Rincez abondamment.

Appliquez ensuite un lait ou un gel corporel. Il adoucira votre peau et son odeur douce se substituera à celle du chlore souvent persistante.

Rincez, puis lavez soigneusement vos vêtements de bain, vos serviettes de toilette et votre bonnet de bain, séchez-les aussitôt. L'humidité favorise le développement des microbes.

A la mer

Les particules en suspension dans l'eau de mer (sels minéraux notamment) peuvent pénétrer dans l'organisme par la peau. Les ions négatifs en suspension dans le milieu marin sont bénéfiques à l'organisme. C'est pourquoi, lorsque l'on veut faire une cure à base d'eau de mer (c'est le principe des centres de thalassothérapie), il vaut mieux laisser sécher la peau avec ce manteau de sel et le garder le plus longtemps possible. Dans ce cas, il est conseillé de ne pas rester immobile au soleil (l'absence de protection serait néfaste). Bougez, courez durant une dizaine de minutes, à l'abri du soleil et d'une trop grande luminosité si votre peau est sensible et fine.

Quelle nage choisir ?

– **La brasse** : elle est bonne pour tout le corps. Son apprentissage est rudimentaire.

En cas de problèmes de vertèbres cervicales, il est préférable d'agir avec prudence et sur recommandation d'un professionnel.

– **Le crawl** : il muscle les jambes. La tête étant toujours sous l'eau, il est à bannir s'il y a risque de complications respiratoires ou oculaires.

– **Le dos crawlé** : nage relaxante par excellence qui ne comporte pas de contre-indication majeure.

– **La nage papillon** : c'est une nage d'effort. Particulièrement fatiguante, elle est déconseillée sans entraînement musculaire et une parfaite forme physique. Contre-indiquée en cas de problème de colonne vertébrale.

EAU DE MER – EAU DOUCE
Le principe d'Archimède pour comprendre le bien-être qu'elles apportent

« Tout corps plongé dans un liquide subit une poussée de bas en haut égale au poids du fluide déplacé », d'où cette sensation bienheureuse, d'être porté, plus encore en eau de mer. C'est la personne petite et large qui sent la poussée la plus importante, tout simplement parce qu'elle a déplacé plus d'eau que la personne grande et mince.

- Lorsque votre corps est entièrement plongé dans l'eau, sauf cou et tête, vous ne pesez que 6 à 10 % de votre poids réel.
- Si vous avez de l'eau jusqu'à la poitrine (niveau des seins), vous pesez de 15 à 30 % de votre poids réel.

C'est ce rôle précieux de l'eau qui est utilisé en rééducation motrice et fonctionnelle, en aquarelaxation, dans la gymnastique aquatique.

LES SPORTS AQUATIQUES

Ski nautique, plongéee, water-polo, surf, canoë-kayak, voile... tous mettent à l'épreuve l'endurance, la volonté. Ces sports demandent une bonne condition physique, un tonus musculaire parfait, le sens de la coordination et de l'équilibre.

Amateurs ou futurs amateurs, accordez vingt-quatre heures de répit à votre corps avant de vous lancer dans des prouesses, par exemple, si vous ne vous sentez pas parfaitement reposé au début des vacances. Il en va de votre sécurité ; de plus, tous ces sports ne devraient être pratiqués que par ceux qui savent très bien nager.

La planche à voile

Sport d'équilibre qui ne demande qu'une bonne condition physique, la planche à voile jouit d'un engouement de plus en plus grand parmi les jeunes, hommes ou femmes. Il offre les avantages et les agréments de la navigation à voile, sans en avoir les inconvénients, matériels et financiers. L'origine de la planche à voile se situe dans les années soixante aux États-Unis. Il semble que ce soient des adeptes du surf (planche sans voile utilisée pour glisser sur les vagues fortes, en « rouleaux ») qui ont imaginé d'ajouter à leur planche une voile pour la rendre plus manœuvrable. Par la suite, la planche s'est allongée et structurée, avec un mât et une voile.

Actuellement, il existe plus d'une cinquantaine de modèles de planches. Cette abondance ne rend pas, paradoxalement, le choix facile au planchiste qui veut débuter dans ce sport.

Hormis cette première question de choix du matériel, la planche à voile est un sport qui ne comportera par la suite aucune difficulté dans sa pratique. Il demande seulement, bien sûr, de savoir très bien nager.

Sport d'agrément mais aussi excellent pour la santé, la planche à voile est un sport solitaire et si le partenaire du planchiste ne se sent pas les mêmes dispositions, il se pourrait qu'il n'apprécie pas du tout... à la longue de rester sur la rive...

Équilibre avant tout

Les personnes qui ont un sens de l'équilibre naturel, de la souplesse trouveront plus rapidement leur stabilité sur la planche.

La pratique de mouvements de gymnastique d'assouplissement et d'étirement peut aider considérablement à l'initiation et constituer un excellent maintien des conditions physiques acquises.

Entraînement physique :

Voici quelques exercices simples à pratiquer régulièrement et toute l'année :

- Entretenir la souplesse du corps par des flexions et rotations des bras et du tronc. Flexion des jambes et du dos en position allongée. Sur le ventre, des mouvements de flexion des bras (« pompes »).
- L'équilibre s'acquiert en salle avec le saut à la trempoline ou par la pratique du skate-board.
  Une connaissance même rudimentaire de la navigation à voile peut également aider dans le maniement de la voile.
- Il est possible de s'entraîner seul dès le début, la première étape étant la maîtrise de l'équilibre sur la planche seule (sans la voile).
- La deuxième étape consiste à se familiariser avec le maniement du gréement, au sol. Suffisamment entraîné aux deux techniques, il est possible de se *« jeter » à l'eau, avec la planche et son équipement, voile, mât et wishbone (ce dernier sert à orienter l'ensemble mât-voile).*
  Il est recommandé, pour les débuts, de choisir un endroit calme et une journée où le vent est faible (mais non inexistant).

Conseils pour la pratique de la planche à voile

La pratique de la planche à se fait le plus souvent en solitaire. Il est possible de participer à des régates, sorties à plusieurs, ou à des compétitions. Celles-ci sont réglementées notamment dans leur parcours et se divisent en catégories selon les types de parcours.

Ces tournois demandent bien entendu de la part du participant une certaine maîtrise des techniques de base. Il est à noter que, contrairement à la plupart des sports, la planche à voile permet à des initiés de fraîche date de se révéler d'excellents planchistes, voire des champions.

– Il vous faudra :

• Une planche, dont le choix est fonction de la saison ou des moments de l'année où vous désirez pratiquer (été uniquement ou du printemps à l'automne), du lieu où vous naviguerez et des moyens dont vous disposez pour transporter votre planche ;
• Pour les régates il est nécessaire d'avoir des accessoires spéciaux, comme la voile gros temps, permettant de sortir par vent de force six et plus ;

• Prévoir des accessoires pour la réparation de la voile et de la planche.

– La tenue vestimentaire :

• Assez simple, elle demande en été un maillot de bain, des chaussures adaptées à la planche à voile (ce peut être une paire de basket usagée) ou mieux des botillons spéciaux avec semelles antidérapante et tige renforcée.
• Lorsque l'on veut pratiquer la planche en avant-saison ou à l'automne, il est nécessaire de disposer d'un pantalon, dont le haut comporte des bretelles (long john) et tissu isothermique. La tenue se complète d'un boléro de même matière. Cette tenue est obligatoire lors de certaines compétitions, comme les régates, et pourrait devenir obligatoire pour tous en toute saison, pour des raisons de sécurité.
• Il existe également des vêtements étanches et étudiés pour la pratique de la planche à voile en hiver.
• L'équipement se complète d'une paire de gants, de préférence en cuir.

La réglementation :

La multiplication des planches à voiles sur les plans d'eau et à proximité des ports amène les autorités à mettre en place une réglementation et à donner un certain nombre de recommandations tant à l'égard des pratiquants que des municipalités et des constructeurs.

Il sera donc souhaitable de vous renseigner auprès de la Fédération française de voile avant de pratiquer la planche à voile et cela pour votre sécurité autant que pour le plaisir que vous retirez à pratiquer ce sport.

LE SKI

- Ski de fond
- Ski nordique
- Ski de marche
- Ski alpin
- Ski ascensionnel

Loisir et sport du citadin du XXe siècle, le ski était à l'origine le moyen de locomotion des montagnards.

Grâce à des techniques diversifiées, des équipements toujours plus performants, la pratique du ski est désormais ouverte à tous.

Le ski, bien adapté à l'âge, à la morphologie, procure une oxygénation profonde et une grande détente morale. Un seul impératif : s'entraîner avant de reprendre les skis, quinze jours avant le départ, chez un kinésithérapeute, en salle de gymnastique ou chez soi tous les jours.

Par ailleurs, il est important de savoir que ce sport confronte l'organisme à un élément qui n'est pas sans occasionner des contraintes, le froid.

Pour revenir en pleine forme sans avoir entamé le sentiment de bien-être que procure toujours cette halte au cœur de l'hiver, suivez ces conseils simples, spécifiques aux sports d'hiver.

Ski ascensionnel :

Le plus « in », le sport vedette de l'hiver (pour les skieurs bien entraînés...) Vous prendrez votre envol en parachute, skis aux pieds. Au départ, le parachute est ouvert, tendu derrière vous et retenu par des moniteurs. En prenant la pente bien en schuss, le parachute se gonfle, vous fait décoller et planer au-dessus de la station ou de la vallée. Vous vous dirigez à l'aide de deux commandes manuelles, droite et gauche, pour parcourir la plus grande distance possible. A découvrir lors d'un « baptême » gratuit, mais l'on vous fera souscrire une assurance, ou en stages selon les diverses formules.

Les sports « de glisse » et de vitesse ont un développement constant.

Parmi ces disciplines, à noter le mono-ski, le surf des neiges et le ski-attelé (ski-jowing).

Ces sports remportent les faveurs croissantes des sportifs en raison des sensations puissantes, alliant vitesse et impressions fortes à la limite du vertige et du surnaturel.

Conseils pour la pratique de tous les skis de montagne

– Le ski est-il un sport pour tous ?

Il n'y a pas de contre-indication pour la pratique du ski en général, même pour le ski alpin redouté par les moins audacieux, et pourtant de moins en moins dangereux grâce aux équipements devenus très fiables.

• Le ski alpin fatigue moins le système cardio-vasculaire que le ski de fond qui est un sport d'endurance. Le ski de fond demande à être pratiqué après avis médical.

• En général, l'altitude et le climat présentent pour les cardiaques un certain risque.

• Le ski est un sport excellent pour les enfants à la condition de ne pas être pratiqué de façon intensive. Leurs ligaments insuffisamment développés peuvent subir des lésions graves (notamment au niveau des genoux et des chevilles).

– Pourquoi faut-il préparer la forme physique ?

Fatigué, angoissé par la vie sédentaire et citadine, puis par le voyage, vous êtes en état de moindre défense dès votre arrivée.

• Votre corps doit s'adapter à l'altitude et au climat. Les médecins notent une fatigue très nette, le premier et le troisième jour étant les plus dangereux.

• Vos muscles non échauffés risquent de se contracter sous l'effet du froid et de la tension nerveuse (celle de l'apprentissage par exemple).

La préparation au ski doit comporter deux phases importantes et simultanées, deux mois avant le départ, quinze jours étant un minimum.

– La phase d'endurance ou phase aérobie :

Par la pratique régulière du jogging, de la marche et du cyclisme.

– La phase d'assouplissement et d'étirement musculaire :

Elle comporte des mouvements musculaires appropriés au ski permettant de solliciter les muscles habituellement inactifs et atrophiés. Le stretching est bien adapté à la préparation au ski.

- Choisissez des entraînements bien adaptés au ski.
- Échauffez-vous avant d'entreprendre les mouvements.
- Ne forcez pas et stoppez l'effort à la première douleur.
- Pratiquez avec régularité vos exercices.

Comment vous étirer ?

Imaginez que vous êtes un élastique que vous devez tendre uniformément sans à-coup. Procédez millimètre par millimètre et tenez la position dix secondes, plus si vous en avez la possibilité physique. Reprenez l'étirement au point d'arrêt pour aller plus loin. Au fur et à mesure des entraînements, vous pourrez observer vos progrès dans les élongations.

Mouvements simples, mais essentiels pour garder l'équilibre

Ils s'exécutent tous debout, jambes écartées :

• *Le moulin à vent :* un bras tendu au-dessus de la tête, l'autre étiré dans le dos au niveau des fessiers. Sans incliner le buste, les deux bras montent et descendent en alternance (à faire trente fois).

• *Le boomerang :* vous inclinez le buste à droite et à gauche en forçant au maximum, les mains étant jointes derrière la nuque (à faire vingt fois).

• *Le pendule :* les bras sont tendus au-dessus de la tête, le buste dans le prolongement des jambes, inclinez-vous à gauche et à droite (à faire dix fois).

• *L'hélicoptère :* vos bras étant tendus latéralement, tournez le buste à droite, à gauche en vous laissant guider par l'élan des bras (à faire dix fois).

Diététique de la neige pour la forme

Le ski permet d'éliminer beaucoup de graisses excédentaires, comme il peut aussi exiger beaucoup plus de calories que vous n'en avez en réserve. Dans ce dernier cas, c'est la fatigue, le claquage, ou au retour l'asthénie inexplicable de prime abord.

Pour éviter l'insuffisance calorique, avant le départ, constituez-vous un régime surprotéiné (avec fromages, œufs, poissons, foie de veau), riche en légumes ou en fruits frais comme l'avocat, l'ananas. Il ne s'agit pas de beaucoup manger, mais de bien manger. N'entreprenez pas de régime amaigrissant avant ou pendant votre séjour. Ce serait une grave erreur nutritionnelle : votre organisme a besoin en période de froid de plus de calories (de 10 à 20 %) donc de toutes ses réserves. Ne le mettez pas en état de moindre défense.

Sur place, pour lutter contre le froid et la fatigue, votre organisme aura besoin de sucre et cela tout au long de la journée. L'hypoglycémie (chute du taux de sucre dans le sang) entraîne, on le sait, la diminution des réflexes et expose aux chutes.

Conseils

Pour prévenir de tels accidents, il vous faudra, durant votre séjour :

- Manger des sucres d'absorption lente, ceux contenus dans le pain, le riz, les céréales ;
- Prendre entre les repas des sucres d'absorption rapide, sucre de canne, fruits secs ou des plaquettes diététiques riches en calories et en protéines.
- Au ski, le petit déjeuner est un repas capital. Il doit être copieux et équilibré (bannir le café et les maigres biscottes). Il comportera par exemple des flocons d'avoine, des fruits cuits, œufs, jambon, jus d'orange.
- Durant votre séjour, buvez beaucoup (eau ou tisane) le matin et au retour, car ces sports et le froid sont particulièrement déshydratants. C'est cette perte d'eau non compensée qui est la cause des complications nez, gorge, oreilles souvent constatées.

Après le ski

A la fin de votre journée « tout schuss », il est fort probable que vous aurez un sentiment de fatigue écrasante, voire harassante. Pour retrouver le bien-être et une détente véritable, il vous faudra encore... pratiquer quelques exercices d'étirement.

Ceux-ci sont destinés à agir à l'inverse des contractions engendrées par les positions du ski. Vous les ferez quelques heures seulement après la fin du ski.

Ils vous donneront un sentiment de bien-être et de légèreté et vous aideront à éliminer les toxines.

Vous aurez le droit ensuite de vous détendre dans un bain ou dans un sauna !

Terminez par un goûter léger, une sieste ou une séance de relaxation. Cela vous permettra d'achever, en pleine forme, la soirée.

Attention

L'organisme a besoin de toute une nuit pour récupérer... Le ski est un sport qui demande beaucoup d'heures de sommeil.

– L'équipement

Il est spécifique à chaque type de ski, plus simple et moins onéreux pour le ski de fond que pour le ski alpin, mais l'un et l'autre, exigent de penser « confort » avant de penser élégance (bien que l'un et l'autre ne soient pas incompatibles actuellement). Les vêtements et les chaussures de skis sont d'un usage très court dans l'année, aussi la formule du prêt entre amis ou encore les bourses de vêtements peuvent être d'une grande opportunité. Notamment lorsqu'il s'agit de l'équipement des enfants.

1. Les sous-vêtements en coton, fibre thermolactyl sont très utiles et n'ont rien de démodé, au contraire.

2. Il est préférable de superposer plusieurs pulls légers et aérés plutôt que de porter un seul très épais, le principe de l'habillement étant celui de la « pelure d'oignon », afin de se dévêtir (modérément) en cours de journée, lorsque le soleil frappe. Prévoir le plus possible de vêtements de rechange, surtout si vous devez faire des expéditions ou des promenades de plusieurs jours.

3. Pour les enfants, les moufles sont confortables ; les adultes eux préfèrent les gants. Sous l'un ou l'autre, vous pouvez porter des gants de soie particulièrement efficaces contre le froid et l'humidité.

4. Les lunettes sont importantes quel que soit le ski, la réverbération du soleil sur la neige étant dangereuse.

5. Les chaussures demandent à être de très bonne qualité. Chacun choisit, en fonction de son budget et de l'opportunité, la location, l'achat ou le prêt.

Il faut toujours essayer les chaussures avec le collant (de laine) et des chaussettes (de laine également).

6. Prévoyez des chaussures d'après-ski bien adaptées à la marche dans la neige. Elles vous permettront de vous reposer des tensions contraignantes et de marcher avec plaisir pour compléter le bien-être de vos vacances.

Ski de fond, ski nordique ou ski de marche

Proches de la marche, du footing, du jogging et de la course, le ski de fond et la marche avec raquettes l'hiver offrent l'agrément des promenades à pied que l'on fait l'été, permettent d'accéder, aisément, aux endroits enneigés les plus sauvages et calmes, sans avoir les contraintes du ski alpin.

Pour pratiquer le ski de fond, le fondeur aura besoin de chaussures spéciales (le pied n'est fixé au ski qu'à l'avant) et de skis spéciaux (plus courts que ceux du ski alpin, plus étroits et plus légers).

La pratique de la marche avec raquettes est aussi aisée que la marche elle-même, puisque les raquettes permettent aux pieds de reposer sur une surface stable (la raquette) sans s'enfoncer dans la neige.

Le ski de fond, lui, demande un minimum de connaissances techniques, bien qu'il reste ouvert à tous, hommes, femmes et enfants de tous âges. La technique du ski de fond est simple et l'apprentissage rapide.

Attention

Fondeurs, ne pas sous-estimez pas l'importance de la condition physique avant de commencer les promenades.

Faute de préliminaires, vous pourriez souffrir douloureusement dès le troisième jour et ce, d'autant plus qu'au départ l'effort aura été violent et prolongé. Glisser avec les skis paraît tellement simple sur les pistes de fond que vous n'imaginerez pas les risques de fatigue.

Par ailleurs, sans connaissance technique, vous risquez de mal placer votre corps et de fournir des efforts musculaires trop soutenus.

Conseils

Pour éviter l'ankylose, il est conseillé de pratiquer au moins quelques semaines avant le départ des exercices comme ceux du stretching, qui insistent sur l'étirement des muscles, et les exercices de préparation au ski alpin (le moulin à vent, le boomerang...).

Le patin de randonnée

Il permet de prolonger sur le sol dur, à la belle saison, le plaisir du ski de fond et de garder la forme...

Il se pratique avec des chaussures basses sur patins à roulettes autobloquants. Pour skier « parallèle », les patins comportent des roulettes qui ne tournent que vers l'avant.

La ressemblance avec le ski de fond est totale puisque vous utiliserez de vrais bâtons, à pointes caoutchoutées.

Ski alpin

En même temps qu'il s'est démocratisé, le ski alpin est devenu moins dangereux depuis une dizaine d'années. En grande partie, grâce à la technicité du matériel et à sa fiabilité :

- Les chaussures sont confortables et légères.
- Les skis sont devenus plus souples et adaptés à tous types de neige et à tous les niveaux de pratique.
- Les fixations, équipées de sécurité, préservent les membres inférieurs.
- Les vêtements bien étudiés permettent d'amortir les chutes.

Sport de souplesse et d'équilibre, le ski alpin demande un minimum de préparation.

Il est illusoire de penser récupérer, en une semaine de sport d'hiver, des fatigues accumulées dans une année. Pour être profitable, le ski alpin ne devrait être entrepris qu'en pleine et bonne forme.

Il faut savoir par ailleurs que le ski alpin comporte des risques, qui se sont eux, par contre, accrus et sont dus à la vitesse de plus en plus grande et aux « accidents de la circulation ». Le nombre de skieurs actuellement sur les pistes accroît les risques de collisions. Les professionnels du ski améliorent chaque année la sécurité, mais il faut reconnaître que l'utilisateur manque de prudence. Celle-ci passe par une préparation physique excellente, le choix d'un matériel bien adapté ainsi que par l'acquisition d'une bonne technique.

Attention

- L'enseignement du ski alpin ne peut s'envisager qu'avec un moniteur, en cours individuel ou en groupe. La prudence, pour soi et les autres, veut de continuer à se perfectionner chaque année jusqu'à l'acquisition d'une bonne pratique.
- N'entreprenez jamais des descentes qui dépassent votre niveau et votre résistance.
- Le balisage des pistes est effectué très clairement au moyen de couleurs et vous permet de repérer les pistes qui correspondent à votre niveau de pratique.

LE TENNIS

Emprunté au jeu de paume, lui-même issu du jeu de longue paume (joué à l'extérieur) et du jeu de courte paume (joué dans les « tripots ») au Moyen Age, tous jeux de balle à mains nues, le tennis fut « réinventé » vers 1874 par un Anglais, le Major Wingfield, qui lui donna le nom de *sphairistike*. C'est en 1877 que furent disputés à Wimbledon les premiers championnats selon les règles actuelles. Baptisé ensuite *lawn-tennis* lorsqu'il se pratiquait sur gazon, ce n'est que plus tard que ce jeu de balle, avec raquette, pratiqué sur terre battue, prendra le nom de tennis.

Le tennis se joue sur un « court » rectangulaire, de dimensions réglementaires, parfaitement plat, en plein air, ou en salle couverte. Les différentes lignes qui délimitent les règles du court vont permettrent aux joueurs, à deux, pour les « simples », à quatre pour les « doubles », d'échanger leurs balles qu'ils frappent avec une raquette.

Les règles du jeu définissent très exactement la qualité des balles, leur contrôle, la façon de les lancer, les « coups », la place du « serveur » et celle de son adversaire, le « relanceur », le déroulement des jeux ou « set », le changement de service...

Sport d'équipe, le tennis donne lieu à des rencontres internationales (tournois ou championnats) « Dames » ou « Messieurs », désormais célèbres et fort appréciées du grand public.

Réservé à ses débuts à quelques privilégiés, le tennis, depuis ces quinze dernières années, avec l'accroissement du temps de loisir, est pratiqué par beaucoup de sportifs amateurs, de tous milieux sociaux. Le tennis voit même chaque année s'accroître considérablement le nombre de ses pratiquants, sans doute en raison des qualités physiques qu'il développe avec un minimum d'entraînement. Un ou deux « matchs » permettent durant une ou deux heures de contrebalancer sans contrainte les méfaits de la vie sédentaire de la semaine.

Bon sport de détente, car le plaisir ludique, le jeu interviennent. Sport-convivialité aussi parce qu'il sous-entend de se mesurer avec un partenaire ami, parent ou conjoint. Il demande toutefois, pour en tirer un maximum d'avantages physiques, à être pratiqué régulièrement. Le tennis est un sport qui accroît le débit cardiaque, oriente la circulation du sang en plus grande quantité vers les muscles. Le cœur lui-même fonctionne avec plus de facilité et plus efficacement. Il en va de même pour les muscles qui se renforcent, s'assouplissent, deviennent plus résistants, pour une même dépense d'énergie. Très vite, on ressent une amélioration de la respiration.

Attention

Toutefois, ces avantages et bienfaits ne doivent pas faire oublier que l'effort intensif soutenu que demande le tennis durant une ou deux heures met le système cardio-vasculaire à l'épreuve en même temps qu'il le stimule, ce qui peut constituer un danger. Après quarante-cinq ans, la pratique du tennis dans un but de compétition est fortement déconseillée. Le tennis est également un sport non symétrique, il demande à ce que l'on surveille la colonne vertébrale et les articulations des jambes.

Conseils pour la pratique du tennis

Il est désormais sinon aisé (on manque encore de courts en regard du nombre de pratiquants toujours croissant), du moins possible de jouer un peu partout en France. Beaucoup de petites villes étant pourvues de terrains fermés, privés ou publics.

Le court se loue à l'heure ou par abonnement. Il est souvent appréciable de faire parti d'un club. Cela permet, entre autres, de participer aux championnats que le club réserve à ses membres. Les championnats par équipes permettent aux clubs de se mesurer entre eux.

– Il vous faudra :

• Une raquette, dont l'achat est l'investissement principal ; son choix demande un minimum d'attention. La grosseur du manche, le poids de la raquette, sa matière, la tension des « cordes » sont personnels et se réfèrent au sexe, à l'âge du joueur, de même qu'à la longueur de son bras et à sa force. Pour choisir une raquette, il faut la prendre comme si l'on saisissait un sabre par la poignée, et la manier dans tous les sens en évitant de remuer l'avant-bras. La raquette craint l'humidité et demande que l'on en prenne grand soin dans son transport et son entretien.

• Les balles sont en caoutchouc recouvert de drap. En principe toutes identiques dans leur apparence, elles doivent avoir les qualités requises par le règlement. Il y a pourtant des différences entre les modèles proposés. C'est le degré de pratique, l'habileté, et même des critères personnels, qui permettent à chacun d'en définir le choix. Il faut prévoir au départ un jeu de quatre balles au minimum, qu'il sera nécessaire de renouveler souvent, celles-ci se perdant ou se détériorant.

– La tenue vestimentaire :

• Simple et assez peu coûteuse, elle comporte un short (ou une jupe courte pour les femmes) et une chemisette ou polo en été. L'hiver, un survêtement léger et souple (en matière classique, pour être plus aéré, comme le coton). Il est important de prévoir pour la mise en train et l'échauffement un pull-over (le chandail décolleté en V est le plus pratique), que l'on revêt également dès la fin du match. Le blouson de coton ou de laine est lui aussi appréciable.

Attention

La pratique du tennis développe surtout un seul bras, il est donc conseillé de ne débuter ce sport qu'à partir de douze ans. Avec un entraînement modéré et toujours associé à des exercices musculaires pour rééquilibrer le développement musculaire et osseux, notamment pour ce qui concerne la colonne vertébrale.

LE GOLF

Traditionnellement considéré, en France, comme un sport snob, le golf s'est démocratisé depuis une dizaine d'années, tout en gagnant des adeptes parmi les jeunes enfants.

A noter que le golf conquiert chaque année quinze pour cent de pratiquants supplémentaires et vise les 100 000 licenciés en 1990, ce qui est un véritable succès. Compte tenu que beaucoup de golfeurs ne s'inscrivent pas à un club, la population concernée par ce sport détente et santé est sans aucun doute beaucoup plus nombreuse.

Il faut s'en réjouir. Parce qu'il permet d'évoluer sur une surface verdoyante et gazonnée, dans la végétation, à l'air, dans une ambiance calme et paisible, le golf peut être considéré comme une activité de bien-être, bénéfique à l'esprit et à l'organisme.

Le golf apporte plus que cela encore. Il favorise et développe la coordination des gestes et la maîtrise des mouvements. Il permet d'acquérir de nouveaux automatismes du corps, après l'avoir libéré d'habitudes et de conditionnements qui lui étaient nuisibles.

L'initiation au golf est aussi une éducation de l'œil en collaboration avec le geste. Le yoga, les exercices de relaxation, contribuent à l'équilibre corporel nécessaire au golfeur.

Le golf se révèle être un sport de concentration, tout en finesse et en précision, qui permet d'évaluer la nature d'un terrain, les obstacles et les distances.

Une bonne école également pour l'équilibre psychique et le self-control, car toute l'activité se déroule dans une atmosphère de décontraction. Le fair-play est de rigueur.

Golfeur dès l'âge de quatre ans

Il est plus facile d'enseigner les gestes efficaces à un jeune enfant, celui-ci n'ayant pas encore acquis des attitudes parasites. C'est avec cette idée et sur ce principe que l'on enseigne actuellement à de très jeunes enfants à jouer au golf, dès l'âge de quatre ans parfois. La pratique de cette activité se développe actuellement dans le cadre de certains milieux scolaires. Dans le cas des jeunes enfants, l'enseignement se fait plus sous forme de jeu et la longueur des trajets est réduite.

Le golf s'avère un jeu naturel pour l'enfant, qui lui permet de franchir une étape clé de son développement neuro-moteur. Et l'habileté, la maîtrise qu'il en retirera s'avéreront bénéfiques tout au long de sa vie.

Attention

Chez l'adolescent, il convient d'être très vigilant, par contre. Les masses musculaires et les structures osseuses n'étant pas encore en place, le golf peut amener, voire intensifier, des déformations, en particulier des scolioses, ou des cambrures exagérées.

La préparation au golf, pour les adultes

Il existe une préparation spécifique au golf. Celle-ci a pour but de repousser le plus loin qu'il est possible les limites de la fatigue. Dans ce but, il est conseillé d'entraîner régulièrement le système cardio-vasculaire, en pratiquant la course à pied et surtout la course d'endurance. A défaut de cela, le footing et la course à petites foulées constituent une bonne mise en marche du mécanisme cardiaque. Il faudrait pratiquer ces exercices au moins un quart d'heure par jour ou une heure par semaine. Le corps sera assoupli avec des mouvements symétriques qui développeront la musculature des jambes, des abdominaux, des lombaires et préviendront les déformations de la colonne vertébrale.

Ce sont les avant-bras qui se mobilisent au moment de lancer la balle : un travail d'assouplissement et de musculation particulier leur sera consacré. Ce ne sont pas des exercices inutiles à la vie courante, bien au contraire puisqu'ils apprennent à bien appréhender, sentir les objets et à placer les mains et les doigts.

Conseils pour pratiquer le golf

Le golf est un sport familial, ce qui lui confère un avantage supplémentaire. Parents et enfants peuvent golfer ensemble.

Des golfs publics, ouverts à tous (il fallait autrefois faire partie d'un « club-très-fermé » pour pouvoir accéder à un terrain de golf) se créent un peu partout en France. L'entrée en est gratuite. Les parcours se paient avec des tickets. Il existe des forfaits famille à la journée ou mensuel.

Le golf se joue sur un vaste terrain, dénommé parcours, coupé d'obstacles naturels, de ruisseaux, de boqueteaux et de vallonnements, enfin, des obstacles artificiels sur lesquels ont été répartis dix-huit trous.

Le jeu consiste à envoyer successivement la « balle » dans chacun des trous, à l'aide d'instruments dénommés « clubs ». Le joueur choisit dans son « sac », dit « protège-club », un « bois » ou « fer » selon le lancer qu'il aura décidé de faire.

– Il vous faudra :

• L'équipement du golfeur est assez sophistiqué et relativement coûteux. Il comprend notamment : balles, poids pour clubs, bois, fers, protège-club et un caddy muni de roulettes (green-trainer) permettant de transporter tous les accessoires du jeu.
• Il est donc conseillé de louer le matériel, tout au moins avant d'être certain de poursuivre ce sport.

– La tenue vestimentaire :

• Le fameux pantalon de golf n'est plus de rigueur, ni la veste « club » en tissu pied-de-coq galonnée de cuir. En se démocratisant, le golf a adopté une tenue sportive confortable, légère ou chaude selon la saison, puisque ce sport offre l'avantage d'être pratiqué en toute saison (sauf par grands froids et si le sol est gelé). Polo, cardigan ou veste molletonnée, pantalon en coton laissant de l'aisance à la taille et pour les mouvements des cuisses, chaussures de sport, tennis ou basket, tels sont les principaux éléments de l'équipement vestimentaire. Il se résume en fait à celui d'une tenue de marche.

• La casquette avec sa grande visière caractéristique s'avère nécessaire. Elle préserve en effet de la luminosité ou du soleil. Des gants de cuir peuvent compléter la tenue.

Sport convivialité, sport d'agrément et sport de santé, le golf est également un sport de rencontres internationales. C'est un des rares sports où les amateurs et les professionnels peuvent se rencontrer en tournois « open ».

LES STAGES SPORTIFS

Pour tous ceux qui veulent aborder un sport demandant une certaine technicité, les stages sportifs allient détente tonique et apprentissage d'un maximum de gestes professionnels. En bien moins de temps qu'il n'en faut si vous répartissez les séances d'initiation dans l'année, vous pourrez acquérir le geste juste et la technique du vrai professionnel. Vous ferez une économie de fatigue et le sport vous paraîtra plus facile. Les séjours sportifs d'apprentissage sont en général renouvelables pour le perfectionnement. Les premiers stages de ce type ont été ceux d'équitation, de ski alpin, de planche à voile.

On trouve maintenant, entre autres, des stages de tir à l'arc, d'U.L.M., de golf. Toutes les disciplines sportives peuvent être acquises en stage actuellement. Chaque fédération sportive donne des renseignements sur les possibilités, dates, lieu, durée. Certains stages sont internationaux. Pour ne pas risquer de vous sentir isolé, pensez à vous renseigner sur l'âge des participants et sur les différents niveaux. Le cadre, le style du club qui organise le stage ont également leur importance, vous devez pouvoir vous distraire agréablement et de façon qui vous soit sympathique après les heures de pratique. Certains stages se complètent par l'apprentissage de techniques de relaxation, comme le yoga.

Vous profiterez pleinement de cet enseignement de professionnel, si vous vous êtes entraîné physiquement plusieurs semaines avant le séjour.

LES SPORTS D'ÉQUIPE

Parmi ceux-ci, le volley-ball est le plus facile à exercer.

Sport récent, il a été imaginé en 1895, par un professeur de gymnastique, aux U.S.A. Le volley-ball est sans doute le plus pratiqué des sports d'équipe, puisqu'il regroupe plus de soixante-cinq millions de joueurs, dans le monde.

Avec lui, vous découvrirez l'esprit d'équipe, ses contraintes et ses joies, et, en même temps que l'exercice physique, l'attrait d'un jeu.

Sport populaire parce qu'il est aussi simple que peu coûteux, le volley-ball offre beaucoup d'avantages.

Physiquement, il mobilise tous les muscles et les fait travailler en élongation. Techniquement et pratiquement, il ne demande qu'un ballon, un filet, un terrain, même rudimentaire quant au revêtement. Enfin, bien sûr, une douzaine de joueurs, six dans chaque équipe.

A noter aussi : le volley-ball peut se jouer en salle couverte.

Il n'y a pas de contre-indication au volley-ball et il peut être pratiqué à tout âge pourvu que vous vous sentiez alerte.

TOURISME DE GLISSE

Ni ski de fond (dont les pistes sont fermées), ni ski hors piste (dont l'équipement et la pratique sont proches du ski alpin), une nouvelle forme de balade dans la neige : **le ski de tourisme** rassemble tous les attraits du ski sans en avoir certains des inconvénients.

Grâce à un matériel conçu spécialement, le ski de tourisme est en passe de devenir le ski pour tous, surtout le **ski des moins jeunes.**

Les skis sont de forme proche de celle des skis alpins mais plus légers et équipés de fixations spéciales, permettant en montée de soulever l'arrière du pied et en descente de le bloquer. Ainsi équipé le skieur aborde les randonnées à travers monts, forêts et sentiers sans contraintes et fatigue.

Cette nouvelle forme de ski, appelée encore « touring-ski » par les américains, va permettre aux personnes du troisième âge et plus d'aborder ou de poursuivre la pratique du ski, de bénéficier de ses bienfaits, avec un minimum de mise en forme et de souplesse... pour un maximum de joies.

Conditions de vie particulières

Guide de la relaxation et des exercices physiques en fonction de votre activité. Toutes les professions ne peuvent être mentionnées. Celles qui offrent le plus de caractéristiques ont été retenues pour vous permettre de vous identifier.

profession	relaxation	faire attention à	exercices physiques	sport toute l'année	sport saisonnier
étudiante	auto-suggestion training autogène do-in	respiration complète vacances	gymnastique tonic body-danse	course escalade tennis	ski alpin voile volley-ball
artiste spectacles	bioénergie training autogène	exercices espiratoires massages modelages esthétiques	gymnastique tonic body-danse culture physique	footing jogging golf	ski alpin ski de fond natation
artiste sédentaire styliste	visualisation do-in relax-casset.	exercices respiratoires massages loisirs	gymnastique volontaire danse, exerc. quotidiens	cyclisme jogging escalade	ski alpin ski de fond voile
retraitée	bioénergie relax-casset.	exercices respiratoires réflexologie	gymnastique volontaire anti-gymnastique	jogging natation	ski de fond footing
femme restant chez elle avec ou sans enfants	auto-suggestion rebirthing bioénergie	respiration complète auto-massage loisirs	gymnastique douce stretching	natation marche golf	ski de fond
femme travaillant avec longs transports et enfants	auto-suggestion sophrologie relax-casset.	exercices respiratoires auto-massage réflexologie vacances	exercices quotidiens étirements	marche natation	ski de fond footing
période pré ou post-natale	sophrologie aqua-relaxation	exercices respiratoires bain vacances	gym aquatique gymnastique sexuelle	natation	natation
handicapée moteur	visualisation sophrologie training autogène	exercices respiratoires loisirs	gymnastique douce	natation	natation
personne à la recherche d'un emploi	contrôle cérébral bioénergie auto-suggestion	exercices respiratoires bioénergie loisirs	taï-chi-chuan culture physique	jogging marche cyclisme volley-ball	voile
santé momentané-ment altérée • physique • moral	visualisation sophrologie yoga rebirthing	respiration complète exercices respiratoires massages bains	anti-gymnastique étirements	natation marche cyclisme	marche

Emplois ne comportant que peu de déplacement

Guide de la relaxation et des exercices physiques en fonction de votre activité. Toutes les professions ne peuvent être mentionnées. Celles qui offrent le plus de caractéristiques ont été retenues pour vous permettre de vous identifier.

profession	relaxation	porter une attention particulière sur	exercices physiques	sport toute l'année	sport saisonnier
infirmière coiffeuse esthéticienne	sophrologie bioénergie	exercices respiratoires vacances	eutonie gym-tonic taï-chi-chuan	jogging escalade natation golf	ski de fond sports aquatiques
couturière modéliste dessinatrice	bioénergie bain	exercices respiratoires massages loisirs	exercices quotidiens stretching	marche natation	ski de fond
chauffeur de poids lourds conductrice taxis, autobus	do-in shiatsu bain	exercices respiratoires massages	stretching gymnastique douce	jogging cyclisme tennis	ski de fond ski alpin footing
secrétaire employée de bureau	yoga do-in biofeedback	respiration complète réflexologie vacances	danse gymnastique douce culture physique	footing marche natation	ski de fond
professeur institutrice formateur	aqua-relaxation rebirthing yoga	respiration complète modelages esthétiques	danse culture physique	jogging course kyudo	ski alpin voile volley-ball
artisan sédentaire	réflexologie biofeedback	exercices respiratoires massages loisirs	stretching eutonie exercices quotidiens	jogging natation footing	tous skis
tous emplois à domicile	do-in contrôle-cérébral	exercices respiratoires auto-massages loisirs	eutonie gymnastique douce exercices quotidiens	marche natation tennis	ski de fond
ouvrière tous emplois à gestes répétitifs	auto-suggestion relax-casset.	exercices respiratoires vacances modelages esthétiques	gymnastique douce exercices quotidiens danse	marche jogging natation	tous skis volley-ball

Emplois exigeant ou comportant des déplacements

Guide de la relaxation et des exercices physiques en fonction de votre activité. Toutes les professions ne peuvent être mentionnées. Celles qui offrent le plus de caractéristiques ont été retenues pour vous permettre de vous identifier.

profession	relaxation	porter une attention particulière sur	exercices physiques	sport toute l'année	sport saisonnier
vendeuse serveuse	yoga biofeedback	exercices respiratoires	taï-chi-chuan eutonie	jogging natation golf	ski alpin sports aquatiques
hôtesse mannequin	bioénergie auto-suggestion	exercices respiratoires massage modelages esthétiques	danse gym-tonic	footing natation tennis	ski alpin voile
attachée de presse journaliste	yoga sophrologie training autogène	respiration complète modelages esthétiques	danse stretching	jogging course kyudo volley-ball	ski alpin voile
représen-tante agent commercial	do-in contrôle cérébral	exercices respiratoires réflexologie	culture physique	art martial jogging cyclisme golf	ski de fond patin de randonnée
cadre de direction	do-in méditation training-autogène	modelages esthétiques	gymnastique douce culture physique	footing cyclisme golf kyudo	ski alpin ski de fond
profession libérales para-médicales médicales avocats	médiation rebirthing	respiration complète massages	stretching gymnasti-ques danse taï-chi-chuan	art martial marche golf tennis volley-ball	ski alpin voile
travail de la terre cultivatrice	bioénergie do-in	exercices respiratoires réflexologie	gymnastique volontaire danse	natation	ski de fond voile
artisan non sédentaire	shiatsu yoga	exercices respiratoires réflexologie	gymnastique douce danse	jogging footing golf	ski alpin ski de fond sports aquatiques

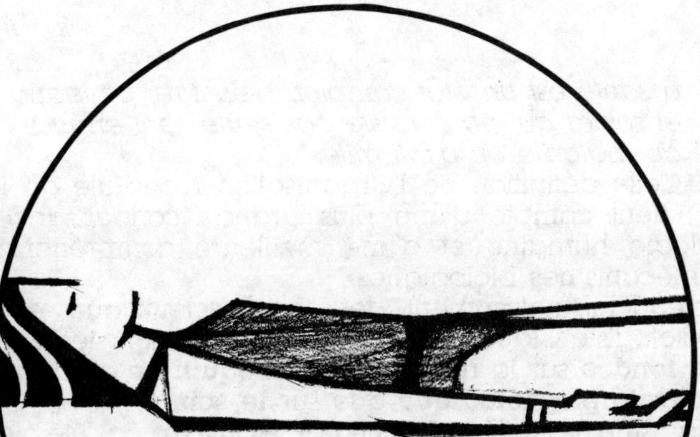

LA SANTÉ

« Le microbe n'est rien,
c'est le terrain qui est tout »

Claude Bernard

« *La santé est un état complet, bien-être, physique, mental et social qui ne consiste pas seulement en une absence de maladie ou d'infirmité.* »

Cette définition de l'Organisation mondiale de la santé (O.M.S.) tient compte d'une plus grande connaissance de la psychologie humaine et d'une meilleure compréhension des divers mécanismes biologiques.

Elle s'enrichit, notamment, des acquis scientifiques et réalistes du physiologiste Claude Bernard. A la fin du XXe siècle, **la santé** est **plus fondée** sur la **recherche d'un équilibre** ou du **maintien de l'intégrité physiologique** que sur **le soin**.

L'organisme ne se dérègle que parce qu'il n'a pas été bien traité, le microbe lui-même n'étant pas la cause directe des maux. Il n'agit que parce que le terrain est favorable.

Tout n'est sans doute pas idéal dans l'environnement, certaines formes de pollution étant toujours à déplorer, mais au moins peut-on avancer sans exagérer que la santé est plus l'affaire de chacun que celui de la société.

Souvent, nous ne consentons à prendre conscience de certaines erreurs qu'à l'occasion du coup de semonce de la maladie.

La santé, c'est aussi une connaissance sage et méthodique des principes de la vie :

- *Votre santé vous appartient.* Vous devez apprendre à conduire votre corps comme vous apprenez à conduire une automobile.
- *Apprenez à être à l'écoute* dès les premiers signaux alarmistes. Pour ne pas laisser s'installer le désordre de la maladie, consultez votre médecin comme vous faites réviser et entretenir votre voiture.

LE SOMMEIL

Préparez vos nuits, le jour

C'est le jour que les insomnies se transforment en maladies plus ou moins imaginaires, et cette obstination à s'inquiéter, à parler des nuits mal vécues n'est que le reflet d'angoisses plus profondes. Le sommeil est le reflet de la vie puisqu'il s'altère ou se rééquilibre en fonction des excitations, des soucis et des messages reçus journellement.

La vie actuelle n'épargne personne, à un moment ou à un autre il faudra faire face aux difficultés.

Les somnifères sont des adjuvants non négligeables en périodes de tension extrême. Mais il est préférable de ne pas attendre des insomnies pour chercher le sommeil.

Dans l'état de veille, il est possible d'apprendre à se décontracter, à préparer un meilleur sommeil propice à un réveil serein et à une journée heureuse.

Les postures, la respiration complète, les techniques de concentration enseignées dans les diverses méthodes de relaxation aident naturellement à soutenir les rythmes difficiles. Ce sont des thérapies douces et préventives grâce à l'équilibre qu'elles procurent.

Le sommeil s'apprend ; mettez-vous à son écoute pour vivre mieux.

LES PHASES DU SOMMEIL

L'enregistrement des ondes électriques du cerveau pendant le sommeil a montré que celui-ci revêt deux formes très différentes : sommeil lent (ou sommeil ordinaire) et sommeil rapide (ou paradoxal).

• Le sommeil lent

Il passe par 4 stades successifs allant de l'éveil au sommeil profond :
- stade I *ou endormissement*
- stade II *ou sommeil léger*
- stade III *ou sommeil profond*
- stade IV *ou sommeil très profond*

La phase d'endormissement est caractéristique, il faut la connaître. En effet, le sommeil ne s'établit pas brusquement. Les bâillements, la diminution de l'attention en sont les signes avant-coureurs, puis vient le relâchement de certains muscles, notamment ceux de la nuque et du muscle releveur des paupières. En même temps, les activités visuelles régressent, puis celles de l'ouïe, et les activités intellectuelles deviennent de plus en plus confuses.

• Le sommeil rapide

Il succède au stade IV de sommeil très profond. Il s'accompagne de manifestations physiques telles que mouvements rapides des globes oculaires, relâchement musculaire, augmentation des mouvements respiratoires. Dans cette phase, le cerveau est dans un état très particulier, proche de l'éveil. C'est à ce moment que prend place *le rêve*.

Ces deux sommeils se succèdent en cycles d'environ deux heures ; ils se répètent autant de fois que l'organisme en a besoin.

Il faut savoir que c'est le dernier quart d'heure de sommeil d'une tranche de deux heures qui est le plus précieux. Aussi est-il néfaste d'interrompre le sommeil d'un dormeur sans tenir compte de l'heure de son endormissement. Il est en effet très pénible de sortir d'un sommeil profond, au cours duquel la sonnerie même du réveil peut ne pas être perçue.

LES PRINCIPALES FONCTIONS PHYSIOLOGIQUES DU SOMMEIL

Sommeil lent

- Produire les rêves.
- Restaurer la fatigue physique.
- Faciliter la guérison des maladies physiologiques.
- Produire de nouvelles molécules de protéines.
- Préparer au sommeil paradoxal.

Sommeil rapide

- Produire les rêves.
- Restaurer la fatigue mentale ou intellectuelle.
- Faciliter les mécanismes d'apprentissage.
- Reprogrammer et fixer la mémoire.
- Rééquilibrer le système nerveux.
- Développer l'instinct, « le feeling »

LE SOMMEIL ET LES MÉDICAMENTS

Les personnes atteintes d'insomnie chronique sont tentées d'avoir recours à des somnifères. Ces médicaments ont leur valeur, mais ils ne doivent être conseillés qu'à bon escient. La prise de somnifères ne va pas sans répercussion sur l'état général et psychique. C'est pourquoi la plupart des somnifères ne sont remis que sur ordonnance. **Le médecin vous les conseillera en fonction de critères précis ; de ce fait, celui qui convient à votre mari ou à votre amie peut vous être totalement néfaste.**

De plus, les somnifères exposent à un état de dépendance, ce qui se traduit par le besoin de les utiliser régulièrement, en augmentant les doses, votre organisme arrivant progressivement à un état d'accoutumance.

Attention

L'emploi de somnifères ne peut donc se faire qu'avec précautions et il faut savoir que :

- la prise de somnifères perturbe les réflexes et peut donc présenter des dangers pour la conduite de tout véhicule ;
- l'alcool augmente les effets des somnifères ;
- les somnifères peuvent influencer l'activité de nombreux médicaments et interférer avec d'autres prescriptions ;
- chez certaines personnes, les somnifères peuvent induire un état de somnolence pendant le jour, ce qui les amènent à contrebalancer par les prises de stimulants comme le café ou le thé. Un véritable cercle vicieux s'installe, très préjudiciable à la santé. Le somnifère aide l'insomniaque, mais ne le guérit pas. La seule véritable solution se trouve dans le soin des causes réelles de l'insomnie, qui sont souvent en rapport avec le mode de vie.

La cure de sommeil

L'idée de la cure de sommeil est née au début du siècle, pour aider certains malades atteints de névroses, d'anxiété ou de dépression. On faisait dormir le malade artificiellement pendant près de vingt heures par jour, avec deux ou trois interruptions d'une heure. La cure durait plusieurs semaines. Un tel traitement n'allait pas sans effets secondaires et les progrès de la médecine amènent à concevoir des méthodes plus douces.

L'INSOMNIE N'EST PAS UNE MALADIE – DORMEZ MOINS SI VOUS LE DÉCIDEZ

La conception moderne du sommeil est en pleine mutation. Hier encore jugée comme faisant partie des troubles mentaux, les nouvelles recherches sur le sommeil ont changé les conceptions sur l'insomnie. De plus, avec la généralisation de rythmes de vie plus difficiles, l'insomnie est devenue courante. A un moment ou à un autre, chacun peut devenir insomniaque sans pour cela être considéré comme « malade ». Les médecins en arrivent à dédramatiser l'absence de sommeil et aident leurs patients par une rééducation douce du sommeil, avec peu de somnifères.

Même submergé de problèmes, il devient possible de s'endormir si l'on respecte quelques règles de base simples, qu'il convient seulement de personnaliser. Vous pourrez connaître votre besoin de sommeil, gérer vos insomnies et, si vous le voulez, les vaincre.

En outre, les sacro-saintes huit heures de sommeil ne sont plus une nécessité. Il y a des petits et des gros dormeurs. A chacun de décider de « son temps de sommeil » en fonction du bien-être ressenti au réveil.

On peut même rééduquer son temps de sommeil et, si on le juge souhaitable, le réduire.

Personnalisez vos heures de sommeil

• Le train du sommeil se déroule en phases de deux heures. Il vous suffit d'observer à quel moment il passe le plus souvent pour vous.
• Les signaux annonciateurs ? bâillement, œil sec. Si vous le laissez passer, il vous faudra attendre le prochain voyage.

Voilà pourquoi il est si important en période de repos (vacances notamment) d'écouter vos rythmes et d'être à votre écoute.

Personnalisez la qualité de votre sommeil

Ce n'est pas la quantité de sommeil qui vous repose, mais sa qualité. Cela suppose d'améliorer l'efficacité de votre sommeil.
• Astreignez-vous à un horaire régulier.
• Développez une routine du sommeil avec des habitudes qui vous seront personnelles. Cela suppose de respecter aussi les petites manies de votre partenaire.
• Faites régulièrement de l'exercice.
• Ne vous couchez pas en ayant faim ou en ayant trop mangé.
• Dormez dans une atmosphère fraîche et dans une pièce sombre, aussi peu bruyante que possible.
• Fermez les volets de votre maison intérieure également : laissez de côté les contrariétés du jour. Remettez au lever les discussions et les règlements de comptes conjugaux.
• Si le sommeil ne vient pas : levez-vous et vaquez à une activité calmante et décontractante, en attendant le prochain « départ ». Si vous dormez moins cette nuit-là, vous récupérerez les suivantes.
• Lorsque vous devez avoir un entretien important, ou passer un examen, vous aurez besoin d'une nuit plus réparatrice. Pas question de l'écourter. Prévoyez dans la soirée (une ou deux heures avant le coucher) un sédatif léger.

Personnalisez votre temps de sommeil [1]

En dormant une heure de sommeil en moins, vous gagnez trois années de vie active en plus. Mais ce qui est plus important, avant même de dormir moins, c'est de savoir ce que vous allez pouvoir faire de ce sommeil de gagné. Par exemple, une heure et demie de sommeil en moins par jour vous procure un mois de liberté pour entreprendre un hobby ou l'activité artistique que vous n'aviez jamais eu le temps d'entreprendre. C'est votre motivation qui vous donnera l'énergie nécessaire pour arriver à vos fins.

• Soyez aussi régulier que possible dans vos horaires, lever-coucher, pour observer vos réactions. Cela suppose aussi que vous connaissiez vos habitudes de sommeil et les temps pendant lesquels vous dormez normalement. Prenez des notes précises durant plusieurs semaines. Ce n'est qu'ensuite que vous pourrez vous fixer un objectif précis.

• N'entreprenez ce programme de reconditionnement que lorsque vous vous sentez en pleine forme et bien reposé, durant vos loisirs ou après les vacances.

• Cela pour permettre à votre corps et à votre mental de prendre le temps de s'adapter à des changements progressifs. N'allez jamais trop vite.

• Accordez-vous des haltes, même si le but vous paraît encore loin. Lorsque vous aurez atteint votre objectif, accordez-vous une demi-heure supplémentaire de sommeil (jamais plus), le week-end. Un peu comme la pâtisserie que l'on s'accorde en période de régime !

1. Ce programme est inspiré des travaux sur le sommeil du Dr Nathaniel Kleitmann de l'université de Chicago.

LE SOMMEIL EST VOTRE AMI

• Apprivoisez-le **en l'aimant** et **en restant à l'écoute** de ce qui le favorise : musique, lecture, tisanes, parfum.

• Recherchez-le **en aimant votre confort** : matelas ferme, coussin sous les pieds ou matelas incliné, oreiller adapté à la nuque. Autant d'éléments qui facilitent le sommeil, mais aussi le rendent plus réparateur.

• Choisissez **la boisson sédative qui vous plaît le plus** (ne la prenez pas comme une détestable potion), parmi les infusions calmantes (tilleul, oranger, passiflore) ou plus simplement du lait tiède, excellent calmant naturel.

• **Des fleurs, des herbes et des plantes qui favorisent le sommeil** : la lavande, le coquelicot, l'oranger, le tilleul, la valériane.

▪ En décoction : pour un demi-litre d'eau, six à huit baies séchées de coquelicot ou, au choix, quinze à trente grammes de racine de valériane.

▪ En infusion : six à huit fleurs de tilleul, pour une tasse et, au choix, encore, dix à quinze grammes de feuilles d'oranger par litre d'eau.

• Quelques gouttes d'essences de lavande ou de romarin à respirer ; à déposer sur un coton, près de l'oreiller.

La nuit est l'amie de votre « beauté »

Le « marchand de sable » vous signale qu'il va passer : les yeux vous piquent, vous bâillez et vous vous sentez harassée.

Vous songez que vous n'avez véritablement plus le courage de vous occuper de vous. Sans doute, mais ce n'est pas une raison pour ne pas consacrer un minimum de temps à votre beauté, lavage des dents, démaquillage ou nettoyage du visage. Chaque fois que vous le pourrez, que vous y penserez (ça peut devenir très vite une habitude), préparez votre mise en beauté nocturne quelques heures avant d'aller vous coucher. Durant le sommeil, vos muscles se détendent, votre peau respire mieux et continue plus activement de se renouveler ; un travail qu'elle effectue plus profondément que le jour, puisqu'elle est au repos : on dit qu'elle se régénère.

C'est le moment de l'aider en la débarrassant des impuretés et de la préparer à vous procurer au réveil un teint frais, clair et des traits reposés.

La mise en beauté nocturne concerne tout le monde, femmes et hommes de tout âge.

– Votre visage

Il a besoin d'être débarrassé de poussières, des sécrétions de sébum et de sueur qui le recouvrent. Si vous êtes maquillée, le maquillage n'empêche pas la peau de « respirer », il obstrue seulement ses orifices, les pores, ce qui est déjà beaucoup, si vous songez que vous passez cinq ou six heures ainsi.

Cinquante-cinq pour cent des femmes avouent préférer l'eau pour leur démaquillage ou nettoyage.

Les cosmétologues se sont penchés sur ces nouveaux désirs de la clientèle et ont conçu des nettoyants à l'eau, sans savon, donc non agressants pour la peau.

Certains s'utilisent avec une brosse en poils souples ou à surface caoutchoutée et le massage lié au nettoyage crée une stimulation et une gymnastique naturelle de l'épiderme. Ils moussent ou non et émulsionnent les impuretés comme le ferait un savon classique, tout en déposant sur la peau un film protecteur qui neutralise les méfaits de l'eau.

Outre qu'ils sont peu coûteux, d'usage simple (certains démaquillent aussi les yeux, sans les piquer), ils sont pratiques, en tubes (on peut les transporter), et de présentation neutre pour tenter toute la famille.

Ils entrent vraiment dans la nouvelle lignée des produits d'hygiène et de beauté de l'an 2000.

Complétez le nettoyage par une aspersion d'eau minérale ou une lotion (non alcoolisée) ; elle vous donnera un sentiment d'être parfaitement « propre ».

Appliquez sur le visage et le cou une crème ou une ampoule adaptée à votre type de peau. Selon les saisons, les besoins, vous pouvez réaliser une « cure ». Véritable programme régénérateur, elle aide votre peau à se tonifier, tout en se revitalisant. Le contour des yeux demande une crème spéciale, en raison de son tissu fin et plus vulnérable. Le cou, après trente ans, demande lui aussi à être nourri avec une crème, mais non grasse.

– Le corps

Les vêtements synthétiques, la chaleur, la transpiration engendrent de plus en plus de désagréments (démangeaisons...). Une hygiène corporelle stricte et journalière peut prévenir ces problèmes. Les nouveaux pains dermatologiques « sans savon » permettent de débarrasser la peau sans trop l'agresser.

Chaque fois que vous en avez le temps, faites suivre la toilette d'une application sur le corps d'un lait. Les produits offerts actuellement sont d'usage commode, en flacons légers, munis de bec verseur ou à piston. Il s'agit d'un réflexe simple qui vous donnera immédiatement une sensation de bien-être.

Bain, douche ou lavage par « petits morceaux », la toilette du soir aide à prendre avec plaisir le chemin du sommeil.

– Libérez vos cheveux

Brossez-les pour les aérer et les débarrasser des gels, laques et des poussières.

Un lavage journalier n'est plus actuellement un inconvénient pour le cheveu. Les nouveaux shampooings sont conçus avec des émulsionnants doux.

De plus, les coiffures et les coupes « laver-porter » vous permettent de remettre en place vos cheveux avec un minimum de contrainte. Notez que la coupe est actuellement la base indispensable de la coiffure : donnez-lui la priorité et choisissez avec un coiffeur visagiste celle qui vous libérera le plus.

– Vos mains, vos pieds

Massez-les avec une crème spéciale, plus grasse le soir que le jour.

Insistez sur les doigts qui concentrent toute l'énergie environnante. Glissez la main libre sur l'autre avec la crème comme si vous enfiliez un gant.

Limez chaque soir vos ongles, cela vous évite une manucurie plus longue et vous permet de prévenir les accrochages désagréables des tissus synthétiques.

– Lavez-vous les dents

Indispensable après chaque repas, le brossage des dents est indispensable le soir. Chacun dans la famille ayant sa brosse. En faisant l'achat relativement peu coûteux d'une brosse à dents électrique (elle comporte des embouts amovibles permettant à chaque membre de la famille d'en faire l'usage), vous préviendrez les caries. Le lave-dent (son principe est le même que celui du rince-dent du dentiste), est lui aussi peu coûteux si l'on considère que chacun peut l'utiliser dans une famille (les embouts sont amovibles). Ils prévient le déchaussement des dents puisqu'il stimule et masse les gencives, évite l'entartrage des dents à leur base.

AU RÉVEIL

Le matin, quand vous vous réveillez, évitez d'ouvrir les yeux rapidement, de prendre contact avec l'extérieur et de replacer trop brusquement votre corps dans un monde qu'il n'avait pas quitté depuis plusieurs heures.

Gardez les yeux fermés, sachant que vous êtes éveillé. Commencez à inspirer et expirer profondément avec quelques mouvements de respiration profonde.

Étirez-vous toujours en gardant les yeux fermés, ensuite ouvrez lentement les yeux et regardez bien autour de vous avant de quitter votre lit.

Nettoyez au réveil votre corps intérieurement comme vous allez le nettoyer extérieurement. Ayez près de vous de l'eau fraîche, non froide, avalez lentement une gorgée d'eau puis inspirez très profondément et expirez en laissant le corps s'abandonner. Avalez ensuite paisiblement un grand verre d'eau.

Dès votre lever, mangez quelques fruits en évitant les fruits trop acides.

Préférez au café, que vous pourrez prendre après le déjeuner, une infusion ou du lait avec du miel.

RONFLEZ-VOUS ?

Un bien-être que vous aurez du mal à faire partager

On a mesuré que le bruit émis par un ronfleur « moyen » se situe entre trente-cinq et quarante-cinq décibels (avec des périodes de pointe à soixante-dix !).

L'oreille humaine en supporte difficilement cent...

Celui qui ronfle n'est donc pas le premier concerné. Il en aurait tout au plus un vague malaise à force d'être culpabilisé !

Le personnage est plus souvent du sexe masculin : on compte vingt-cinq ronfleurs pour une ronfleuse.

Cette supériorité « antironflette », la femme la tient à une hormone, la progestérone.

Mais avec la ménopause, cette hormone se faisant plus rare, le sexe féminin rejoint le clan des ronfleurs !

Comment et pourquoi ronfle-t-on ?

Le ronflement n'est que la vibration du nez, de la bouche et de la gorge, sous l'influence de la respiration. Durant le sommeil, la langue, le palais, la luette se détendent, laissent passer l'air et vibrent, d'où émission de bruit plus ou moins importante selon la gêne respiratoire. Le nez en est responsable, parce que les muqueuses nasales se sont asséchées, voire bouchées sous l'effet de l'air conditionné, de la fumée ou du chauffage. Une digestion difficile et une mauvaise respiration pulmonaire complètent les causes.

Pour retrouver des nuits paisibles

Il est admis que le ronflement ne fait souffrir que ceux qui l'entendent ! Cette affirmation ne dispense pas le ronfleur dans certains cas de troubles du comportement, voire d'une grande fatigue au réveil, avec somnolence le jour... Sans compter qu'il est la cause de pas mal de disputes nocturnes ! Toutes choses qui ne peuvent laisser serein même le plus impénitent des bruiteurs.

C'est par l'hygiène de vie, et le contrôle de tout ce qui environne le dormeur que l'on peut améliorer les choses, plus que par la prise de médicaments. L'obstruction congénitale des narines, les déviations nasales ou toute autre malformation innée ne sont pas à exclure. Elles peuvent être corrigées très aisément par la chirurgie.

Quelques conseils pour moins ronfler

- Veillez à ce que les muqueuses de vos fosses nasales soient dégagées et que les cils qui les tapissent assurent leur rôle de protection.
- Pour cela, faites des douches nasales avec une eau légèrement salée.
- Consultez un médecin spécialiste, si vous ressentez une gêne respiratoire le jour ; c'est lui qui sera le plus apte à découvrir précisément la plus légère anomalie des muqueuses respiratoires.
- Évitez le chauffage excessif, l'air conditionné. Si l'environnement extérieur le permet, ouvrez votre fenêtre la nuit.
- Mangez moins, plus « léger » le soir et sans alcool. Supprimez les cigarettes au moins après le dîner.
- Oxygénez-vous après le travail, le week-end.
- Évitez de dormir sur le dos ; de toute façon, dormez la tête légèrement surélevée.
- Demandez à votre partenaire d'avoir un code, toujours le même, pour vous informer (il peut vous secouer par exemple). Conditionné par ce signal vous changerez de position, et vous retrouverez un sommeil plus paisible.

LA SIESTE

Dans notre société dite « civilisée », faire la sieste procure un sentiment de culpabilité, tandis que ceux qui n'observent pas cette pause hésitent entre l'envie et le mépris.

Pourtant, environ les deux tiers de l'humanité font la sieste et pas seulement dans les pays chauds. Probablement parce qu'elle correspond à une nécessité biologique et ancestrale.

L'homme est le seul mammifère qui vit sa vie diurne et nocturne sans interruption. Tous les animaux, eux, ont plusieurs phases de sommeil par jour, notamment après les repas.

La sieste est, pour l'homme, le moyen le plus naturel de retrouver l'idéal biologique.

Réhabiliter la sieste !

Pierre Fluchaire a créé en 1980 le « Club du sommeil et du rêve », ses ouvrages sur le sommeil font autorité sur le sujet. Pour lui, la sieste est le seul moyen, non seulement d'enrayer la fatigue dans la journée, mais aussi de vaincre l'insomnie.

Quand faire la sieste ?

Il est normal de dormir après le repas de midi : faire la sieste en plein milieu de la journée permet de rompre le rythme et aide la digestion qui demande au corps un déploiement gigantesque d'énergie. La sieste permet de rattraper un retard de sommeil, de relancer les forces vitales de l'organisme.

Quelques règles simples

Pour que la sieste devienne tout à fait profitable :

- Il faut être dans l'obscurité, le silence est impératif, ne pas hésiter à utiliser des boules Quiès.
- Se mettre en position allongée pour faciliter la circulation de retour ;
- Pour certains, cinq minutes « d'assoupissement » seront salutaires, pour d'autres, vingt minutes peuvent être nécessaires.

Qui peut pratiquer la sieste ?

• La sieste est recommandée à tous. Les enfants, les personnes âgées, les malades peuvent effectuer la sieste en toute bonne conscience.
• Elle concerne toutes les personnes qui se lèvent tôt.
• Les personnes qui travaillent à leur domicile doivent s'accorder ce droit. Ces quelques minutes de repos les feront repartir du « bon pied ».
• Pour les personnes qui ne rentrent pas chez elles le midi, la sieste demande quelques aménagements.

Dès le déjeuner, refusez la tasse de café dans une atmosphère bruyante et enfumée et prenez vos vingt minutes de pause dans une salle de repos (si possible), une pièce calme ou sur le siège de votre voiture. Vous ne pourrez probablement pas vous allonger, mais si vous dépliez vos jambes et les tenez surélevées, ce sera une excellente position pour aborder ces quelques minutes de bien-être.

LES RÊVES

Le sommeil paradoxal accueille vos rêves

Quatre ou cinq fois par nuit, vous rêvez. Cela peut durer vingt minutes et vous ne vous en souviendrez pas toujours.

Grâce à des sondes qui mesurent l'activité électrique du cerveau et permettent de tracer des électroencéphalogrammes, les savants en sont arrivés à décoder peu à peu les mystères du sommeil et du rêve. Ils savent en particulier que pendant la période onirique (du rêve) le cerveau est en pleine activité, même si les muscles du corps sont complètement paralysés. Seul l'œil se déplace à toute vitesse sous les paupières (de cette façon, vous saurez en observant un dormeur s'il est dans sa phase de rêve).

Ce moment du rêve se situe dans la période du sommeil paradoxal, ainsi nommée parce que le cerveau y est plus actif qu'à l'éveil, le corps restant totalement paralysé. Si vous réveillez le « dormeur » à cet instant précis, dans quatre-vingt-cinq pour cent des cas, il est incapable de vous évoquer le vécu du rêve en cours.

La première phase de sommeil paradoxal se manifeste environ cent minutes après le premier stade d'endormissement. Ensuite, elle reviendra toutes les quatre-vingt-dix minutes, environ quatre ou cinq fois au cours de la nuit. Elle dure d'abord de cinq à six minutes, puis tend à s'allonger, jusqu'à durer vingt à quarante minutes, au cours de la nuit.

Après Williams Dement en 1955, le professeur Michael Jouvet à Lyon en 1959 apporte la preuve qu'à certains moments du sommeil profond le cortex entre en intense activité. C'est ce qu'il appellera la phase paradoxale du sommeil et qui correspond au sommeil REM [1] des Anglo-Saxons, et à la période des rêves.

Il reste à savoir pourquoi nous rêvons

Les théories des pionniers du rêve, dont celle de Freud, sont maintenant dépassées sinon, du moins plus affinées. Freud, au début du XXe siècle publie *l'Interprétation des rêves*. Selon lui, le rêve serait l'expression de désirs inconscients, « le rêve étant le gardien du sommeil ».

Pour le professeur Jouvet, c'est exactement le contraire : « Le sommeil est le gardien du rêve. »

Désormais, les théories modernes mettent l'accent sur le côté bénéfique de nos songes, une hypothèse selon laquelle sommeil et rêve permettraient au cerveau de désapprendre pour réapprendre. Il jouerait le rôle fondamental dans le processus de survie de l'organisme. Le rêve serait également le gardien de la mémoire de l'individualité héréditaire. Le rêve serait une sorte de gardien de l'instinct, puisqu'il nous permet de remémoriser les comportements inscrits dans notre patrimoine génétique.

Rêves ou présages ?

Vos rêves ne prédisent pas votre avenir, mais ils expriment votre affectivité profonde.

Leur analyse vous éclaire sur un sentiment, une difficulté à affronter, sur votre désir profond de réussir, sur une vocation. Elle vous montre les entraves que votre conscient oppose le jour à votre inconscient. Durant le sommeil, votre cerveau totalement libéré agit comme un ordinateur ; il collecte diverses données qu'il est ensuite en mesure d'analyser « librement ». D'où cette impression au réveil d'avoir la « solution », voire d'aller au-devant des événements. Si vous rêvez de serpent ou qu'un loup affamé vous poursuit, cela ne signifie rien une fois. Si le serpent, le loup

1. REM : « rapid eye movements », expression anglaise qui signifie mouvements rapides des yeux.

reviennent plusieurs nuits de suite (et au fil des années), cela demande à ce que vous recherchiez la signification du « personnage » pour comprendre ce qu'il « veut ». Parfois le personnage en question peut disparaître totalement lorsque l'objectif est atteint, par exemple.

Van Eaden, un des spécialistes du rêve a classé vos rêves. Apprenez à les distinguer :

– **Rêves de début de nuit** : à moins d'un éveil volontairement programmé, vous ne vous en souviendrez pas.

– **Rêves pathologiques** : ils sont liés à la montée de température de votre corps, à une indigestion, à une grande absorption d'alcool. Ce sont eux que l'on considère comme des « cauchemars ».

– **Rêves ordinaires** : dissociés, confus, ils laissent peu de traces au réveil.

– **Rêves à sensations** : l'activité mentale est constamment préoccupée par une personne, une place, un événement. Ce sont des rêves souvent harassants.

– **Rêves démons** : ce sont des rêves d'attaques ou d'agressions.

– **Rêves sexuels** : ceux auxquels Freud s'est principalement intéressé.

– **Rêves « vivants »** : très clairs au réveil, ils entraînent le sentiment qu'ils « signifient quelque chose ». On les croit prémonitoires ou prophétiques.

– **Rêves lucides** : ce sont les plus intéressants. On a le sentiment de pouvoir évoluer, bouger dans le corps du rêve. Ce sont des rêves que l'on prolonge ou dans lesquels on retourne après un bref éveil.

Ce sont ceux-là qu'il est intéressant de noter pour étudier leur évolution et ce qui les motive.

Le rêve peut vous aider à mieux utiliser vos dons

Le rêve représente vingt pour cent du sommeil de l'adulte. Généralement on ne se souvient que du dernier rêve sur les quatre ou cinq de la nuit.

Certains rêves sont en couleur, ils peuvent aussi mettre en joie et donner le fou-rire.

D'autres laissent des impressions pénibles au réveil et l'humeur peut en être longtemps affectée.

Le rêve est une succession d'images, un véritable film. Tout récemment la notion de rêve s'est élargie : toute activité mentale survenant au cours du sommeil est considérée comme un rêve.

Les explorateurs du rêve sont formels : tout le monde rêve, hommes ou femmes, enfants ou gens âgés, même si c'est à des degrés divers. La femme rêve davantage que l'homme, tout au moins avec des rêves plus « denses » et qu'elle sait mieux faire « revivre ».

Les rêves seront peut être un jour utilisés comme moyen thérapeutique. Déjà on sait que le sommeil paradoxal facilite la mémorisation. Si l'on apprend peu de temps avant cette phase du sommeil, le cerveau retient mieux. Il est donc conseillé aux enfants de lire leurs leçons le soir avant de se coucher, plutôt qu'avant d'avoir à les réciter.

Le rêve peut résoudre le problème de maths de l'étudiant ou aider l'artiste à composer.

La puissance onirique fournit toute une imagerie dans laquelle chacun peut puiser chaque nuit, nourri du passé et des expériences quotidiennes. Les images mentales qui ressurgissent en vous et que vous réussissez à enregistrer ont donc une grande importance.

Conseils

Aidez vos rêves à vous conduire

- Un quart d'heure avant de vous endormir, pensez au problème ou à la question qu'il vous faut solutionner. Vous pouvez prendre des notes.
- Au cours des diverses phases de sommeil paradoxal, votre mental suivra le fil conducteur que vous lui avez donné au départ.
- Il est important que vous vous réveilliez de façon naturelle (sans sonnerie). Dès les premières lueurs du réveil, votre cerveau achève sa dernière phase et vous êtes en état d'hyperlucidité.
- Remémorez-vous ce que vous venez de « vivre » en pensée. Si vous le pouvez, prenez des notes.

Tenez le journal de vos rêves

Pour Pierre Etévenon, le rêve est un état limite de la conscience, un itinéraire possible de la connaissance de nous-mêmes et de notre vérité profonde.

Chacun a ses rêves, sorte de champ imaginaire dans lequel le cerveau traduit par des images ou des symboles tout ce qui le concerne.

Le professeur Etévenon conseille de tenir un tableau de bord de ses rêves.

Sur un journal, au réveil, vous notez vos ou votre rêve. Très souvent ce ne sera que le dernier dont vous aurez une idée précise.

Au fur et à mesure que vous prendrez des notes, les associations, les idées reviendront à votre mémoire, soit concernant le rêve, soit concernant des événements vécus dans d'autres rêves.

Voici ce qu'explique le professeur Etévenon sur le journal de rêves : « Il faut se laisser conduire soi-même sans rien forcer, sans effraction violente. De cette façon on s'enrichit d'expériences passées, oubliées ou plus récentes, sans s'installer dans un barbotage de vieux stress ou de vieilles névroses. »

Beaucoup plus qu'une simple collection de récits de rêves, c'est un journal qui implique tout autant votre relation à votre environnement, à votre famille, au travail, aux projets, aux routes abandonnées, aux émotions, aux rencontres, aux douleurs, à ce que vous n'avez pas pu vivre, à ce que vous aimeriez vivre.

Le journal des rêves est une forme mouvante de bilan permanent. A la question : « Devrait-on conseiller à tout le monde de tenir un journal de rêves », le professeur Etévenon répond : « C'est une affaire entre soi et soi ». Il faut le ressentir comme une passion intime, « un vrai désir de voyager à l'intérieur de ses nuits ».

LES EXCÈS

Une personne qui fume vingt cigarettes par jour à vingt-cinq ans verra sa duré de vie diminuée de quatre ans. Et si elle associe tabac et alcool (un demi-litre de vin par jour), les effets destructeurs, de l'un et de l'autre, ne s'additionnent pas, ils se multiplient.

Les excès quels qu'ils soient ont des retentissements graves sur la santé de la personne concernée mais également sur la société. Or une meilleure connaissance des mécanismes humains permet de prendre en considération ce fait notable : on ne renonce pas aisément et facilement à plusieurs années d'habitudes.

Il faut une bonne dose de volonté. C'est bien souvent avec l'appui des « autres » que peut être stoppé l'engrenage infernal.

La santé peut également être compromise par des excès qui ne sont dus qu'à des abus par souci de bien-être, tel le bronzage. Depuis l'avènement des congés payés, le nombre des cancers de la peau double tous les dix ans.

Par souci de mieux-être et de se suffire à soi-même : un tiers des médicaments absorbés par les Français ne sont pas prescrits par les médecins. Ce qui ne va pas sans poser la question des limites à « l'art de se soigner soi-même », auprès des pouvoirs publics et de la médecine officielle. Une pratique qui peut mettre en danger la santé de celui qui décide de s'automédiquer.

La santé est un équilibre précaire qui appartient à chacun. Dans certains cas, elle demande plus d'informations sur les risques encourus par toute absence de mesure.

LE TABAGISME

L'habitude qui consiste à fumer régulièrement en ayant tendance à augmenter les doses est un phénomène de société relativement récent. Le nombre des fumeurs croît régulièrement depuis la Deuxième Guerre mondiale et concerne les hommes, femmes, adolescents et maintenant de jeunes enfants.

Les chiffres mieux connus des conséquences néfastes du tabagisme devraient faire peur et faire régresser le nombre de fumeurs. Le tabac est à l'origine de :

- 90 % des cancers broncho-pulmonaires.
- 85 % des cancers du larynx.
- 50 % des infarctus.
- 50 % des bronchites.

Même si le nombre de fumeurs adultes est en légère diminution (38 % aujourd'hui contre 46 % en 1975), la crainte reste moins forte que le désir. Actuellement on fume de plus en plus et de plus en plus tôt.

D'après un sondage récent, 52 % des fumeurs adultes souhaitent réduire ou cesser leur consommation de tabac. Les moyens dissuasifs (augmentation du prix des cigarettes), les menaces du cancer, ne suffisent pas à « dégoûter » du tabac. Les fumeurs ne peuvent pas se battre seuls. Comme dans toute toxicomanie, il faut en connaître l'origine et tous les moyens possibles de désintoxication ; il faut également souligner le rôle fondamental de l'entourage.

On peut mourir du tabac, mais on fait mieux, on peut ***« guérir du tabac »***.

Quelle cigarette fumez-vous ?

Lorsque l'on enquête auprès des fumeurs, le tabac apparaît comme une détente, une stimulation ou un moyen de chasser le cafard ; s'occuper les mains, c'est déjà s'occuper l'esprit. Fumer en travaillant, c'est échapper à la discipline, comme si l'on chantait. L'euphorie, la rêverie qu'engendre la « tabagie » est utile pour certains à la création artistique, comme au loisir.

D'une raison à l'autre, le réflexe conditionné s'installe. Pour les femmes : fumer a été reconnu par elles comme un pas vers une vie, sinon virilisée, du moins indépendante.

L'indépendance est le mot qui paradoxalement caractérise le mieux le plaisir de fumer, paradoxalement puisqu'il rend dépendant par la suite. Le plaisir de fumer, c'est rêver aisément avec tous les sens, la vue, le goût, l'odorat. Fumer est ressenti comme un plaisir de la vie, empreint de légèreté.

Ce n'est pas faire le panégyrique de la cigarette que de connaître les motivations (au demeurant très compréhensibles et claires).

C'est faire un pas, si vous êtes fumeur, vers l'analyse de votre raison d'allumer une cigarette et connaître le cheminement de la « cigarette loisir » à la « cigarette besoin »... pour vous arrêter avant.

– **La cigarette stimulation** : elle créee un dynamisme euphorisant.

– **La cigarette gadget** : c'est la cigarette préférée des femmes. Certaines l'entourent d'accessoires coûteux, fume-cigarette, briquet de luxe. Il suffit parfois de retirer les emballages « signe extérieur de richesse » pour que le plaisir s'estompe. Mais si vous sentez s'installer votre plaisir de fumer, ne vous faites pas offrir de cadeaux qui encouragent votre « vice ».

– **La cigarette substitut** : celle que l'on prend après un bon repas, après une discussion ou une journée fatiguante. Elle voudrait atténuer le « stress ».

– **La cigarette de l'anxiété** : elle répond au besoin de se sécuriser face à l'angoisse, la peur.

– **La cigarette besoin** : elle n'a pas de motifs vraiment clairs. A ce stade, le fumeur ressent le besoin de fumer encore et toujours plus ; elle va de pair avec la cigarette de l'habitude.

– **La cigarette de l'habitude acquise** : l'engrenage étant mis en route, les bonnes raisons données pour aider le fumeur font peu de poids à côté du besoin. Et la volonté seule, très souvent, ne suffit plus pour stopper le tabagisme.

Les méfaits du tabac sur l'organisme

– **Toutes les fonctions sont atteintes :**

• *L'appareil respiratoire :* essoufflements, toux, bronchites chroniques, cancers du larynx, pharynx, des bronches, des poumons.
• *L'appareil circulatoire :* accélération du rythme cardiaque, palpitations, hypertension, infarctus du myocarde.
• *L'appareil digestif :* jaunissement des dents, ulcères d'estomac, cancer de l'œsophage.
• *L'appareil urinaire :* cancer de la vessie.
• *L'appareil nerveux :* maux de tête, troubles de la mémoire, nervosité, tremblements, accoutumance de la nicotine.
• *Les organes du sens :* altération du goût et de l'odorat.
• *L'appareil locomoteur :* léger ralentissement de la croissance.

– **Effets spécifiques :**

• *La femme sous contraception orale :* la prise de la pilule a pour effet secondaire d'augmenter légèrement la tension artérielle. Le tabac a le même effet. La consommation conjuguée pilule et tabac expose à des accidents cardio-vasculaires.
• *La femme enceinte :* tout ce qui circule dans le sang de la mère passe dans l'organisme de l'enfant.

Il y a des risques accrus de naissance prématurée et, à la naissance, l'enfant a un poids inférieur.

Les enfants de fumeurs ont une très grande fragilité aux niveaux de la gorge, du nez et des oreilles. Cinquante-huit pour cent d'enfants sont atteints de bronchites chroniques si le père et la mère fument (contre vingt-huit pour cent de risques lorsque aucun des deux n'est fumeur !)

• *L'homme :* l'érection est principalement un phénomène vasculaire (accumulation de sang dans le corps de cet organe, le temps du rapport sexuel). Lorsque l'on connaît le retentissement des composants du tabac (nicotine) sur les artères, on peut déduire que l'impuissance masculine est principalement d'origine vasculaire.

Alors que l'impuissance a une fréquence de quatre pour cent dans la population générale, on constate que cette fréquence est de quarante pour cent supérieure dans la population des fumeurs.

– Les non-fumeurs eux aussi sont atteints

On peut être allergique à la fumée du tabac : la dermite séborrhéïque se manifeste par une éruption de boutons sur le visage, sur le front et menton, et une peau grasse chez les fumeurs. Mais elle se manifeste aussi chez les non-fumeurs : généralement les membres de la famille du fumeur.

– Tabac plus alcool

Attention aussi aux effets désastreux du tabac associé à l'absorption d'alcool.

Les méthodes pour cesser de fumer

Toutes les méthodes doivent être considérées comme des « béquilles » destinées à rendre le sevrage plus facile. La volonté reste déterminante. Les résultats positifs avoisinent en moyenne vingt-cinq à trente pour cent.

– *Acupuncture (méthode de soin chinoise)*, les aiguilles sont placées sur les lignes ou points précis de la surface du corps en fonction de l'organe à traiter ou du but à atteindre. Ici, elles sont posées dans les parois du nez, entre les sourcils, sur les oreilles, ou bien au niveau des poignets. Le traitement est indolore. Chaque séance dure vingt minutes environ.

Le but est de stimuler le système nerveux, de rétablir un équilibre interne et de provoquer la sécrétion de certaines substances qui amènent le désintérêt du tabac.

Le traitement peut être fait dans les centres anti-tabac et son remboursement est possible, après « entente préalable » demandée auprès de la Sécurité sociale.

– *Auriculothérapie :* même principe que l'acupuncture, mais les aiguilles sont posées dans l'oreille uniquement. Le traitement peut se faire aussi à l'aide d'un fil de nylon ou au moyen d'une agrafe fixée au centre du pavillon de l'oreille, pour trois à six semaines. Le traitement fait l'objet de remboursement dans certains centres anti-tabac.

– *Aversion :* les méthodes consistent à contrarier le fumeur dans ses attitudes liés au tabagisme. Elles substituent l'association « cigarette plaisir » à l'association « cigarette déplaisir ».

– *Cigarettes vendues en pharmacie :* leur teneur en nicotine et leur nature sont dosées en fonction d'un programme de désaccoutumance réparti sur plusieurs semaines. Elles remplacent petit à petit la cigarette « normale ».

– *Comportementalisme :* la méthode a été mise au point par un psychologue et consiste à prendre essentiellement en compte les comportements face au tabac (gestes, émotions et activités qui provoquent le besoin de fumer).

Les réunions sont hebdomadaires, par petits groupes. Les résultats doivent intervenir en six semaines.

– *Fume-cigarette :* il retient goudron et nicotine. Le modèle américain le plus récent est particulièrement efficace, il met en application les sciences de la vitesse des gaz et des liquides. la désaccoutumance se fait, en principe, en vingt-huit jours.

– *Homéopathie :* « médecine douce », reconnue par la pharmacopée officielle depuis 1965, cette thérapeutique est utilisée dans le traitement anti-tabac. Il y a prescription de granules contenant des doses infimes d'extait de tabac. L'homéopathie vise à effectuer un sevrage personnalisé, non agressif.

– *Hypnose collective, autohypnose :* dans un état semi-éveillé, avec un thérapeute et en plusieurs séances, en groupe ou individuelles, la suggestion anti-tabac est proposée à l'inconscient.

– *Massage shiatsu :* il s'opère, comme l'acupuncture, sur des points précis, mais avec le doigt.

– *Médicaments :* ce sont en fait des adjuvants. Ils font apel à des produits substitutifs de la nicotine ou à des substances qui dénaturent le goût du tabac. Il existe sur le même principe des chewing-gums au faux goût de « nicotine ».

– *Mésothérapie :* à l'aide de multiples injections intradermiques, sur certains points d'acupuncture, on introduit un produit qui provoque une vaccination anti-tabac. Ce traitement peut être remboursé.

– *Méthode* **« psycol »** : elle opère par correspondance ! Le fumeur remplit un questionnaire et se soumet à un test de « motivations ». La méthode dure quarante jours, au cours desquels le fumeur reçoit des instructions générales. Le fumeur ne paie qu'au bout de trois semaines et a le droit d'arrêter le traitement s'il le désire.

– *Musicothérapie :* la musique s'associe à la sophrologie pour détendre, reconditionner le fumeur et modifier son comportement.

– *Nasothérapie :* sur le principe de l'acupuncture, le traitement opère avec des aiguilles, mais sur la seule région du nez.

– *Pastilles :* elles rendent désagréable le goût du tabac. Elles doivent être sucées lentement.

– *Phytothérapie :* il s'agit de la médecine par les plantes. Le traitement vise à nettoyer l'organisme des toxines de goudron et de nicotine déposées dans le sang par la fumée, à l'aide de décoctions ou toute autre préparation à base de plantes.

– *Plan de cinq jours :* la méthode a été mise au point aux U.S.A. dans les années cinquante sur la base des « 3R » : Résolution, Régime, Respiration. Un médecin et un psychologue font travailler en groupe une dizaine de fumeurs, selon une progression étudiée. L'action va se situer à un double niveau : psychologique et physiologique, renforcée par des conseils diététiques, respiratoires, hydrothérapiques et par une éducation de la volonté.

– *Psychothérapie de groupe :* elle vise à aider le fumeur en rééducation collective. Le principe est identique à celui du « plan de cinq jours ».

– *Psychothérapie* **« graphique » :** elle repose sur la graphologie et vise à modifier l'écriture pour modifier le comportement. Cette méthode équivaut donc à une graphologie « retournée ». Elle se base également sur l'autosuggestion telle que l'enseigne Émile Coué.

– *Thermalisme et thalassothérapie :* il s'agit ici de cures d'une semaine dans des stations d'eau thermale, la plupart spécialisées dans le traitement du nez et de la gorge.

– *Au repos,* à la détente, on associe l'oxygénothérapie, la climatothérapie, l'hydrothérapie. La cure apporte un véritable nettoyage des voies respiratoires.

– *24.24.24 :* la méthode vise à la maîtrise du comportement. Il faut compter jusqu'à vingt-quatre avant de prendre une cigarette, attendre vingt-quatre minutes avant d'allumer la cigarette, et refixer toutes les vingt-quatre heures la décision de ne plus fumer. Les chiffres étant accompagnés d'un soutien psychologique régulier et déculpabilisant.

LE MIEUX-VIVRE SANS TABAC

COMME UNE FÊTE

Quand vous décidez de vous arrêter, car il faut que ce soit vous qui le décidiez :

1. Fixez-vous une date précise, pas trop proche, deux à trois mois. Choisissez-en bien le jour (votre anniversaire, ou bien le premier jour de l'été, etc.).

2. Procédez par paliers : associez votre famille et vos amis à cette date. Mieux, essayez d'arrêter ensemble si votre mari, votre ami(e), fument aussi. Choisissez une marque de cigarettes que vous détestez ; faites du sport ; réduisez l'alcool.

Diminuez progressivement le nombre de cigarettes que vous fumez ; laissez la moitié de la cigarette se consumer seule. Quand vous avez un ennui, ne fumez pas tout de suite. Amplifiez votre effort en vous fixant des heures pour fumer. Changez vos habitudes alimentaires. Ne videz plus vos cendriers : cela vous fera peur...

3. Le jour choisi, fumez plus qu'à l'ordinaire : jusqu'à la nausée. Conservez vos mégots : ils vous rappelleront votre « maladie ». Retirez toutes les cigarettes de chez vous. Faites-vous faire un grand nettoyage dentaire et décidez de garder vos dents blanches. Célébrez ce jour comme un grand événement.

Mieux vaut arrêter le soir. En général, aux environs de dix-huit heures, vous avez dépassé les quarante, cinquante pour cent de votre ration quotidienne. La nuit est proche et vous ne serez pas tenté de fumer durant le sommeil. Vous réussirez ainsi à passer sans trop de difficultés les douze premières heures d'abstinence.

4. Comment tenir « après » : là encore, c'est l'effet de votre volonté.

5. La diététique peut vous aider. Privilégiez les aliments contenant des vitamines C, fruits et légumes, les vitamines B (foie, céréales, laitage). Mastiquez lentement. Évitez les bonbons, si possible. Renoncez le plus possible à l'alcool, sous toutes ses formes (apéritif, digestif).

6. Le mieux-vivre « sans »
• Changez vos habitudes, restaurant, lieu de promenades.
• Adoptez un habillement différent et donnez tous vos vêtements à nettoyer. Déshabituez votre nez de l'odeur de tabac.
• Respirez, aérez-vous. Essayez de dormir plus.
• Pratiquez un sport.
• Aimez votre corps : douchez-vous, lavez vos cheveux, massez-vous tous les jours, au moins au début de l'abstinence.

Enfin, n'oubliez surtout pas de célébrer l'anniversaire de votre arrêt, « comme une fête » !

Lutte contre le tabagisme

Les mesures sociales à connaître que vous soyez fumeurs ou non-fumeurs

• *La loi du 9 juillet 1976 tend à protéger les non-fumeurs :* Interdiction de fumer dans les locaux à usage collectif, hôpitaux, ascenseurs, lieux fréquentés par les moins de seize ans. Dans les véhicules à usage collectif, cinquante pour cent des places au minimum sont réservées aux non-fumeurs. Des sanctions sont prévues pour les contrevenants. Certaines indications doivent figurer obligatoirement sur les paquets de cigarettes vendues en France : « abus dangereux », indication du taux de goudron et de nicotine.

• *La publicité pour le tabac n'est autorisée* que dans la presse écrite, pour adultes.

• *Il existe un Comité national contre le tabagisme.*
– 68, boulevard Saint-Michel – 75006 Paris – Tél. (1) 325.07.08.
• *Diverses ligues ou fédérations* sont à la disposition des personnes ayant décidé de triompher de « leur besoin ».

• *Quelques adresses :*
• Comité français d'éducation pour la santé
– 9, rue Newton, 75116 Paris, Tél. (1) 723.72.07.
• Comité national contre les maladies respiratoires
– 66, boulevard Saint-Michel, 75006 Paris, Tél. (1) 634.58.80.
• Fédération nationale de cardiologie
– 50, rue du Rocher, 75008 Paris, Tél. (1) 522.52.51.
• Ligue nationale contre le cancer
– 1, avenue Stéphen-Pichon, 75013 Paris, Tél. (1) 584.14.30.
• Ligue Vie et Santé – Centre CESA
– 20, rue Demarquay, 75010 Paris, Tél. (1) 206.56.73.

Une génération de non-fumeurs

Même Lucky Luke a jeté son légendaire « mégot »...

La prévention du tabagisme chez les jeunes d'âge scolaire apparaît actuellement comme primordiale. La collaboration parents et jeunes de dix, douze ans est extrêmement importante, le comportement également. Il ne suffit pas de s'abstenir de fumer devant les enfants pour ne pas leur en donner l'habitude. Il faut aussi oser interdire de fumer aux visiteurs en présence des enfants.

La petite affichette que proposent certains pays anglo-saxons peut vous aider. Il suffit de la confectionner :

CHEZ NOUS ON NE FUME PAS !

L'ALCOOLISME

Un adulte ne devrait jamais dépasser la dose de un gramme d'alcool pur par kilo et par jour.
• Soit un demi-litre de vin à dix degrés pour un homme, un peu moins pour une femme.

Au-delà de cette limite, l'alcool a sur l'organisme des effets toxiques, et c'est l'ensemble des troubles qu'il provoque que l'on appelle l'alcoolisme.

Pourquoi boit-on trop d'alcool ?

Les causes sont nombreuses et se situent au moins à trois niveaux.

– **Causes personnelles** : psychologiques et complexes, elles peuvent être liées à des difficultés dans l'enfance, l'adolescence. L'éducation familiale constitue parfois un mauvais exemple et un mauvais « départ ».

– **Causes sociales** : aux préjugés, usages, conditions de vie, on peut associer un certain désœuvrement ou une forme de snobisme dans le cas de l'alcoolisme mondain.

– **Causes économiques** : la surproduction de vin et d'alcool et les précédents d'habitudes dans certaines régions ont une part de responsabilité dans l'implantation de l'alcoolisme.

Ou tout simplement par goût et par faiblesse.

Les formes de l'alcoolisme

– L'alcoolisme aigu ou ivresse

Il se caractérise par un taux élevé d'alcool dans le sang. En principe occasionnel, il n'en constitue pas moins un danger.

– L'alcoolisme chronique

Il caractérise l'état du buveur après plusieurs années. Le taux d'alcoolémie reste élevé en permanence ou presque. L'alcool fait alors des ravages sournois.

La maladie alcoolique constitue à la fois une dépendance vis-à-vis de l'alcool et une intolérance biologique. Il suffit de boire tous les jours plus d'un litre de vin à dix degrés pour devenir un malade alcoolique.

– L'alcoolisme féminin

Les chiffres sont alarmants. Ainsi, on dénombrait une femme pour dix alcooliques il y a une quinzaine d'années, contre une femme pour cinq aujourd'hui. Parmi elles, certaines travaillent au dehors tout en assumant chez elles le travail domestique et les soins aux enfants. Certaines restent au foyer. Ces dernières vivent mal leur situation, s'ennuient, et présentent un alcoolisme dit « de compensation ».

La mortalité féminine par alcoolisme a triplé dans plusieurs régions, tandis que les cancers de la bouche et de l'œsophage, directement liés à l'ingestion d'alcool, ont doublé. D'autre part, les femmes commencent à boire de plus en plus jeunes, ce qui explique que l'alcool est désormais le premier facteur de malformations fœtales.

Les effets sociaux de l'alcoolisme

– **Sur l'alcoolique lui-même** :

L'alcoolique est responsable d'un grand nombre d'accidents de la route, de suicides, d'homicides.

L'alcoolisme est responsable d'un grand nombre d'accidents du travail.

L'alcool se place au troisième rang dans les causes de décès en France.

La surmortalité masculine s'expliquerait en partie par la consommation d'alcool, sous toutes ses formes.

– **Sur la famille** :

L'achat d'alcool se fait souvent au détriment d'autres produits indispensables, ce qui se répercute directement sur la vie familiale.

L'alcoolisme est la cause actuellement de vingt-cinq pour cent des divorces.

L'abus d'alcool a des répercussions graves sur la descendance, beaucoup de malformations, de santés fragiles, sans compter la violence et plus tard les délinquances, ont leur origine dans l'alcoolisme.

– **Sur la collectivité** :

L'alcool est responsable d'une grande part des délits et des crimes. On considère aussi que vingt-cinq pour cent des accidents de la route (et quarante pour cent des accidents mortels) trouvent leur origine dans un taux d'alcoolémie trop élevée.

• *La guérison* : les cures de désintoxication en milieu hospitalier apportent des résultats, mais dans certaines conditions, notamment le consentement total du malade ; l'entourage familial a également un rôle primordial à jouer.

Les thérapies de groupe, avec dialogue, support psychologique apportent des résultats notoires.

Le rôle de soutien à tous les stades du traitement (pendant et surtout après) est déterminant. Pour être acquise, la guérison doit être « suivie » durant de nombreux mois, voire plusieurs années.

• *La réinsertion* : des associations (« Alcooliques Anonymes » notamment) se sont formées à l'initiative et sous la responsabilité d'anciens malades alcooliques. Leur compréhension du problème leur permet de jouer un rôle fondamental dans la guérison et la réinsertion des anciens alcooliques.

L'alcool – les doses dramatiques

– Pour détecter des conducteurs en état d'imprégnation alcoolique on utilise :

• *L'alcootest :* il permet de mesurer, de façon approximative, la quantité d'alcool contenue dans l'haleine.
• *La prise de sang :* elle mesure de façon précise la quantité d'alcool contenue dans le sang.
• *L'éthylomètre :* il quantifie précisément la quantité d'alcool contenue dans l'haleine. Une prise de sang est alors inutile.

Si vous devez prendre la route avec une personne en état « d'ébriété », vous n'aurez pas la possibilité de mesurer son « taux d'alcoolémie ». Mais en observant certains « signes », vous pourrez mesurer les *risques que vous courez* en l'accompagnant et les *risques que vous faites courir aux autres* en le *laissant conduire.*

– Les doses « dramatiques »

• *La griserie euphorisante,* qui donne plus de hardiesse, délivre des inquiétudes, fait chanter et rire aux éclats (ou pleurer si le vin est « triste »), se situe *autour de 0,40/0,50 gramme* d'alcool par litre dans le sang.
• A 0,50 gramme le *« coup dans l'aile »* est plus sérieux et les symptômes précédents plus violents et nocifs.
• *L'ébriété se situe à un gramme,* la voix est pâteuse, la démarche mal assurée et la vision se dédouble.
• *L'ivresse avec 1,50 gramme* entraîne l'incoordination des mouvements, impossibilité de marcher.
• Au-delà (entre trois et cinq grammes), *un semi-coma* s'installe avec des brefs états d'éveils chargés d'hallucinations et d'anxiété accrue. C'est dans cette phase que se produisent les actes « dramatiques ». Le sujet ne se souviendra de rien au « réveil », l'alcool effaçant la mémoire.

L'alcoolique chronique peut passer par toutes ces doses d'alcoolémie et leurs effets, régulièrement ou progressivement.

– Le taux légal d'alcoolémie

En France, le taux légal d'alcoolémie est de 0,80 gramme par litre de sang.

Attention

- *Désormais :*

 ■ Prendre la route en ayant une alcoolémie égale ou supérieure à 0,80 gramme par litre de sang est un délit et non plus une infraction. Auparavant, il n'y avait délit qu'à partir de 1,20 gramme.

 ■ Les conducteurs ayant eu un accident alors qu'ils étaient en état d'ivresse voient leurs primes d'assurance augmenter considérablement.

- *Ce que vous devez savoir pour vous et les autres*

 Une alcoolémie de 0,50 gramme multiplie par deux les risques d'accidents ; entre 0,80 gramme et 1,20 gramme, ces risques sont multipliés par dix.

L'aide aux alcooliques et à leur famille

– Les Alcooliques Anonymes

Alcooliques Anonymes (A.A.) est une association mondiale d'hommes et de femmes qui s'entraident pour rester sobres. Ils offrent leur aide à toute personne qui a un problème d'alcool et désire entreprendre quelque chose à ce niveau.

– Comment les A.A. aident-ils l'alcoolique ?

Par l'exemple et l'amitié des alcooliques « guéris », le nouveau membre est encouragé à s'éloigner du premier verre avec pour principe « une journée à la fois ».

Les A.A. proposent un rétablissement psychologique avec douze étapes, chacune d'elles n'étant pas punitive ou répressive mais suggestive de l'amélioration sur l'esprit et l'organisme qu'apporte une vie sans alcool.

Il y a des réunions « ouvertes » et des réunions « fermées ». Les réunions ouvertes accueillent tout le monde, alcooliques ou non. A cette occasion, des anciens exposent généralement leur expérience. Les réunions « fermées » sont réservées aux membres des A.A. Elles permettent aux participants d'aborder plus particulièrement certains aspects de leur vie.

– Comment mieux connaître cette association ?

- *Deux adresses à Paris :*
 - 21, rue Rousseau, 75011 Paris, Tél. : (1) 806.43.68 – A.A.
 - 3, rue Frédéric-Sauton, 75005 Paris, Tél. : (1) 305.75.00 – Intergroupe de Paris.

- *En province :*
  - La plupart des villes comportent une association A.A. ; elle figure dans l'annuaire téléphonique.
  - Si vous ne trouvez pas d'association A.A., téléphonez à l'intergroupe de Paris (adresse et téléphone ci-dessus) qui vous renseignera.
- *A l'étranger :*
  - A.A. est une organisation internationale. Vous trouverez sous ces initiales l'adresse d'un centre, en consultant l'annuaire du pays concerné.

– L'un de vos proches est alcoolique

A.A. ne s'occupe que des alcooliques. Deux autres associations peuvent aider l'entourage de l'alcoolique :
- les Groupes familiaux « Al-Anon » ;
- les « Alateens », plus spécialement destinés aux adolescents dont les parents sont alcooliques.

L'Intergroupe de Paris vous donnera toute adresse et téléphone pour Paris et la province.

LE BRONZAGE

Bien-être et phénomène de société

De nos jours, la pollution de l'air, la hauteur des habitations, les rues étroites, la fumée, la forte nébulosité, diminuent l'intensité du rayonnement solaire.

Il est permis de penser que d'une manière inconsciente l'homme moderne ressent cette carence. La recherche de soleil accompagnée de longues expositions aux radiations solaires d'où chacun veut revenir aussi coloré que possible est certainement un phénomène social accompagnant une civilisation où le sport, les loisirs, les voyages ont pris une place prépondérante depuis un demi-siècle. Un certain état d'esprit, aussi, veut que désormais l'on paraisse aux mieux de sa forme quoi qu'il arrive et quel que soit l'âge. Cela fait rechercher le hâle, la bonne mine naturelle, auquel s'associe toujours un mieux physique et une certaine détente. Dans un contexte aussi euphorique, ceux qui crient danger passent pour des trouble-fête.

Et au cours des vingt dernières années, au même titre que d'autres déséquilibres écologiques, l'homme a créé une disproportion entre, d'une part, l'augmentation des rayons solaires reçus et, d'autre part, ses capacités de résistance.

Quant aux médecins, pourtant très circonspects sur les effets de ce nouveau Dieu, ils n'osent plus avancer leurs pronostics jugés bien trop alarmistes ! Faute d'être entendus, ils tentent de réparer des dégâts souvent irréparables. Les laboratoires, eux, mettent au point, chaque année, de nouveaux produits solaires « avant et après », de plus en plus protecteurs. Une constatation encourageante, toutefois : l'information mieux faite par les médias (et très explicative) amène de plus en plus de personnes à utiliser au moins un produit solaire. Dans le secteur de la cosmétique, le marché des produits solaires est celui qui a suivi la progression la plus spectaculaire et durable.

Le bronzage agit comme un vaccin

En examinant le brunissement et en le résumant très schématiquement, il peut être comparé à un véritable processus immunitaire que met en place naturellement l'épiderme. Sous l'action des U.V., l'enzyme déclencheur de la mélanine, la tyrosinase, normalement endormie, s'active (schéma ci-dessous).

Il lui faut environ cinq jours pour que la tyrosinase s'emmagasine dans les cellules basales de l'épiderme et puisse s'oxyder. La peau

Schéma des U.V.

CONSTITUTION DES RAYONS SOLAIRES ULTRA-VIOLETS
(ce sont eux qui font brunir)

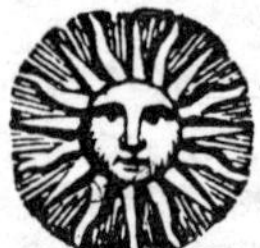

C
Faible longueur d'onde
La majeure partie est retenue par l'atmosphère. Cette onde tue les cellules vivantes.

B
Longueur d'onde moyenne
Très pénétrante, responsable des érythèmes et pigmentations anormales. Elle n'est pas dénuée de tout risque pour le corps humain.

A
Longueur d'onde longue
Provoquant la pigmentation cutanée directe.
Si l'on veut un bronzage naturel et rapide, il faut éliminer les UVB et accélérer l'effet des UVA.

change alors de couleur sous l'effet de ce processus et passe du blanc au brun au fur et à mesure que les cellules migrent à la surface de la peau.

Lorsque la peau est brunie, la tyrosinase arrête son fonctionnement accéléré et les U.V. sont repoussés jusqu'à quatre-vingt-dix pour cent. En colorant la peau, la mélanine a donc agi comme un vaccin antisolaire.

La capacité à bronzer diminue, de toute façon, avec l'âge. Mais d'où tient-on cette capacité à plus ou moins se pigmenter ?

Les phototypes

Selon les caractéristiques génétiques individuelles, il est possible de distinguer trois grands types de peau et de cheveux : roux, brun, blond pur, qui peuvent être mélangés deux par deux.

Ce sont ces gènes individuels qui déterminent la capacité à fabriquer un bronzage protecteur rapide, efficace ou moins efficace ou lent. La sensibilité naturelle de chacun au soleil permet de connaître « son prototype » et, ce qui est plus important encore, de choisir « son produit solaire » avec un indice de protection correctement adapté.

Phototype	Couleur de la peau en hiver	Couleur des cheveux	Protection contre le soleil	Taches de rousseur	Indice de protection du photo-protecteur
I	Laiteuse	Roux	Très faible	+++	Écran total
II	Claire	Dorés	Faible	++	8 à 10
III	Claire	Châtains	Légère	++	6 à 9
IV	Claire	Blonds	Bonne	0	4 à 6
V	Mate	Bruns	Bonne	0	2 à 4
VI	Mate	Noirs	Excellente	0	2

Facteurs extérieurs intervenants dans le mécanisme de bronzage :

Le type de peau est un élément important dans le bronzage. Pourtant, il n'est pas le seul dont il faille tenir compte. Entrent en jeu le climat, le lieu géographique et l'âge, la période de l'année et l'heure :

• *Climat :* selon la latitude, selon la proximité de l'Équateur, la force du soleil est plus ou moins intense ;

• *Lieu géographique :* au bord de la mer et en haute montagne s'opère une forte réverbération qui renforce l'irradiation avec en sus, en montagne, la pureté de l'atmosphère. Cette dernière laissant passer un maximum de rayons A et plus de rayons B qu'en basse altitude ;

• *L'heure :* c'est au zénith, vers 12 h et jusqu'à 15 h que le soleil est le plus redoutable, avec une récidive vers 17 h ;

• *Période de l'année :* en mai et juin, une peau normale voit intervenir l'érythème après 50 minutes d'exposition, après 20 minutes en juillet et août, après 40 minutes en septembre ;
• *L'âge :* jusqu'à sept ans l'enfant est hypervulnérable aux rayons ultraviolets. Il faut insister sur ce point. Ensuite, jusqu'à dix-huit ans, la peau devient moins sensible. A partir de vingt-trois ans, la sensibilité augmente avec l'âge de façon croissante.

Le soleil peut être un ami :

• Grâce au bronzage, on se sent bien dans « sa peau », car le soleil stimule les fonctions biologiques internes. L'action est morale autant que physique ;
• Le soleil a une action biologique au niveau de la peau, il accélère la synthèse de la vitamine D (régénérescence des os) ;
• Il favorise la fabrication de certaines hormones hypophysaires ;
• L'exposition solaire modérée améliore l'acné ;
• Il assainit des peaux grasses et à problèmes (boutons...) ;
• Il freine les sécrétions séborrhéiques (ce qui est excellent pour les vrais cheveux gras) ;
• L'héliothérapie est conseillée pour les personnes atteintes d'affections osseuses, de lésions cutanées et pour certaines dermatoses ;
• Lorsqu'il est associé aux massages, le soleil peut aider à perdre du poids ;
• Le soleil est un stimulateur sexuel (sans doute en raison du bien-être qu'il répercute sur l'état général tout entier).

Attention

Le soleil peut être un ennemi :

• Il provoque un vieillissement prématuré de la peau. Il détériore l'A.D.N., ce constituant fondamental du noyau cellulaire, dont il modifie la structure, ce qui entraîne une dégénérescence ; ennemi également de l'A.R.N., cerveau de la cellule, ce qui se traduit par un arrêt de la synthèse ;
• Il altère des protéines, d'où perte des propriétés mécaniques de la peau ;
• Il provoque une recrudescence de l'acné, lorsque l'exposition a été mal conduite (trop intense, par exemple) ;
• Il aggrave certaines dermatoses ;
• Il permet à certains problèmes épidermiques de surface de dégénérer en cancers graves ;
• Il épaissit la peau, d'où un aspect ridé, flétri, avec des hyperpigmentations progressives avec l'âge lorsque les expositions sont répétées trop souvent.

L'indice de protection solaire

Sur l'emballage du produit, le fabricant mentionne, à côté de la composition sommaire du produit, un chiffre.

Celui-ci indique le degré de protection du produit contre les rayons U.V. nocifs, B et/ou A, selon ce qui est mentionné. Entre laboratoires des pays européens et américains, ces numérotations demandent encore à être tout à fait normalisées. Sachez toutefois que les indices des produits solaires fabriqués en Europe se situent entre un et dix, ceux provenant des U.S.A. jusqu'à dix-huit et vingt. Les produits solaires, même s'ils sont à indices élevés, vous assurent une protection maximale durant une heure. Au-delà, vous devez renouveler l'application.

En règle générale, choisissez des produits de coefficient élevé au début des vacances, puis en fonction du bronzage acquis, vous pourrez décliner, à la baisse, les coefficients, toujours en fonction de votre phototype.

Attention

Et les accélérateurs de bronzage ?

Il faut être prudent. En effet, ne jamais oublier que les produits qui bronzent artificiellement produisent une coloration qui correspond à une réaction artificielle et superficielle de la surface cutanée, qui n'a rien à voir avec le vaccin protecteur naturel mis en place par l'épiderme en profondeur. Ce bronzage artificiel n'offre donc aucune protection.

La mise en garde faite, la préstimulation du bronzage n'est pas à déconseiller. Elle reste en effet un moyen efficace pour les plus impatients et réfractaires au bronzage, de voir en quelques heures leur teint pâle se muer en un hâle léger. Les citadins souvent complexés pourront conduire leur bronzette avec prudence et progression, ce qui peut éviter les brûlures du second et troisième degré (à condition toutefois de garder des temps de bronzage modérés et progressifs).

Conseils

Partez crème solaire en poche

• La première immunisation ne se faisant de toute façon au mieux qu'après cent vingt heures, le soleil est votre ennemi chaque fois que vous vous exposez de façon inconsidérée sans progression immunitaire. *C'est le premier point important.*

• *Deuxième point :* un seul produit solaire pour toute la famille, c'est peut-être plus économique. Mais en y regardant de plus près, ce n'est ni pratique, ni logique. Outre que cela laisse présager de sérieux embouteillages autour de cet achat unique, il ne correspond probablement pas au phototype de chacun. Dans une même famille, les âges, les sensibilités peuvent être très variés. A chacun son produit dans une texture différente. La crème, le lait, plus courants, conviennent mieux à toutes les zones fragiles (visage, décolleté, seins) et à tous les épidermes sensibles, voire ultra-sensibles (ceux des personnes âgées et enfants entre autre).

Le gel, résistant, invisible, plaît aux messieurs. L'huile, légèrement grasse, s'étale aisément ; elle assure la protection et l'hydratation efficaces que recherchent les sportifs.

Ne superposez pas des produits solaires de marques différentes. Seules les présentations, lait et huile par exemple ou crème et lait, choisis dans la même ligne solaire, peuvent être associés sans risque.

Faites de fréquentes applications des produits de protection, notamment après le bain ou le sport ; l'eau et la transpiration dissolvent les produits écran solaire.

• *Troisième point :* les écrans solaires ne servent pas de produits de soins. Ils ne peuvent redonner à l'épiderme du visage, notamment, tous les éléments actifs dont il a besoin. Il faudra prévoir une crème après-soleil. Ce type de crème convient à toute la famille, et sa concentration en principes actifs lui permet de contrôler la desquamation, d'aider la peau à se cicatriser si elle a été agressée.

Sur le corps, un lait fluide, non gras, neutralise la déshydratation et évite la formation d'une peau écailleuse et rugueuse sur les jambes, le dos, les bras notamment.

Pour limiter les effets néfastes du soleil, il est nécessaire :

- que l'organisme ait la capacité de réagir,
- que la peau ait les moyens de jouer un rôle de protection.

L'alimentation intervient à ces deux niveaux.

Les repas importants, trop riches, seront à éviter avant l'exposition.

Il est tout autant fortement déconseillé d'entreprendre un régime amaigrissant restrictif avant une suite d'expositions. Les carences en vitamines C et B observées lors d'un régime amaigrissant amèneront une plus grande fragilité cutanée.

Attention

Afin d'éviter l'apparition d'une photosensibilité ou d'une phototoxicité, il faut éviter l'emploi :

- des cosmétiques contenant des essences de lavande, de citron, de cèdre, de bergamote ;
- de cosmétiques contenant des colorants comme l'éosine, le bleu de méthylène, l'érythrosine... ;
- des parfums extraits de plantes riches en tanin ;
- des produits contenant de l'alcool, parfum, lotion, tonique ou après-rasage.

Le nombre de cancers de la peau double tous les dix ans depuis 1930

Les cancers cutanés découlants pour une large part des expositions solaires peuvent être classés en deux grandes familles :

- La famille la moins gênante : celle des épithéliomas. Ils représentent plus de 90 % des cancers cutanés. Destructeurs localements, les épithéliomas n'envoient pas de ramifications à distance, ils sont peu dangereux.

On les rencontre essentiellement sur les zones découvertes de la peau, exposées aux radiations lumineuses solaires.

Leur présence se manifeste par une tâche brune que l'on appelle kératose sénile, kératose solaire.

A partir de cette tache bénigne peuvent se développer plusieurs types d'épithéliomas, tous étant la conséquence du message génétique de la cellule de l'épiderme perturbé.

- Le deuxième groupe de cancers est lui beaucoup plus grave, il s'agit des mélanomes. Le mélanome grave représente 1 à 2 % des cancers cutanés. Très rare fort heureusement, car les moyens thérapeutiques sont faibles.

Les mélanomes se développent à partir des cellules pigmentaires de la peau, les mélanocytes. En général, le départ est donné par une exposition solaire ou un traumatisme à partir d'un grain de beauté, d'une tache, d'un nodule qui s'étalent et prennent une couleur sombre.

L'héliothérapie – l'héliocure

La méthode qui utilise l'action du soleil à des fins curatives et médicales s'appelle héliothérapie, à des fins revitalisantes, esthétiques, se nomme héliocure ou solarium. Elle est utilisée notamment en thalassothérapie.

Les unes et les autres soumettent le sujet aux radiations solaires.

Le corps progressivement dévêtu est exposé graduellement aux rayons du soleil. Une progression doit être respectée. Faute d'observer ces précautions, le bain de soleil devient dangereux.

Elles associent souvent les trois radiations solaires :

- radiations calorifiques,
- radiations lumineuses,
- radiations ultraviolettes.

Elles se pratiquent dans des centres spécialisés, de préférence en bord de mer, où dans un site aéré, dans des centres de thalassothérapie, de balnéothérapie.

Le bronzage artificiel : la lampe à UVA
(à rayons ultra-violets artificiels)

Plafonnier, lit de bronzage, lampe solaire pour le visage, lampe solaire pour le visage et le buste, rayons pratiqués à l'institut ou à domicile, UVA artificiels font une percée d'envergure en France.

Les appareils les plus fiables sont sans conteste les derniers sortis.

Attention

La durée et le nombre de séances est fonction du type d'appareil. L'exposition aux lampes artificielles UV prépare favorablement aux rayons solaires et réalise un pré-bronzage. Mais il serait dangereux de vouloir être bronzé tout au long de l'année avec ce type d'appareil.

L'AUTOMÉDICATION

En France on se soigne beaucoup par automédication. Une pratique qui peut entraîner des dérèglements sérieux si elle est faite de manière inconsidérée et abusive. Médicaments allopathiques ou homéopathiques demandent à être administrés avec prudence et discipline :

- **Prudence**

Parce que celle-ci conditionne l'efficacité des médicaments, parfois leur tolérance dans l'organisme.

- **Discipline**

Parmi les personnes qui consultent, 71 % ne respectent pas l'ordonnance du médecin. Ce qui est bien regrettable et tout aussi préjudiciable que de ne rien faire.

- **Respecter la prescription**

Certains médicaments agissent plus rapidement lorsque l'estomac est vide : ils arrivent très rapidement dans l'intestin où la paroi intestinale les absorbe aussitôt pour les faire passer dans le sang. D'autres médicaments peuvent sans inconvénients être absorbés pendant ou après le repas, l'amalgame avec les aliments ne leur enlève en rien leur efficacité. D'autres doivent être pris loin des repas parce qu'ils seront neutralisés par certains aliments.

Enfin, certains médicaments irritants pour l'estomac à jeun ne doivent être absorbés qu'avec de la nourriture.

Écoutez les conseils de votre pharmacien ; lisez les ordonnances de votre médecin. Ce sont les seuls judicieux. Dans ce domaine, le bon sens c'est avant tout ce qui est prescrit officiellement.

Conseils

- N'avalez pas les médicaments avec des aliments solides, surtout s'il s'agit de pilules ou de gélules. Buvez autant d'eau qu'il le faut pour qu'ils arrivent rapidement dans l'estomac.

• Les granules homéopathiques ne doivent pas être prélevées avec les doigts mais versées directement sous la langue. Elles sont sucées une dizaine de secondes pour arriver fondues dans l'œsophage.
• Attendre une demi-heure avant de prendre un repas, en général, lorsqu'il s'agit de remède homéopathique ou d'oligo-éléments.
• On déconseille la prise simultanée de produits parfumés à la menthe avec les granules homéopathiques.
• Ne « mélangez » pas votre automédication et la prescription de votre médecin. En cas d'intolérance, d'échec, vous ne saurez pas lequel de vos médicaments a mal agi.
• Conduisez votre traitement le temps qu'il est prescrit et surtout ne l'arrêtez pas dès les premiers signes d'amélioration. Un traitement, pour être véritablement efficace, doit être conduit un temps donné et bien précis.
• L'alcool est capable de déclencher des propriétés secondaires du médicament, n'absorbez pas d'alcool avec toute médication (même une automédication).
• Un médicament agit diversement sur chaque organisme : l'inverse étant vrai également, votre médicament vous appartient, ne le prêtez pas !

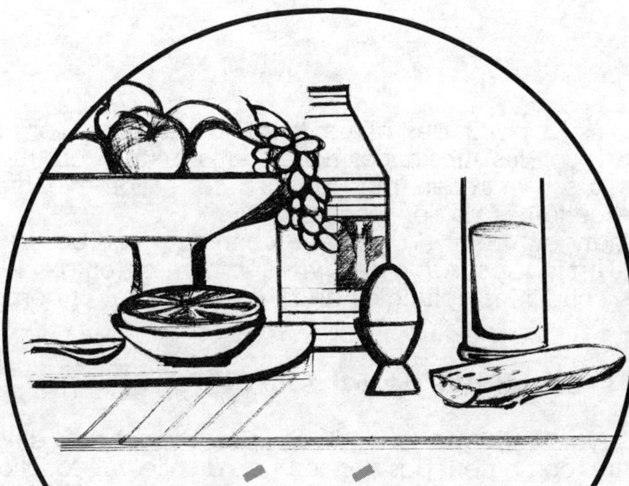

LA DIÉTÉTIQUE

Le savoir manger juste

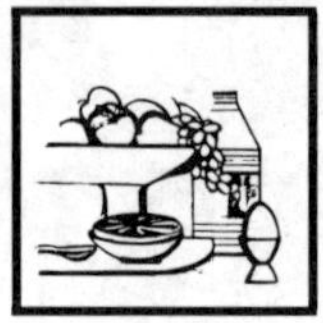

C'est à partir des aliments et boissons que l'organisme reçoit les substances nécessaires à sa « construction », à son entretien, ainsi qu'à sa correction éventuelle de certaines de ses fonctions.

Bien manger, cela s'apprend ; connaître les bases de la diététique est indispensable pour vivre sainement, en pleine santé, dans des conditions optimales de bien-être moral et corporel.

Valeur symbolique de la nourriture

Si le savoir manger juste passe par des règles d'hygiène alimentaire, on ne peut pas s'en tenir qu'à cette vue fonctionnelle des choses. La nourriture est une valeur symbolique humaine très importante. L'aliment partagé, mangé ensemble fait partie des liens sociaux fondamentaux, inscrits dans notre patrimoine génétique.

« *Dans une société, rien de sérieux ne se fait qu'autour de la table* », écrit Jean Trémolières [1].

Parce que la table, le repas, c'est déjà un instant privilégié où se créent des liens entre membres de la même famille, entre amis. Notre société a modifié ses habitudes alimentaires ; faute de temps, on achète plus de plats préparés, on mange plus de conserves. Il n'en reste pas moins que bien manger, chaque fois qu'on le peut, fait partie des plaisirs de l'existence. La nourriture n'est pas une valeur refuge comme certains détracteurs « du bien manger » le laissent entendre, mais une conception de l'existence à mettre sur le même pied d'égalité que la santé et l'activité.

1. *Diététique et arts de vivre,* éd. Seghers.

La nourriture est un facteur fondamental de confort, de bien-être, un moyen de se sentir bien socialement aussi, qui doit rester une des valeurs profondes de la société.

Qu'est-ce que la diététique ?

• *La diététique n'est pas une science réservée* à quelques initiés, diététiciens, nutritionnistes et médecins, **mais la connaissance élémentaire est très simple des besoins vitaux de l'organisme.**

• *La diététique n'est pas une médecine douce,* **mais un mieux vivre naturel,** accessible à tous, en permanence et qui touche un *acte important* de la vie, celui « du manger ».

• *La diététique n'est pas synonyme de régime ou de jeûne,* **mais le savoir manger juste, assez et équilibré.**

Si elle conseille des régimes, c'est pour aider à construire des menus de manière équilibrée.
Sauf cas spécifiques, dictés par la médecine, ces menus ne doivent pas engendrer de « restrictions » notables, seulement une *juste proportion* entre chaque *groupe d'aliments*.

LE GOÛT

Connaître son goût, avoir du goût est un facteur de santé physique et mentale.

Trois fois par jour, votre palais vous fourni, grâce à des papilles spécialisées, des sensations multiples et diverses : salé, sucré, doux, acide, dur ou onctueux, chaud, tiède ou glacé. Aussi étrange que cela puisse paraître, l'organe du goût est l'un des plus riches parmi nos cinq sens et celui dont l'on méconnaît le plus le pouvoir et la valeur.

Le goût peut s'affiner ou se détruire :

Il peut s'affiner, en habituant notamment très tôt l'enfant à l'idée que les aliments ont du goût et des goûts différents, pour éveiller et cultiver les papilles gustatives.

Le goût peut s'émousser et progressivement être détruit.

Une nourriture qui l'agresse, trop salée ou trop sucrée, des abus qui l'irritent, l'alcool, le tabac ; des aliments monotones, pas assez différenciés et fades, sandwichs, plats rapides sont autant de facteurs de perte du goût.

L'obligation de manger hors de chez soi, au moins le midi, en prenant des repas dont les préparations sont très peu variées en goût, ne peut hélas que renforcer ce processus d'appauvrissement.

Pour compenser cet inconvénient, aussi souvent que cela est possible, il est souhaitable de goûter, de déguster, des cuisines simples mais parfumées.

Conseils

A l'écoute du langage des aliments :

• *Pour vous sentir bien dans votre corps, prenez le temps,* l'envie de savourer la subtile alliance des odeurs, des mets, avec leurs déclinaisons de saveurs.

• *Prêtez attention à votre propre goût.* Ce n'est pas un luxe, réservé aux seuls gastronomes. Jacques Puisais [1] précise qu'« avoir du goût, ce n'est pas uniquement aimer le caviar. On peut cultiver son goût avec un œuf ou une carotte ». Les grandes cuisines sont nées de régions pauvres, avec des mets où se mêlent de manière

1. Institut français du goût.

indéfinissable les plus subtiles alliances de goûts et d'odeurs faites d'herbes, d'épices, de légumes parfumés.

• *Éduquez vos enfants, en variant les aliments* (odeurs et couleurs), et leurs préparations (assaisonnements, arômes).

• *L'aliment peut rééquilibrer une vie standardisée* que l'on désigne, non sans raison, comme insipide.

Le goût est une valeur humaine qui contribue à se sentir bien avec les autres (avoir plaisir à partager l'instant du repas), à se sentir bien avec soi (avoir plaisir à manger, même étant seul).

LES DENTS

Respectez votre bouche, elle conduit à votre organisme

Tout le monde attache, avec raison, une grande importance à l'esthétique de la bouche, mais trop peu de personnes ont conscience de l'importance de la bouche pour la santé.

La bouche, pourtant, accueille les aliments, les « prépare » et communique avec les organes principaux du corps, foie, intestins, poumons, estomac...

C'est pourquoi il faut la traiter avec prudence et prévoyance.

Prudence

Ne laissez pas les caries s'installer et empirer. Elles entraînent des troubles graves au niveau des gencives et de l'appareil respiratoire et digestif. Des complications rhinopharyngées récidivantes n'ont pas d'autres origines qu'une dentition mal entretenue.

Prévoyance

Faites-vous surveiller régulièrement (au moins une fois par an) par votre dentiste.

Une visite de contrôle ne coûte rien, et elle préviendra des désagréments graves et souvent inopportuns comme une carie douloureuse ou, au pire, une dent à arracher en période de repos ou de vacances.

Éduquez vos enfants dans ce sens, vous leur apporterez sans effort une source de bien-être qui leur sera nécessaire tout au long de leur vie. Vous leur préparerez aussi une vieillesse plus confortable. Les ennuis de dentition étant la source la plus grande de préoccupations et d'inconfort chez la personne âgée.

L'hygiène dentaire

Il y a encore deux ans, on ne consommait qu'une brosse à dents par foyer et par an ! Faut-il le préciser, une brosse à dents est personnelle et il est souhaitable de la renouveler souvent.

Brossez-vous les dents au moins deux fois par jour, matin et soir.

L'ÉVOLUTION DES HABITUDES ALIMENTAIRES

Les consommations toujours croissantes des plats cuisinés, le succès foudroyant des surgelés, la progression constante des ventes de conserves témoignent de l'évolution des styles de vie et des habitudes alimentaires.

Dans une vie [1], un individu consomme cinquante-huit mille repas et vingt-neuf mille petits déjeuners, dont quelques biberons.

Parce que les pratiques alimentaires évoluent en fonction des styles de vie, chacun de nous passera au cours de sa vie par plusieurs « courants d'idées »... et en sera plus ou moins volontairement influencé.

Hier encore, on répétait : *« vous mangez trop » ; les chiffres sont là : aujourd'hui, on mange moins.*

Dans le budget des ménages, l'alimentation représentait 36 % en 1959.

En 1982, elle tombe à 22 % [2] et le mouvement s'accentue.

On mange moins de pain, moins de pommes de terre, de légumes frais, un peu moins de sucre, mais plus de produits laitiers, de confiture et de chocolat.

On consomme moins de vin, par contre le jus de fruit fait une percée spectaculaire (la consommation a doublé de 1970 à 1982).

Accroissement donc de la consommation d'aliments à calories « vides » au détriment de ceux qui sont « constructeurs ».

Avec les changements de rythmes de vie, d'habitudes, le rôle des scientifiques n'est donc plus de pratiquer le terrorisme alimentaire mais de donner une éducation diététique avec une juste idée de l'équilibre nutritionnel et de la valeur des aliments (leur teneur en vitamines, en oligo-éléments...).

1. Soixante-dix-neuf ans de vie étant la moyenne nationale.
2. Chiffres de l'I.N.S.E.E. (Institut nationale de la statistique).

LES ALIMENTS

Nous sommes en symbiose avec l'environnement

La vie se caractérise par une suite d'échanges avec le monde qui nous entoure. Manger est de ceux-ci.

Nous tirons notre subsistance de trois règnes : *animal, végétal et minéral.*

Animal

Il assure la construction de notre machine, grâce aux protéines qu'il nous fournit. Certains régimes trouvent leur source de protéines ailleurs que chez les animaux, dans les œufs, par exemple (régime végétarien) ou bien encore ils refusent l'absorption de toute protéine animale et les remplacent par des nutriments de valeur identiques (régime végétalien). Ce sont des conceptions diététiques qui peuvent, si elles sont mal conduites, entraîner des carences alimentaires et de graves répercussions sur l'organisme, notamment dans le cas d'un enfant qui a « à se construire ».

Végétal

Il fournit de l'eau, des vitamines, de l'énergie puisée dans le sol ou l'atmosphère, mais surtout des protides et des glucides de valeur (à l'absorption lente et qui peuvent être stockés par l'organisme). Les vitamines, les hormones renforcent l'action des aliments, ce sont des catalyseurs.

Minéral

Il nous procure des éléments minéraux absolument indispensables. Ils interviennent pour renforcer l'action et la valeur des éléments du régime végétal et animal ; on dit qu'ils sont catalyseurs.

Les éléments minéraux se répartissent en deux groupes : les macro-éléments (sodium, potassium, calcium, phosphore...) et les obligo-éléments, chiffrés en fractions de milligrammes (magnésium, fer, cuivre...).

LES NUTRIMENTS

Leur composition est de mieux en mieux connue, et cette connaissance a permis de constater leur extrême complexité.

Ce n'est qu'à force de recherches nombreuses, en laboratoires, avec des appareils perfectionnés que les chercheurs sont arrivés à une véritable science des aliments.

Actuellement on sait qu'un aliment est un assemblage de corps nombreux et divers, dont certains sont sans intérêt nutritif.

Pour désigner les substances fondamentales des aliments, on utilise le nom de *nutriments*. Selon leur nature, chaque aliment est composé de protides, de lipides, de glucides, d'éléments minéraux, de vitamines, d'eau.

On peut dire de manière très imagée que :

- Les *protides* sont les *viandes* ;
- Les *lipides* sont les *graisses* ;
- Les *glucides* sont les *sucres et les dérivés de l'amidon*.

Ce moyen de fixer les idées est très approximatif, car si les viandes contiennent des substances protidiques, ces dernières sont également présentes dans divers végétaux.

Pourquoi varier les aliments ?

Vous avez besoin d'environ quarante nutriments différents pour vous maintenir en bonne santé. Les nutriments se trouvent dans les aliments que vous mangez habituellement.

Aucun aliment ne fournit tous les nutriments dans les quantités nécessaires. Plus la variété est étendue, plus grandes sont les chances de suivre un programme alimentaire équilibré, et moins nombreux sont les risques de carence ou d'excédent alimentaire.

LES CALORIES

Elles définissent les besoins quantitatifs de l'organisme

Chaque jour l'organisme a besoin de recevoir une certaine quantité d'énergie.

Cette valeur énergétique est désignée sous le nom de « calorie ». Chaque aliment s'est vu affecter une valeur calorique.

Les régimes amaigrissants, comme les menus équilibrés que tout un chacun doit élaborer journellement, se réfèrent au nombre de calories.

La calorie est la quantité de chaleur nécessaire pour élever d'un degré centigrade la température d'un kilogramme d'eau. *C'est l'unité qui mesure l'énergie apportée par les aliments :*

- 1 g de glucide dégage en brûlant 4 calories ;
- 1 g de protide dégage en brûlant 4 calories ;
- 1 g de lipide dégage en brûlant 9 calories.

C'est à partir de ces données que l'on établit une ration : ration d'entretien (au repos), ration de production (au travail).

Attention

Un « régime » à 1 000 calories par jour, et même 1 500, entraîne des carences en vitamines et en oligo-éléments. Les nutritionnistes sont formels, d'où la plupart des anémies, spasmophilies et des dépressions.

Conseils

Actuellement, l'unité employée pour l'énergie dans le système international est le joule et ses multiples. En alimentation, on utilise le *kilojoule* (autrefois le *kilocalorie*). Cette nouvelle unité figure sur la plupart des emballages de produits alimentaires et sera progressivement généralisée.

L'ÉQUILIBRE NUTRITIONNEL

Ration énergétique journalière moyenne

Femme
2 000 kilocalories = 8 400 kilojoules
Homme
2 700 kilocalories = 11 300 kilojoules
Adolescent (13-19 ans)
2 400/3 000 kilocalories = 10 000/12 000 kilojoules

(Valeurs moyennes indicatives)

Minéraux indispensables *

Sodium	2 g/jour
Calcium	800 mg/jour
Phosphore	800 mg/jour
Magnésium	350 mg/jour
Fer	10 à 20 mg/jour

(Valeurs moyennes indicatives)

Principes énergétiques *
(en g/kg de poids/jour)

Protéines	1 à 2,0 g
Lipides	1 à 1,5 g
Glucides	5 à 6,0 g

(Valeurs moyennes indicatives)

Vitamines *

A	0,8 à 1 mg/jour
B1	1,3 à 1,8 mg/jour
B2	1,5 à 1,8 mg/jour
C	80 mg/jour
E	15 mg/jour

(Valeurs moyennes indicatives)

* *Apports nutritionnels conseillés pour l'adulte*

Conseils

Pour conserver une alimentation saine, juste et équilibrée :

• *Évitez la monotonie alimentaire.*

• *Évitez trop de matières grasses, en particulier les graisses saturées :*

▪ Les matières grasses sont apportées par le mode de cuisson ou les assaisonnements.

▪ Cinquante à soixante grammes de graisses conviennent à un adulte par jour.

• *Vous répartirez l'apport des nutriments au cours des trois repas.*

▪ Si le petit déjeuner est équilibré et copieux, les deux autres repas devront être plus légers.

▪ Pour les enfants et les adolescents, prévoyez un goûter.

• *Chaque jour, pour un apport équilibré de tous, choisissez des aliments provenant de chacun des cinq groupes présentés sur le tableau des pages 258 et 259.*

LES GROUPES D'ALIMENTS

En fonction des nutriments qu'ils apportent à l'organisme, on a pu classifier les aliments en « groupe ». Les aliments d'un même groupe couvrent les besoins de l'organisme.

groupe	types d'aliments	principaux nutriments	remarques
1	*lait et laitages* (fromages fermentés, yaourts...)	calcium, protides, lipides, vitamines A, B.	Indispensables : ils couvrent les besoins en calcium, permettent le développement et le maintien en bon état des os et des dents. Ils doivent être consommés à tout âge. Ils sont la source de protides « bon marché ».
2	*viandes, poissons,* (volailles, gibiers, charcuterie...)	protides, lipides, éléments minéraux (fer, iode...), vitamines A, B.	Il n'est pas utile de consommer de la viande tous les jours. Les produits de la mer sont les seuls à pouvoir couvrir les besoins en iode, il faut en consommer au moins une fois par semaine.
3	*légumes, fruits*	éléments minéraux (calcium, potassium, magnésium...), vitamines : C, carotène... cellulose, eau	Une bonne mastication facilite leur digestion. Pour garder au maximum leurs vitamines, ils doivent être consommés le plus rapidement possible après la cueillette (pas de longs séjours dans le bac à légumes). Ne pas les faire tremper.

Un aliment d'un groupe peut être remplacé par un autre aliment du même groupe. Par exemple, la viande peut être remplacée par du poisson, des œufs, du lait...

groupe	types d'aliments	principaux nutriments	remarques
4	*féculents* (riz, pâtes, semoule, pain, pâtisseries, pommes de terre)	glucides à assimilation lente (digérés en 6 à 8 heures). protides, vitamines B	Le pain figure dans toute alimentation équilibrée. On peut améliorer leur digestion par une meilleure mastication. Ils sont la source de protides « bon marché ». Utiliser l'eau de cuisson pour la confection de sauces, potages...
	produits sucrés (sucre, miel, confiture, confiseries, fruits secs, boissons sucrées)	glucides à assimilation rapide (digérés en 1/2 heure à 1 heure)	Le sucre contenu dans les produits sucrés n'est pas indispensable à l'organisme. Leur consommation doit être modérée.
5	*matières grasses* (beurre, margarine, crème fraîche, huiles, graisses, charcuterie très grasse...)	lipides, vitamines A, D.	Leur usage doit être modéré.

Trois exemples de menus équilibrés

Petit déjeuner	**groupes apportés**	**déjeuner**	**groupes apportés**	**dîner**	**groupes apportés**
Biscottes	4	Crudité	3	Pamplemousse	3
beurrées	5	+ assai-		Jambon blanc	2
Thé	4	sonnement	5	Haricots	3
Œufs coque	2	Cabillaud	2	Beurre frais	5
Fromage		Pommes	4	Yaourt	1
blanc maigre	1	vapeur		Pruneaux	4
Compote de		Gruyère	1		
fruits	3	Banane	3		
Jus d'orange	3				

Les protéines

100 g de viande sans déchets apportent autant de protéines que :

100 g volaille	100 g poisson	100 g foie	100 g jambon cuit
2 œufs	60 g gruyère	1/2 l lait	100 g camembert

Le calcium

1 bol de lait (1/4 de litre) apporte autant de calcium que :

2 yaourts (12 cl)	300 g fromage blanc	10 petits suisses (30 g)	80 g camembert
50 g St-Paulin	45 g Roquefort	40 g Hollande	30 g Gruyère

LES BOISSONS

L'EAU

L'eau, la seule boisson indispensable à l'organisme, représente un besoin primordial. Une insatisfaction en eau de vingt pour cent entraîne la mort. L'eau est introduite dans l'organisme par la boisson, mais également par les aliments solides dont certains contiennent une proportion d'eau dépassant largement cinquante pour cent. Les boissons non alcoolisées peuvent être absorbées au cours et en dehors des repas.

Il est recommandé de consommer de 1 à 1,5 litre d'eau par jour que l'on peut boire sous diverses formes :

Eau uniquement

Diverses eaux potables (eaux de source, de table, minérales, du robinet) :
• Elles n'apportent aucune calorie, donc ne font pas grossir.
• Consommez l'eau du robinet, si elle a un goût agréable : c'est la plus économique.

Eau et substances aromatiques

Tisanes : café, thé, bouillons de légumes :
• Elles peuvent avoir des propriétés thérapeutiques (tisanes digestives, calmantes...).
• Elles peuvent être stimulantes : la caféine du café est une substance excitante.
• Lorsqu'elles ne sont pas sucrées, elles n'apportent aucune calorie.

Eau et sucre

Limonade, coca-cola, sirops :
• Très sucrées, ces boissons augmentent insidieusement la ration de sucre : se méfier des « sucres cachés » : 1 verre de ces boissons = 2 à 3 morceaux de sucre n° 4, soit 5 grammes de sucre.

Eau, sucre et vitamines

Jus de fruits (frais, surgelés, en conserve).
Boissons à base de fruits (douze à trente pour cent de fruits environ).

- Un véritable jus de fruits est source de vitamines et d'éléments minéraux : en consommer le matin est une bonne habitude.
- Les boissons à base de fruits ne sont que des jus de fruits dilués et sucrés.

L'ALCOOL

Boissons fermentées (vin, cidre, bières).
Boissons distillées (digestifs, liqueurs, apéritifs).

- Leur rôle n'est pas d'apporter *de l'eau* mais de *l'alcool.*
- Elles apportent *des calories* (sept kilocalories par gramme d'alcool pur), donc font *grossir.*

Attention

Pourquoi vous interdit-on l'alcool quand vous faites un régime ?

Une fois parvenu dans l'organisme, six pour cent de la dose d'alcool ingérée fournit de l'énergie, le restant est oxydé sous l'influence d'une enzyme spécifique et transformé en graisse.

Pourquoi l'alcool ne peut-il être utilisé par l'organisme ?

L'alcool est incapable de servir de carburant au muscle, il se contente d'échauffer la peau, par la vaso-dilatation et ce pour un temps seulement.

LE LAIT

Le lait peut être utilisé comme boisson

Riche en calcium, en protéines et en vitamines, le lait est considéré, en diététique, comme étant un aliment.

Quoi qu'il en soit, le lait apporte à l'organisme de l'eau (il contient quatre-vingt-sept pour cent d'eau) et 1/4 de litre de lait est aussi riche qu'un kilo d'oranges.

Pasteurisé ou stérilisé, concentré, frais, en poudre, infantile, le lait est nécessaire à tous âges et peut être considéré comme une boisson « équilibrée ».

La femme enceinte, l'adolescent préféreront le lait entier, plus riche en protéines.

Seul le lait aromatisé est à prendre modérément en raison de sa teneur en sucre.

LES VITAMINES

Ce sont des substances organiques dont l'organisme humain ne peut faire la synthèse, mais qui, à des doses infiniment petites, se comportent comme un facteur indispensable à la vie. Selon les plus récentes recherches scientifiques, c'est à elles que nous allons devoir de vivre mieux et plus longtemps, centenaires même...

Les vitamines, dont l'étude et les découvertes successives ont commencé dans le dernier tiers du XIXe siècle, jouent un rôle primordial dans le développement, la fonction et la défense de l'organisme. De là le terme de vitamine, tiré du latin *vita,* la « vie », donné en 1911 par le savant Funk.

Toutefois, il y a déjà plusieurs siècles, les Chinois, les Égyptiens, les Mayas, les Aztèques, ont décelé la valeur des vitamines dans les produits naturels et dans certains organes. En les sortant du chaos des remèdes de la magie, ils en ont reconnu les vertus, sans pourtant les avoir identifiées.

On peut rapprocher le rôle des vitamines de celui des hormones. Toutes les deux sont des catalyseurs, c'est-à-dire des excitateurs fonctionnels.

L'homme est capable de faire lui-même la synthèse d'une seule vitamine, la vitamine D, qu'il fabrique au niveau de sa peau à partir de certains stérols, quand elle est soumise à l'action des ultraviolets.

Mis à part celle-ci, toutes les autres vitamines ne peuvent être fabriquées par le corps humain et seule une alimentation judicieuse est susceptible de lui fournir, à doses infinitésimales, les quantités nécessaires.

LES VITAMINES DE LA FORME ET DE LA BEAUTÉ

Voici la liste des vitamines indispensables à la santé du corps. Il ne faut en aucun cas les négliger, elles aident à conserver un métabolisme équilibré, mais aussi à maintenir l'aspect de la peau, des ongles ou des cheveux :

Vitamine A :

Pour éviter les ongles cassés, avoir une peau douce et un teint lumineux.
– **Viandes :** foie de porc, rognon de mouton.
– **Légumes :** carottes, endives, épinard, pissenlit, haricots verts, petits pois.
– **Fruits :** pêche, prune, pruneau, abricot.
– **Autres produits :** lait, beurre, fromage, œuf.

Vitamine B (groupe des vitamines B) :

Pour lutter contre la nervosité, la fatigue, pour éviter les lourdeurs de jambes. Pour les peaux grasses, dont il faut normaliser les sécrétions. Consultez votre médecin si vous êtes sous pilule contraceptive, il vous faut, en principe plus de vitamine B_6.
– **Viandes :** rognon de bœuf, de veau, agneau, volaille, bœuf, foie de bœuf, porc, cervelle.
– **Légumes :** légumes secs, champignons.
– **Fruits :** cacahuètes, raisins secs, datte, figue, banane.
– **Autres produits :** levure de bière, pain complet, farine de maïs, farine d'avoine, œuf, fromage, miel, lait, crevette, pollen.

Vitamine C :

Pour avoir du tonus, de la souplesse, un teint frais, des cheveux résistants, des dents saines.
- **Viandes** : foie de mouton et de poulet.
- **Légumes** : concombre, cresson, oseille, asperge, céleri, radis, tomate, navet, ail, betterave, cerfeuil, persil, chou-fleur, pomme de terre.
- **Fruits** : raisin, orange, pomme, mandarine, groseille, fraise, noix, poire, cassis, ananas, cerise, melon, citron.
- **Autre produit** : les huîtres.

Vitamines D :

Pour avoir des dents saines, une bonne ossature. A l'approche de la cinquantaine, elle prévient, avec le calcium, les risques d'ostéoporose.
- **Viandes** : cervelle, foie, ris de veau, lard.
- **Autres produits** : jaune d'œuf, lait, beurre, saumon, sardine, thon.

Vitamine E :

Pour avoir une peau saine et fraîche. Elle renforce les mécanismes de défense de l'organisme contre les infections.
- **Viandes** : foie de veau.
- **Légumes** : laitue.
- **Fruits** : amande.
- **Autres produits** : huile d'arachide, germe de blé, huile d'olive.

Vitamine F :

Pour nourrir la peau et prévenir son dessèchement. Essentiellement dans les huiles et graisses animales.

Vitamine PP :

Pour protéger la peau (hypersensibilité au soleil ou au froid)
- **Viandes** : foie de porc, de veau, saumon, rognon, poisson.
- **Légumes** : germe de blé, tomate, épinard, bette.
- **Fruits** : noix.
- **Autre produit** : levure de boulanger.

Conseils

Sachez conserver le maximum de vitamines aux aliments de leur achat à leur préparation

- Les vitamines A, D, E, K, s'altèrent peu et résistent à la chaleur.
- Les vitamines C, B_1, B_2, PP sont détruites à l'air, au soleil (conservation), à l'eau (lavage), à la chaleur (préparation), au contact de certains métaux.
- La vitamine C est la plus fragile. Elle est éliminée avec les eaux de lavage et les pelures. Elle est détruite par l'oxydation, par la cuisson à l'air libre.
- La vitamine B est moins fragile, néanmoins détruite par la chaleur, la lumière et l'eau de nettoyage (des légumes notamment).
- Pelez finement les légumes. Consommez les fruits avec leur peau (les vitamines sont concentrés dans la peau).
- Lavez les légumes avant de les couper.
- Certains métaux, le cuivre notamment, détruisent les vitamines.
- Évitez les cuissons prolongées et préparez les cuissons à la vapeur (marmite « autocuiseur »).
- Utilisez les eaux de cuisson, ce sont elles qui ont recueilli la plupart des vitamines et sels minéraux.
- Consommez le beurre cru, posé en dernière minute sur la préparation.

LES BESOINS DE L'ORGANISME EN MAGNESIUM ET EN POTASSIUM

Parmi les sels minéraux, le magnésium et le potassium occupent une place privilégiée dans les besoins de l'organisme.

Le magnésium

Tous les êtres vivants ont besoin de magnésium et on peut dire que, sans lui, l'assimilation des nutriments serait impossible et la vie se trouverait stoppée. Chez l'homme, le magnésium est présent dans les tissus et les organes les plus actifs, tels que le foie, les reins, le cœur, la peau, les vaisseaux sanguins.

A chaque instant où l'organisme doit fournir un effort supplémentaire, comme produire de la chaleur, se mobiliser contre une infection, il puise dans son stock de magnésium l'énergie nécessaire pour assumer sa tâche.

Aux stress de la vie moderne, l'organisme s'adapte par un apport d'énergie supplémentaire. C'est encore dans le stock de magnésium qu'il puise. Durant toutes les périodes de forte demande (effort physique, saison hivernale longue), le besoin de magnésium est d'au moins trois cent milligrammes par jour.

De grands médecins spécialistes français affirment : « Nous sommes tous carencés en magnésium. » En effet, à la nature particulière de notre vie s'ajoutent des aliments contenant de moins en moins de magnésium (cela est dû aux méthodes de culture, à la nourriture des animaux, un cercle vicieux). Une alimentation déséquilibrée, avec moins de céréales, de pain, de légumes secs ne fait qu'accroître la carence. Les femmes sont particulièrement soumises aux influences hormonales qui contribuent, elles aussi, à modifier profondément le taux de magnésium dans le corps.

La nervosité, la fatigue, certaines dépressions nerveuses peuvent être soignées avec un apport de magnésium (et de vitamines du groupe B).

La prise de magnésium ne présente pas pour l'organisme l'inconvénient d'une accoutumance. C'est de plus un bon stimulant en cas de réveil difficile. Et dans la journée il agit comme un calmant équilibrant.

Les aliments riches en magnésium :

- Coquillages, crustacés, poissons gras.
- Haricots verts, haricots secs, pois cassés, épinards.
- Céréales, farine.
- Fromages durs.
- Fruits secs sucrés.
- Bananes et chocolat.

Attention

Un traitement à base de magnésium ne doit être suivi qu'après conseil du médecin ou du pharmacien.

Le potassium

A la suite des régimes amincissants, on constate une forte baisse de potassium.

C'est un des éléments les plus rigoureusement indispensables à l'organisme. Il est apporté par des aliments végétaux qui en contiennent d'importantes quantités : les céréales et les pommes de terre, en particulier.

On le trouve également en abondance dans les fruits.

Comme le potassium intervient dans la régulation de l'équilibre cellulaire et dans le fonctionnement nerveux en général, la carence en potassium renforce les effets pervers d'un manque de magnésium : nervosité, fatigue, irritabilité.

Conseils

On conseille de manger des bananes dans le cas d'insuffisance en potassium. Le médecin y associe une prescription à prendre hors des repas, le lait et le fromage empêchant la fixation du potassium ainsi ingéré.

LE PAIN - LE SUCRE

Les questions que vous vous posez à leur sujet :

1. Le pain

En France, on n'en mange plus assez ! Il est supprimé sous prétexte qu'il fait grossir.

Le pain et la santé

Le pain est un aliment riche, composé de 70 % de glucides à absorption lente - l'amidon - et de 10 à 12 % de protides et de sels minéraux.

Il est l'une des sources principales de vitamines du groupe B, vitamines de l'équilibre général. Il faudrait en consommer au moins 120 g par jour, en alternant pain blanc et pain complet en cas de constipation.

Le pain fait-il grossir ?

Tous les nutritionnistes sont d'accord. Le pain ne fait pas grossir, il empêche de maigrir les gros, ce qui est tout à fait différent.

La réputation du pain qui fait grossir vient sans doute de ce qu'il est riche en glucides. Et quand on pense glucides on pense glucoses, sucre, confiture... glucides à absorption rapide, qui calment la faim, donc vite assimilés... et vite redemandés par l'organisme (on dit que le sucre appelle le sucre). Alors que les glucides du pain – l'amidon – sont à absorption lente (une heure à une heure trente au lieu de quinze minutes).

Le pain sur la table

Ne pas le couper plus de dix minutes avant le repas. On le présente dans une corbeille, de préférence en osier (berceau du pain), où il se conserve mieux qu'au contact du métal.

2. Le sucre

Le sucre apporté par l'alimentation se subdivise en réalité en deux catégories de sucres :
- **les sucres d'absorption rapide,** qui ont la saveur sucrée : ils passent rapidement la paroi intestinale ; il s'agit de toutes les sucreries et confiseries, mais aussi du sucre du lait et des fruits (lactose et fructose) ;
- **les sucres d'absorption lente,** qui n'ont pas la saveur sucrée (mais ont la même valeur énergétique que les précédents) : ils passent plus lentement la paroi intestinale ; il s'agit des féculents, céréales, farineux, etc.

On considère que les *rapides* font monter assez rapidement le taux de sucre dans le sang, parfois de façon excessive (hyperglycémie) surtout lorsqu'ils sont consommés seuls ou à jeun. Au contraire, le sucre apporté par les *lents* diffuse régulièrement et progressivement dans le sang.

Consommés au cours d'un repas, les *sucres rapides* tendent moins à perturber la glycémie, dans la mesure où il existe une certaine « compétition » entre les divers nutriments (glucides, lipides, protéines) et les aliments (notamment les aliments apportant des fibres) pour traverser la paroi intestinale.

LA CONVIVIALITÉ DÈS LE PETIT DÉJEUNER

La convivialité autour du repas est un facteur de bon équilibre physique et psychique. Ce sont les hommes d'État qui ont remis à l'honneur ce premier repas.

Actuellement, beaucoup de conférences de presse, de réunions d'informations et de travail se font autour d'un petit déjeuner copieux et chaleureux, dans tous les milieux socio-professionnels.

Pris en famille, le petit déjeuner sera l'occasion de débuter ensemble la journée, avant de se séparer souvent jusqu'au soir. Le petit déjeuner ne demande que peu de préparation ; pris dans une atmosphère chaleureuse, il permet la détente et l'échange affectif.

Réhabiliter le petit déjeuner

Le petit déjeuner est le repas le plus important de la journée, nous devrions puiser vingt cinq à trente-trois pour cent de notre ration alimentaire quotidienne.

Les nutritionnistes ont réussi à changer la conception du petit déjeuner :

• En 1975, dix-sept pour cent des Français ne mangeaient jamais de pain au petit déjeuner, et vingt-huit pour cent se passaient de beurre.

Depuis, le petit déjeuner se trouve réhabilité dans la pratique, dans les intentions.

• Cinquante-cinq pour cent des personnes interrogées pensent qu'un petit déjeuner plus copieux les aiderait à mieux travailler, ou pour la pratique d'un sport.

Conseils

Voici des précisions et des conseils qui devraient vous aider à passer du stade de « l'intention » à celui de la mise en application !

• Prendre un petit déjeuner solide ne fait pas grossir.

• Sauter ce repas n'aide pas à perdre du poids. Ce qui compte, c'est la ration quotidienne de calories.

• Un petit déjeuner composé de lait, céréales, pain, beurre et fruits assure un apport nutritionnel équilibré.

• Œufs durs, yaourts, compote (peu ou pas sucrée) peuvent composer un menu du matin rapide et équilibré.

LES RÉGIMES

Bien manger cela s'apprend

L'influence du régime alimentaire sur la silhouette, sur l'état général, sur l'aspect de l'épiderme est telle qu'il conditionne totalement l'harmonie des formes, le moral et l'éclat du teint. La difficulté commence lorsqu'il s'agit de définir ou de choisir, parmi tous ceux qui sont suggérés, le régime alimentaire équilibré. Le régime « grillades, légumes verts », paraît parfait, or il n'est pas du tout évident que ce soit ce régime qui convienne le mieux à votre cas particulier.

Pour beaucoup de personnes, le choix, lorsqu'il s'agit de nourriture, est difficile pour plusieurs raisons fort simples, excusables, mais pas nécessairement connues :

• Si vous ignorez tout du régime qui peut être le plus favorable à votre vitalité et à votre aspect physique, c'est en grande partie dû à l'extraordinaire adaptabilité de l'organisme.

En conséquence, l'influence sur les proportions de votre corps et sur votre état général d'un régime ou d'une alimentation déséquilibrée ne se fait sentir que progressivement.

• Toute personne en bonne santé peut vivre, sans trouble important et pendant une assez longue période, en se nourrissant n'importe comment.

Attention

Les ténors de la diététique

Tour à tour, leurs principes diététiques sont mis à l'honneur, ils ne visent, disent-ils, que le bien-être de chacun. Prudence, pourtant !

Les extraordinaires possibilités d'adaptation de l'organisme, en matière de nourriture, la résistance du corps, ont conduit à la floraison de régimes contradictoires, le plus souvent éloignés d'une alimentation équilibrée.

C'est ainsi que sont apparus des régimes exclusivement basés sur l'absorption d'ananas, d'œufs, de raisin... A moins que d'autres viennent proscrire totalement les aliments crus au profit des aliments cuits.

Sur une courte durée, ces théories n'auront pas ou peu de conséquences. Tout au plus, vous créeront-elles quelques ennuis intestinaux. Par contre, elles ne contribuent pas à vous donner une idée du régime diététique juste et équilibré. Le mieux serait de ne pas perdre de vue les principes de base de la diététique avant de suivre ces préceptes.

CHOISISSEZ VOTRE RÉGIME

On distingue :

1. Les régimes en tant que mode d'alimentation.

2. Les régimes plus spécialement amaigrissants.

3. Les méthodes qui aident à bien conduire le corps.

Un régime n'est pas nécessairement amaigrissant. C'est avant tout un mode d'alimentation qui répond sainement et de manière adaptée aux besoins de votre organisme. Il est souhaitable que ce soit de façon permanente pour que votre organisme puisse trouver le temps de s'y habituer et en retirer les profits attendus.

Il ne faut pas perdre de vue, que suivre un régime bien particulier entraîne une cuisine spéciale. Vous devrez ou convaincre toute votre famille aux bienfaits de « votre » mode d'alimentation ou vous résoudre à cuisiner en plus les menus de votre régime.

Quelques régimes En tant que mode d'alimentation

Le régime végétarien

Les premières écoles végétariennes sont apparues à la fin du XIXe siècle, sous l'influence de deux médecins : Carton (en France) et Bircher (en Suisse).

Les principes du végétarisme : une alimentation naturelle, à base de crudités, de céréales complètes, de laitages, d'œufs, de miel.

Les aliments doivent être absolument naturels, sans produits chimiques et sans transformations par procédés industriels.

Les dérivés animaux (œufs, miel) sont acceptés par certains, puisqu'il n'y a pas mise à mort d'animaux et parce qu'ils estiment aussi que ces sous-produits n'ont pas la toxicité de la viande. Certains végétariens admettent la chair des poissons.

Les préparations doivent être simples pour ne pas apporter de calories. Il est préconisé trois repas par jour, avec un dîner léger, pour faciliter le sommeil.

Autre principe fondamental : ne jamais être « repu » et toujours rester sur sa faim.

Le régime végétalien

Prenant pour principe que l'alimentation végétale constituait la nourriture d'origine de l'homme primitif, ce régime exclut le lait et tous ses dérivés. Les fruits (parfois les légumes), les grains, le pain sont la base de la nourriture.

Les légumes sont cuits à la vapeur ou à l'étouffée ; on y ajoute des noix, des noisettes, des amandes et des fruits secs. Seules les huiles de première pression sont utilisées. La levure de bière permet d'augmenter l'apport de protéines et complète les sources de vitamines.

Attention

Ce type de régime est *à proscrire totalement pour les jeunes enfants et les adolescents.* Les sources limitées de protéines constituent une carence à plus ou moins long terme et entraînent des séquelles graves pour la construction du squelette et de la masse musculaire.

Le régime crudivorien

Le crudivorisme est une variante « crue », en quelque sorte, du régime végétarien. Le principe est celui du lapin « grignoteur ». Chacun sait que le lapin est un herbivore qui dévore toute la journée. Donnez-lui sa ration journalière sous la forme d'un seul gros repas et il prend du poids. D'après cet exemple et pour suivre la théorie du Dr Nolfi, il apparaît indispensable, d'une part, de ne pas cuire les aliments, pour ne pas tuer les principes vivants et, d'autre part, de manger aussi souvent que possible, en petites quantités.

Le régime ne comporte pas de viande. Soixante-dix à quatre-vingts pour cent des aliments du régime seront des fruits, des légumes et des oléagineux ; vingt à trente pour cent des fruits de mer, des œufs et des produits laitiers.

En théorie, c'est très séduisant. Les diététiciens affirment qu'en pratique c'est très vite irréalisable et irréaliste.

Attention

De plus... ce régime vous coupera complètement du monde, car la plupart de vos amis ne se sentent pas les mœurs d'un lapin et préfèrent manger cuit.

L'alimentation dissociée

Autre facette du crudivorisme, du végétarisme : l'hygiénisme. Une théorie qui fut à la mode chez certains intellectuels du XVIIIe siècle. Elle a été reprise par le docteur Helbert Shelton et affinée plus récemment par le docteur Hay.

– Le régime fractionné

L'hygiénisme, en général, préconise une vie très naturelle, air, soleil, alimentation saine.

Le fondement du « régime fractionné » du Dr Shelton fait preuve de plus d'originalité : la plupart des aliments sont incompatibles et tous nos maux viennent de ce que nous les mélangeons à longueur de repas et d'années. Toutes nos maladies, ballonnements, fatigues n'auraient pas d'autres causes que ces horribles mélanges et tout se passerait déjà au niveau de la bouche.

La salive enrobe les aliments d'enzymes. Les sécrétions, au niveau de la bouche, de l'estomac, puis de l'intestin ne sont pas les mêmes suivant la nature de l'aliment ingéré et sont adaptées à celui-ci.

Il faudrait donc manger chaque catégorie d'aliments seule pour que les enzymes puissent agir efficacement et n'en arrivent pas à « se contrarier ».

– L'alimentation dissociée

« Le seul traitement véritable de toutes les maladies étant d'en éviter les causes », le Dr Hay reprend le grand principe de Shelton et dénonce trois points nocifs de notre alimentation dus à la mauvaise association des aliments :

- la consommation d'aliments dénaturés ;
- la consommation de quantités trop grandes de protéines et de farine d'amidon ;
- le retardement de la digestion ;
- enfin, la conjugaison fausse des aliments.

Les règles fondamentales de l'alimentation dissociée selon le Dr Hay

Le moins possible de produits à base de protéine ou d'amidon, mais beaucoup de fruits et de légumes.

Au cours d'un repas, un genre de protéine seulement, à savoir de la viande ou bien du poisson. En cas d'un repas constitué d'hydrates de carbone, il ne faut manger qu'un seul genre d'amidon, à savoir des pommes de terre ou du pain ou un autre produit à base de farine.

Par ailleurs, il faut éviter la nourriture rôtie dans la poêle.

La dissociation des protéines et des hydrates de carbone constitue le point essentiel de cette « nouvelle alimentation ».

Un tel régime, ayant peu d'exclusives, n'est pas dangereux. Il faut seulement s'armer de patience pour connaître les mélanges « explosifs », *et élaborer les menus en conséquence.*

La macrobiotique

Étymologiquement, du grec *macros* grand et *bios* vie. Contrairement à ce que l'on pense souvent, la macrobiotique n'est pas récente.

Ce terme apparaît dans un traité d'hygiène de vie, pour la première fois, au XIIe siècle ; il disparaît puis ressurgit dans le titre d'un recueil *La macrobiotique ou l'art de prolonger la vie,* en 1871.

Plus récemment, c'est un Japonais, George Oshawa, qui fait sien ce mot pour désigner la cuisine qu'il a introduite en France, dans les années trente.

« Sa » macrobiotique repose sur la philosophie du Tao, l'ancienne médecine chinoise.

La philosophie d'alternance et de complémentarité du Tao va donc s'appliquer en macrobiotique sous tous les aspects de la vie, depuis les saisons, les cultures jusqu'aux aliments, en passant par les vitamines.

Cette « discipline » alimentaire est essentiellement composée de céréales (mais il n'y a pas d'interdit vis-à-vis de la viande) avec soixante pour cent de céréales, trente pour cent de légumes et dix pour cent de légumineux (soja, haricots, lentilles). Trois aliments fondamentaux auxquels on associe des levures et des crudités.

La diététique macrobiotique est compliquée, car elle sous-entend de connaître les aliments yin et yang... des notions assez floues pour l'Occidental lambda !

Quelques régimes

Plus spécialement amaigrissants

Le régime hypocalorique et à basses calories

Les moins dangereux parmi les régimes amaigrissants.

Leur principe est d'entraîner « un bilan énergétique négatif », pour provoquer une réduction du poids des graisses dans les tissus.

Cela signifie que l'apport quotidien en calories étant réduit, l'organisme sera obligé de puiser dans ses réserves (graisses et sucre) les calories énergétiques supplémentaires dont il aura besoin.

Une façon, somme toute, d'utiliser les vieux stocks qui encombrent et donnent cet excès de poids. Un tel régime ne doit pas se faire au hasard. Et la suppression arbitraire d'aliments doit être établie par une diététicienne en fonction du type d'alimentation du patient, mais également des dépenses physiques, du mode de vie socio-professionnel. Le but de ce régime n'est pas d'obtenir un amaigrissement très rapide, mais une perte de poids progressive : un kilo par semaine au début, puis un à deux kilos par mois.

Ce type de régime s'adresse exclusivement aux personnes souffrant d'un excès de poids notable ou d'obésité.

Le régime sans hydrates de carbone

Par hydrates de carbone, on entend la partie sucrée des nutriments, certains en contenant plus que d'autres.

Par exemple, pour 100 grammes,
voici les rapports
entre quatre aliments courants :

- lait de vache entier = 5
- agneau = 0
- poisson = 0
- biscottes = 75

Attention

Un régime sans hydrates de carbones (dont celui du Dr Atkins) est basé sur la suppression des aliments comportant des sucres. Un tel régime n'est pas sans danger.

Le régime de jeûne protéique

Il consiste à supprimer totalement des lipides et les glucides et à n'absorber que des protides bien définis.

Attention

Régimes hypocalorique, sans hydrates de carbone et jeûne protéique sont les trois régimes amaigrissants les plus « classiques », mais, répétons-le, aucun ne peut être entrepris et suivi sans avis et contrôle médical.

Les méthodes qui aident à bien conduire le corps

Le jeûne

Le jeûne consiste à s'abstenir de nourriture, non de liquide. Il fait partie des principes d'hygiène de vie naturelle de la naturothérapie avec la diététique et l'hydrothérapie.

– Pourquoi un jeûne ?

« Pas pour maigrir », dit-on en naturothérapie. Pour « désengrasser » l'organisme, pour remettre en marche les mécanismes de digestion et d'assimilation souvent altérés par les excès de calories et de graisse.

Pour « se laver », se désintoxiquer, il faut absorber des liquides non calorifiques. On préconise du café léger ou du thé non sucrés, du bouillon de légumes non salé, surtout de l'eau pure.

Un régime assez simple, somme toute, qui ne demande que de l'énergie et de la volonté !

Selon le temps de jeûne, on distingue :

– **Le jeûne court** : durant vingt-quatre heures, selon une périodicité que l'on considère être bonne pour soi : tous les mois, à chaque changement de saison, par exemple. Ce jeûne s'appelle aussi diète.

– **Le demi-jeûne** : il consiste à supprimer l'un des trois repas et à le remplacer par de l'eau pure. Pour obtenir de bons résultats (en cas de petites intoxications notamment), il peut être poursuivi pendant huit jours.

– **Le jeûne de trente-six heures** : c'est le jeûne total. A partir du soir, jusqu'au lendemain soir (à pratiquer plutôt le week-end), on ne boit que des tisanes et de l'eau sans sucre. Les voies urinaires et les organes digestifs se trouvent assainis.

– **Le jeûne absolu** : avec repos total et absorption de jus de légumes, de fruits frais, le matin, le midi et le soir seulement. Ce jeûne déclenche la déshydratation, en même temps qu'il évacue les toxines, purifie l'organisme et stimule les facultés mentales.

C'est un jeûne différent des précédents puisqu'il n'implique pas l'absorption de liquide en grandes quantités.

Attention

Aussi simples qu'ils soient dans leur élaboration, les jeûnes ne sont pas bénins. Tous doivent être entrepris après avis médical et ne jamais être prolongés ou même renouvelés sur simple initiative personnelle.

Le jeûne ne concerne que les personnes adultes en parfaite santé, jamais les malades, enfants ou personnes âgées (sauf avis médical).

Le régime sans sel

Trois types de régimes sont possibles :

– Le régime hyposodé large

L'apport journalier en sel se situe entre 5 et 6 grammes.

Il consiste à éviter le sel de table et de cuisine, les assaisonnements et les mets riches en sel (charcuteries, conserves, fromages, etc.). Le pain et le lait sont permis mais doivent être limités. Ce régime est très employé car il convient à des malades souffrant de troubles cardio-vasculaires légers et éventuellement à la femme enceinte en fin de grossesse.

– Le régime hyposodé relatif

L'apport journalier en sel se situe entre 1 et 2 grammes.

Il s'agit ici aussi d'éviter sel, assaisonnements, aliments riches en sel et en plus de remplacer certains aliments courants par des produits de régime de même nature dont la teneur en sodium est considérablement diminuée (lait et beurre de régime, pain et biscottes sans sel).

– Le régime hyposodé strict

L'apport journalier en sel se situe entre 0,5 et 1 gramme.

C'est un régime à base de fruits, de sucre et de riz. Il est peu fréquent et concerne des malades hospitalisés car il nécessite une surveillance constante.

Attention

Souvent nécessaire, un régime sans sel est une chose sérieuse qui ne peut être envisagée que par un médecin. S'il vous est conseillé de faire attention à votre alimentation ou d'éviter les excès de sel, ne vous lancez jamais dans ce type de régime sans avis médical. Ce peut être une erreur diététique susceptible d'avoir de graves conséquences.

LE POIDS IDÉAL

Il est difficile d'établir un barême du poids idéal de chacun en fonction de la taille. Les normes qui existent servent de référence surtout à ceux qui ont beaucoup de kilos à perdre [1]. Le poids idéal est avant tout celui où vous vous sentez le plus à l'aise. Et cela, tout le monde a pu définir à un moment ou à un autre de sa vie ce « point d'équilibre ». Il ne suffit plus ensuite qu'à avoir l'œil sur la balance. Encore que, lorsque l'on souhaite maigrir ou plus simplement mincir, ce ne sont pas seulement les kilos qui importent, mais les centimètres mal répartis.

Attention

Les zones les plus « enveloppées » apparaissent sous l'influence de facteurs souvent divers et complexes [2].

C'est la raison pour laquelle suivre un régime amaigrissant seul, sans indications médicales, relève de la plus haute imprudence. Parce qu'il ne conduira qu'à déséquilibrer l'organisme, sans traiter la cause et, de surcroît, y ajoutera d'autres troubles. Dépression, nervosité, fatigue n'ont souvent pas d'autre origine qu'une nourriture volontairement réduite.

1. Seul, un (ou une) spécialiste, médecin, diététicien, est en mesure d'évaluer votre poids juste si vous avez à maigrir (en cas d'obésité) ou à grossir (en cas de maigreur).
2. Ce sont des régions précises pour l'homme (abdomen notamment), différentes pour la femme (cette dernière déplore le plus souvent un excès de poids sur les hanches).

La fiche personnelle de poids et de mensurations pourra vous aider à mieux vous connaître.

FICHE PERSONNELLE DE POIDS ET DE MENSURATIONS

- **Pesez-vous chaque semaine.**
  A jour et à heure fixe.

- **Apprenez à vous mesurer.**

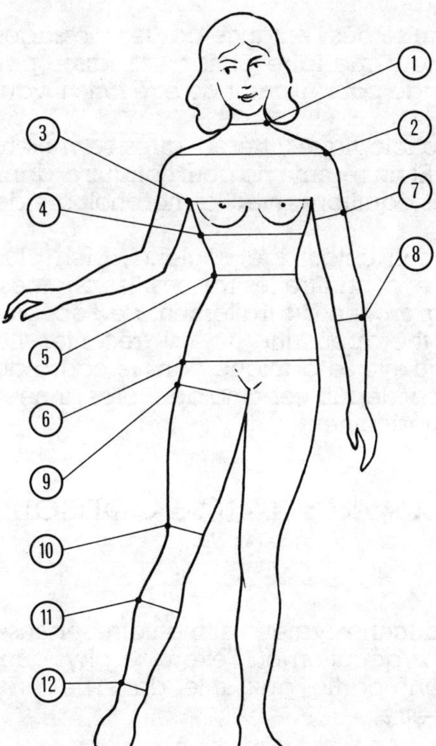

DATES			
Poids			
TAILLE			
1-Cou			
2-Epaules			
3-Poitrine			
4-Thorax en inspiration			
Thorax en expiration			
-Différence			
5-Ceinture			
6-Hanches			
7-Avant-bras			
8-Bras			
9-Cuisse			
10-Genou			
11-Mollet			
12-Cheville			

L'OBÉSITÉ

Nous consommons moins de calories, moins de nourriture, mais notre pays compte encore vingt pour cent d'obèses.

L'obésité est définie comme une surcharge graisseuse accumulée dans le tissu sous-cutané, associée à une rétention aqueuse.

Il y a dans certains cas une prédisposition génétique à l'obésité, mais la plupart du temps l'obésité est due à la suralimentation. Qu'il y ait des facteurs génétiques ou non, l'obésité, l'excès de poids ne sont pas inéluctables.

Tout le monde peut arriver à retrouver son poids « idéal », c'est-à-dire un poids « personnalisé » (et non un poids idéal théorique) ! Plus de trente pour cent des obèses adultes présentaient un excès pondéral durant l'enfance et l'adolescence.

Le bébé, l'enfant bien nourri, « gros, bien en chair », fait honneur aux parents. Ceux-ci ne s'en inquiètent pas et pourtant un poids de quinze pour cent supérieur à la normale chez l'enfant doit être considéré comme pathologique.

L'obésité peut aussi être acquise dès l'enfance par les messages parentaux reçus : « Mange pour me faire plaisir ; ne laisse pas de pain ; finis ton assiette ; mange pour grandir ou être fort ; il vaut mieux faire envie que pitié... »

Raisons pathologiques, psychologiques, héréditaires se mêlent et s'entrecroisent chez l'obèse. Et un régime ne peut conduire, dans la majorité des cas, à un poids équilibré avec la morphologie de façon stable et durable.

L'obèse doit être aidé par son entourage, soutenu ; bien plus encore, il doit se comprendre et connaître les raisons, les origines, de sa prise de poids. Cette approche du traitement de l'obésité, plus psychologique que « thérapeutique », est récente. La « thérapie de groupe » telle qu'elle se pratique dans le cadre du poids, un peu partout en France, depuis ces cinq dernières années est inspirée des méthodes américaines.

Conseils

L'exercice physique

Aucun régime amincissant, aucune hygiène alimentaire sérieuse ne peut exclure l'aération, l'oxygénation ou l'exercice physique.

La relaxation est également partie prenante dans ce programme de retour au mieux-être.

Les clubs de poids et de la forme (la thérapie de groupe) :

Seul, il est souvent difficile de « tenir ». A plusieurs, on apprend à se prendre en charge et à lutter avec l'appui de tous.

Ici, l'appui, les conseils sont donnés par les autres (un guide et le groupe). L'accueil, le dialogue créent, dès l'entrée au club, un sentiment de sécurité et de confiance.

Le poids est déterminé en accord avec le candidat ; il pourra, à tout moment, le réviser à la hausse ou à la baisse. Mais les mots miracles ne sont pas calories ou perte de poids.

Ce qui importe, c'est le changement des habitudes alimentaires. Ce sont les pertes de poids progressives qui sont « valorisées » et non les chutes et les hausses brusques.

C'est le grand principe de ces groupes : l'amaigrissement est vécu comme une renaissance. Il faut changer, oublier toutes les erreurs que l'on faisait.

L'animatrice rassure, dialogue, mais aussi conseille. Des menus et des suggestions pour bien se nourrir sont donnés. Le poids est suivi, noté à chaque séance.

Un surpoids de quatre ou cinq kilos que l'on traîne depuis des années peut être amélioré par la thérapie de groupe. Et c'est là que réside une autre raison du succès des clubs : ils permettent d'aider à retrouver (obèse ou non) le poids où l'on se sent bien... et en pleine « forme ».

LA MAIGREUR

Les femmes qui consultent leur médecin pour maigrir sont aussi nombreuses que celles qui désirent grossir.

Or s'il est difficile de maigrir, il l'est tout autant (voire plus) de grossir !

Il est courant de penser que pour gagner du terrain sur la maigreur, il ne faut pas se fatiguer, se reposer et se suralimenter. Les choses ne sont pas aussi simples et ne conduiraient, envisagées sous ce seul aspect, qu'à une prise de poids mal placée (hanches, culotte de cheval, ventre).

Avant tout, il est indispensable de reconnaître et de distinguer les origines de la maigreur :
- Est-ce un amaigrissement qui s'accompagne de perte de sommeil, et sans raison apparente ?
- Est-ce un état pathologique normal ?

Le médecin doit être consulté et sera à même d'établir un bilan. Il est important de savoir toutefois que, pour prendre du poids, il faut faire des exercices physiques progressivement plus intenses et de la relaxation (et pas seulement de la chaise longue).

Parallèlement, on accroît la ration alimentaire en fonction des efforts, sans dépasser le seuil normal. Les aliments sont choisis en fonction de leur richesse énergétique.

Attention

Mais il n'est pas nécessaire de manger avec excès pour grossir.

La musculation

Voici ce que conseille Marcel Rouet, professeur de culture physique et hygiéniste :

« La musculation est le seul moyen réellement efficace pour aider une femme maigre à obtenir des formes harmonieuses.

La musculation lui permet de grossir à volonté là où cela est nécessaire. Quand la maigreur est généralisée, cet « étoffement », région par région, transforme l'ensemble et accroît rapidement le volume et le poids. C'est une métamorphose qui s'ensuit ».

La natation, la marche peuvent utilement compléter ce programme.

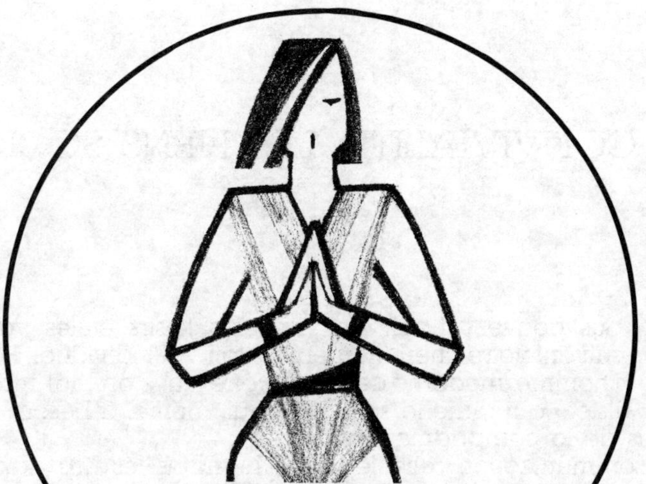

LA CONVIVIALITÉ

Pour se ressourcer
et chasser le stress

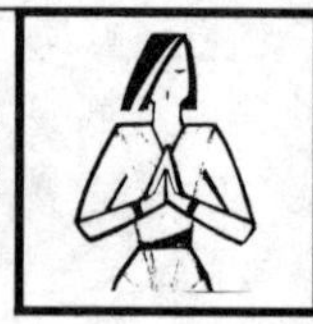

LA CONVIVIALITÉ, LES LIENS SOCIAUX

Vous pouvez choisir de vivre les loisirs et les vacances suivant votre cheminement solitaire et individuel. Pourtant, l'homme moderne se révèle être un « animal individualiste » qui aime la société et qui, même, a besoin de plus en plus de la compagnie des autres.

La communication relie les êtres humains les uns aux autres comme l'eau relie entre elles les cellules, les tissus et baigne les organes du corps. Ce n'est sans doute pas par hasard si, dans l'univers actuel où les valeurs, sociales, humaines ont notablement évolué, on parle tant de communication, et si la relaxation, les loisirs sont vécus de plus en plus sur la base de relations amicales (conviviales), avec une nette prédominance de l'élément aquatique.

Peut-être pour compenser une explosion de technologie extraordinaire (cela va de l'informatique familiale à toutes les formes de médiatique), les relations humaines, pendant les loisirs, prennent des formes simples, naturelles, saines et sur les bases de la convivialité.

L'eau, le bain peuvent être des plaisirs narcissiques, mais bien souvent ils se placent dans un ensemble relationnel, avec un groupe, et ne restent plus solitaires. Cela est également très net lorsque l'on constate la faveur et l'engouement croissants de tous les publics en ce qui concerne les stages sportifs, les clubs de vacances et les camps de naturisme.

Importance des liens sociaux

On peut penser que l'homme a su trouver lui-même la solution à la vie moderne qui le perturbe. D'après les études faites récemment et très sérieusement, portant sur près de cinq mille personnes d'Alméda Country, en Californie, l'importance des liens avec la société et de la « satisfaction de vivre » ont été mis en valeur parmi les facteurs favorisant la longévité.

Cette étude, entreprise par le Dr Lester Breslow et ses collègues de l'université de Los Angeles, montre qu'entre le **groupe qui avait le moins de contacts sociaux**, et celui qui en **avait le plus,** l'espérance de vie était **deux fois moins forte chez les hommes** et presque **trois fois moins forte chez les femmes** du premier groupe.

Un accroissement similaire de la mortalité était noté parmi ceux qui faisaient état du peu de satisfaction que leur apportait la vie. Rassurance ou équilibre ?... Le bien-être, et aussi l'avenir, appartiennent, sans doute, bien plus à tous ceux qui essaieront de communiquer socialement et affectivement.

Attention

Voyager n'est pas la seule source de dépaysement, de même qu'il ne suffit pas de partir pour retrouver de l'entrain et se sentir véritablement bien dans sa peau. Il y a des séjours mal préparés qui stressent.

Conseils

Les ruptures « actives » sont sans aucun doute celles qui offrent les plus nombreuses sources d'épanouissement pour le psychisme.

Le soleil : prudence !

Dans vos moments de « cures » régénératrices, à la campagne, à la montagne ou à la mer, vous éprouverez un besoin de « naturel » et d'un certain laisser-aller très normal : tenue vestimentaire simplifiée, coiffure sobre, parfum léger, et pour vous, madame, pas de maquillage et des soins de beauté rapides. Toutefois, cela ne doit pas vous faire oublier que votre peau est une enveloppe vivante et qu'elle va ressentir, à sa manière, les effets de l'air, du vent, du soleil. Comme vous, elle a des exigences, et même des exigences très précises, selon le lieu et la saison où vous allez séjourner.

Le soleil à faible dose vous embellit et procure des vitamines bienfaisantes. A haute dose, il est un facteur de vieillissement puisqu'il attaque la peau en profondeur. Cela met quelquefois des années à se voir, puis subitement tout se détériore, à trente-cinq ans aussi bien qu'à cinquante, selon la nature de votre épiderme et le temps passé au soleil. Les mois d'hiver sont les plus nocifs. Le soleil en montagne, réfléchi par la neige et la glace, avec en outre une couche atmosphérique filtrante très atténuée, est deux fois plus dangereux que sur la plage ou à la campagne.

Alors, grand air, certes ! Naturel et bien-être, oui ! Mais soyez vigilant !

Pour sacrifier au dieu soleil et avant qu'il ne vous en coûte de sérieux dommages, n'oubliez pas de payer votre tribut : des précautions *avant*, et une attention constante *pendant* le bronzage, des soins actifs *après* l'exposition.

LES VACANCES

Convivialité liée aux bienfaits de l'environnement. Un bien-être qui devrait se choisir sérieusement

LES STATIONS CLIMATIQUES DE MONTAGNE

Tout lieu présentant un climat réputé bénéfique à la santé se définit comme « station climatique ». Mais il n'est pas aussi aisé qu'il y paraît de réunir assez d'éléments bénéfiques pour qu'ils soient efficaces. Les contraintes de certains facteurs climatiques, auxquelles on peut ajouter parfois certaines formes de pollution atmosphérique, demandent à ce que l'on choisisse judicieusement un lieu de séjour, même si ce n'est que pour peu de jours.

L'été est plutôt réservé au lieu ensoleillé des bords de mer, l'hiver à la montagne. Une conception qui demande à être révisée. Outre leur charme dû à l'environnement géographique, à un tourisme et des animations très diversifiées, les régions de basse et moyenne altitude offrent beaucoup d'avantages pour les vacances d'été. En raison de leur climat bien particulier, ce sont les stations qui présentent le plus d'aspects positifs et ce, pour le plus grand nombre de personnes.

Le climat d'une station est constitué par l'ensemble de toutes les qualités environnantes de l'air, des vents, de l'humidité...

A la situation géographique et à l'altitude s'ajoute la nature du sol. Que ce soit à la montagne, en vallée ou en plaine, la constitution du terrain (les plantations, les eaux qui le sillonnent), les lacs, les rivières, jouent un grand rôle. Les conditions atmosphériques, enfin, sont de la plus grande importance et certains lieux bénéficient, selon leur emplacement, d'un micro-climat à l'intérieur de leur région.

Le climat a une influence excessivement grande sur la santé de l'homme et sur l'ensemble de ses fonctions vitales. Il peut avoir à lui seul une action salutaire sur des maux importants, mais, ce qui est plus notable encore, sur une multitude de petits malaises qui ne relèvent pas de la médecine à proprement parler.

Une station climatique bien choisie est celle où vous sentirez bien après quelques jours, dormant mieux, vous sentant apaisé, l'esprit détendu. Si vous avez trouvé cette station, n'hésitez pas à y retourner plusieurs années de suite. Vous réaliserez de cette façon une « cure douce » et naturelle : votre organisme se trouvant régénéré à chaque fois, les bienfaits acquis se trouveront ainsi renforcés et prolongés.

Stations continentales (plaines, vallées et montagnes, jusqu'à 400 mètres d'altitude)

Toutes ces stations stimulent la respiration.

Le système nerveux et la nutrition sont d'autant plus stabilisés que l'on se trouve en des endroits entourés de forêts et de hauteurs, à l'abri du vent avec ainsi une température plus égale. Toutes les stations répondant à ces conditions peuvent convenir plus particulièrement aux personnes fatiguées, surmenées. Grenoble et sa région sont la station type de petite altitude.

Il n'existe pratiquement pas de contre-indication au climat de plaine, mais les bienfaits de l'air se trouvent renforcés par un environnement boisé (dépourvu d'humidité et bien préservé des pollutions atmosphériques).

Station de moyenne altitude (de 400 à 900 mètres d'altitude)

Elles subissent des alternatives de température « bénéfique » et la grande étendue des forêts donne à l'air une fraîcheur et une pureté particulières, généralement toniques, voire excitantes. Ces stations sont très recherchées pour leurs vertus stimulantes et peuvent être retenues plus spécialement durant les étés à fortes chaleurs. Elles conviennent à tous les tempéraments.

Gérardmer (les Vosges en général) est un lieu de villégiature type de ce climat. L'absence presque totale d'allogènes, notamment la poussière, rend ces stations favorables aux asthmatiques.

Station d'altitude (au-dessus de 900 mètres)

Plus on s'élève et plus l'influence excitante de l'air des montagnes augmente. L'air se rarifie, est plus mobile, transparent et se laisse aisément traverser par les rayons solaires. L'humidité environnante (l'hygrométrie) y est généralement faible l'été. La température change brusquement et fortement. Le climat des hautes montagnes normalise la respiration, la circulation. De ce fait, l'activité nerveuse et musculaire subit un accroissement d'énergie. Toutes les fonctions vitales de l'organisme se trouvent donc augmentées de façon extraordinaire. Le séjour est particulièrement indiqué en haute montagne pour les personnes souffrant d'allergie et de troubles nerveux modérés. Le climat d'altitude n'est pas indiqué pour les personnes ayant eu des problèmes cardio-vasculaires ou présentant une faiblesse cardiaque. Dans ce dernier cas, un séjour en montagne n'est alors à envisager qu'après avis du cardiologue et du médecin.

Chamonix, avec 1 050 mètres d'altitude, est une des premières stations d'altitude parfaitement profitable à tous.

L'artériosclérose, l'hypertension, les atteintes cardiaques, les névroses et les excitations résument les contre-indications générales au climat d'altitude.

Stations hivernales

La mode veut qu'actuellement la qualité d'une station hivernale prenne en compte principalement la qualité de la neige et son degré d'enneigement.

Les stations hivernales qui recueillent le plus de neige, et ce, le plus grand nombre de jours dans l'année, voient leur population touristique s'accroître chaque année, la pratique des sports d'hiver étant l'attrait majeur. Les stations hivernales les plus appréciées se situent généralement en haute altitude.

Notons que les Pyrénées françaises, bien que d'excellent climat d'altitude, mais en raison de périodes d'enneigement plus courtes et aléatoires, accueillent moins de touristes en hiver. Elles n'en constituent pas moins une région particulièrement recommandée pour les personnes surmenées, stressées, angoissées.

Attention

Le froid, la neige, les écarts de température, la population trop forte dans certaines stations ne détendent pas les tempéraments nerveux et peuvent même agir à l'inverse du but recherché.

Conseils

Essayez donc, autant que possible, de sortir des « sentiers battus » et de vous en remettre à votre seule satisfaction physique et morale, plutôt qu'à un certain snobisme.

Il est nécessaire de considérer cet aspect des choses pour retirer le maximum de bénéfice de très courtes vacances d'hiver. Ce n'est bien souvent qu'après plusieurs séjours, dans des lieux différents, que vous découvrirez celui qui vous convient le mieux.

LES BAINS DE MER

La mer est synonyme de vacances, d'évasion, de lieu de séjour joyeux et sain.

Lorsque vous serez au bord de la mer, vous ne penserez certainement pas hydrothérapie, balnéothérapie, thalassothérapie, héliothérapie et bienfaits climatiques !

Pourtant, les vacances à la mer, c'est avant toute chose les bienfaits de l'air conjugués avec ceux de l'eau et de la lumière. La circulation sanguine se trouve activée, le sang s'enrichit directement et se rajeunit, le système nerveux est à la fois stimulé et rasséréné, le métabolisme général enlève les toxines, le tonus intellectuel est activé. Plusieurs facteurs s'ajoutent pour produire ces bienfaits.

L'eau de mer

Elle contient beaucoup de sels minéraux et parmi eux c'est le chlorure de sodium qui prédomine. Ce sont en fait tous les éléments de l'eau de mer qui en font ses vertus. En Europe, les eaux de mer ont des compositions assez proches (mis à part des facteurs de pollution non négligeables actuellement).

On peut dire que c'est la Méditerranée qui contient le plus de sels minéraux, la mer du Nord n'en possède que moyennement, l'Atlantique est riche en iode. Mais c'est le sel en lui-même qui donne tous ces effets aux bains de mer.

C'est la raison pour laquelle on conseille de ne pas sécher la peau si l'on souhaite se fortifier rapidement. Simultanément, le massage de l'eau, lié au mouvement des vagues, opère une stimulation sur la peau.

La lumière

Si les expositions prolongées en plein soleil sont néfastes, la lumière naturelle ou artificielle amène des effets salutaires sur la santé (notamment en ce qui concerne les problèmes osseux, certaines dermatoses et même le moral des personnes déprimées).

Elle a des vertus vitaminiques, en vitamine D, la seule que l'organisme ne soit pas capable de synthétiser.

Le climat marin

Il se caractérise généralement par une haute pression atmosphérique, une hydrogénie élevée, une plus grande égalité de température, de forts courants d'air, des vents, une grande richesse en ozone, l'absence de poussières et un air salin.

L'air lié à une meilleure assimilation procure un teint plus frais. La température relativement égale de l'eau de mer se conjugue à l'air marin très pur pour fortifier la respiration et la nutrition et stimuler l'activité du cœur. Seules les personnes nerveuses peuvent redouter le climat réputé trop vivifiant pour elles. En cas d'intolérance, pour ne pas se priver du climat marin, il est seulement nécessaire de rechercher le climat le plus doux. La France a la chance d'avoir des bords de mer variés et nombreux : mer du Nord, Manche, Atlantique, Méditerranée offrent des climats bien différents de l'un à l'autre, et à l'intérieur de chacun d'eux, chaque station a des qualités bien définies.

Attention

Le climat marin est assurément celui qui peut combattre le plus vite la fatigue et donner la compensation la plus spectaculaire aux méfaits de la sédentarité. Sachez toutefois que si vous êtes très tendu, nerveux, avec le climat marin et le soleil parfois violent, vous mettrez plus de temps à retrouver un juste équilibre. A cet égard, le climat d'altitude reste donc préférable.

Les climats marins en France

Ils sont divers et s'adressent chacun à des tempéraments bien définis.

– Les climats marins océaniques, Manche et mer du Nord

Souvent humides, ce qui limite les variations de température, la fréquence des vents leur confère une action stimulante bénéfique aux convalescents, asthéniques ou lymphatiques. Ils sont déconseillés aux personnes excitables, nerveuses.

Parmi ceux-ci, les régions ayant des forêts à proximité, comme Arcachon, sont particulièrement bénéfiques puisque la nature vient à la fois tempérer et renforcer les bienfaits de l'air marin.

– Le climat méditerranéen

Certaines régions plus chaudes ou ventées, de ce climat réputé doux et apaisant, ne peuvent convenir aux tempéraments nerveux. Il y a possibilité dans ces régions de recevoir les bienfaits de l'air marin tout en séjournant dans l'arrière-pays pour y puiser également l'apport de l'air des hauteurs.

Deux compléments aux bains de mer

Ces types de bains sont pratiqués principalement dans le cadre des stations thermales ou des centres de thalassothérapie. Il est possible également d'en profiter chez soi, pourvu que l'on se procure produits ou matériel adéquats.

Les bains de boues minérales

Il arrive fréquemment qu'un sol, où s'infiltrent les eaux de source, forme un terrain tourbeux. Il s'enrichit alors de sels minéraux et des composantes des plantes du terrain.

Selon la nature des éléments et surtout des sels minéraux, on disposera de boues ferrugineuses, sulfureuses ou salines. Les boues sont séchées à l'air et pulvérisées pour être utilisées à des fins thérapeutiques.

La poudre est délayée avec de l'eau minérale pour reconstituer une bouillie claire que l'on utilise en enveloppements locaux ou en bain du corps entier à 38-39° C. Les bains de boue ferrugineux sont plus spécialement destinés aux personnes nerveuses et s'adressent aux soins de la peau. Les bains de boue sulfureux sont surtout employés afin de traiter les douleurs : rhumatismes. Chaque station définit ses soins spécifiques. En effet, aux eaux minérales thermales et à la composition des poudres minérales elles-mêmes s'ajoutent les effets du climat.

– **Chez soi** : il est possible d'effectuer des bains de boues par enveloppements. Opération toutefois un peu délicate lorsque l'on ne dispose pas d'une certaine habitude.

Le bain de sable

Dans ce type de bain, c'est le sable marin, chaud, sec et naturel, qui est utilisé contre les douleurs des os et des articulations. Il a aussi un effet régénérateur sur tout l'organisme.

Le corps en est recouvert en entier ou en certaines parties, puis le sable est chauffé à l'aide de rayons ultraviolets à effets calorifiques. La chaleur aide à la pénétration dans la peau des éléments minéraux du sable. Mais, plus que cela, la nature du bain, grâce à l'air environnant, permet au corps de supporter des températures plus élevées que cela n'est pas possible avec l'eau. Il est possible de prendre soi-même, sur la plage, ce type de bain bénéfique en cas de douleurs. Il faut seulement observer des règles de prudence, telles que séjourner durant le bain dans un lieu ombragé et non en plein soleil. Creuser une baignoire naturelle qui ne soit pas plus profonde d'une demi-fois l'épaisseur du corps. Dégager le cou et la tête largement et ne pas rester seul durant le bain par mesure de prudence.

– **Chez soi :** il est possible d'utiliser les bienfaits du sable chaud à l'aide d'un coussin chauffant muni de sable de mer. Le coussin se pose localement sur les zones à soulager.

LE NUDISME, LE NATURISME

La grande préoccupation des naturistes, c'est essentiellement le beau temps ! Il leur permet de se mouvoir, le corps entièrement nu et libre, pour bénéficier des éléments naturels : le soleil, l'air et l'eau.

Les naturistes, contrairement à ce que peut penser celui qui ne l'est pas, ne forment pas un monde à part. Seulement, la législation a fait obligation aux nudistes de vivre dans des centres ou camps parfaitement clos, afin que leur nudité ne puisse être aperçue de l'extérieur.

On assiste actuellement à du naturisme anarchique sur certaines plages plus isolées et en tous lieux. Cette nudité n'a rien de surnaturel ; elle peut simplement « surprendre » ceux qui ont l'habitude de vivre habillé, même avec un minimum.

Comme vivre en communauté, c'est accepter les us et coutumes du plus grand nombre, pour le bien-être de chacun, mieux vaut accepter et respecter cette civilité vestimentaire, pour ne pas agresser inutilement la vie et le code moral... (et civil).

Les camps de nudistes

Les nudistes, ou naturistes, sont issus de tous les milieux, de toutes les professions, et sont de tous les âges. Les familles y viennent avec leurs enfants et l'on peut devenir naturiste à tout moment de sa vie.

Auprès des grandes villes estivales, on trouve des campings réservés aux naturistes. Il existe aussi des camps de vacances, généralement à proximité de la mer, munis de bungalows. Ces camps sont souvent spacieux et pourvus d'aménagement confortables pour les vacances prolongées.

Autre type de camp : le camp de relais ou camp de week-end. Ils se situent près de certaines grandes villes, mais suffisamment dans la campagne et la nature pour profiter du grand air. Les naturistes peuvent s'y rendre durant le week-end et cela presque toute l'année. Ce type de camp sert de lieu d'hébergement aux naturistes itinérants, au moment des grandes vacances notamment.

Quand pratiquer le nudisme ?

Considéré comme un sport, le nudisme peut se pratiquer *toute l'année, même en hiver*. Durant les périodes hivernales, il faudra bien entendu bénéficier d'une excellente condition physique et surtout prendre certaines précautions.

Mais, durant *tous les week-ends du printemps à l'automne,* les naturistes peuvent profiter du grand air. Les camps sont souvent le lieu d'évasion dominicale ; dans une ambiance conviviale, chacun se retrouve pour pratiquer en commun sports (volley-ball, natation, tennis), distractions (pétanque, tennis de table). Même lorsque la température est moins propice, les nudistes viennent au camp pour en améliorer le cadre, bêcher, construire, œuvrer en commun.

En été, chacun peut pratiquer le naturisme sur les plages réservées à cet effet.

Qui peut pratiquer le nudisme ?

Tout le monde peut aborder cette activité, au demeurant la plus simple et la plus saine qui soit. Lorsqu'il s'agit d'un couple, la condition première est seulement une parfaite envie partagée de vivre nus. Le nudisme touche, au travers de la nudité, un des aspects de sexualité. Cela sous-entend de ne rien imposer à l'autre de ce qui peut le heurter.

Le dialogue et le désir de se satisfaire mutuellement peuvent amener harmonieusement deux partenaires au même désir.

Attention

Naturiste « sauvage » ou nouvellement arrivé, pensez à préserver les parties les plus sensibles de votre anatomie. Parce que d'une part leur épiderme est très fin et que d'autre part les zones protégées par les vêtements toute l'année deviennent vulnérables à l'air, à la lumière et au soleil.

La première exposition prolongée sans produit solaire « écran total » vous vaudra un érythème cuisant et douloureux, pouvant même aller jusqu'à des brûlures graves.

Le corps des enfants est aussi très sensible. Pensez à renouveler l'application de crème ou de lait solaire plusieurs fois par jour.

LES STAGES DE VACANCES

Stages de loisirs ou sportifs

Ce sont les stations climatiques de montagne qui ont su rassembler la plus grande variété de stages de loisirs ou sportifs.

Pour attirer et retenir les candidats à la détente, ces stations ont compris qu'il fallait pouvoir offrir à la fois la beauté du pays, le privilège de l'air pur et sain et les attraits d'animations multiples, originales et dépaysantes. Toutes ces conditions se trouvent dans les stages pratiqués dans une multitude de petites villes ou de petits villages en France, que ce soit en plaine, en moyenne altitude ou en haute altitude. Toute la difficulté est actuellement de les découvrir, chaque région ayant déjà du mal à centraliser les offres ! Les lieux d'information sont, avant tout, les mairies, les syndicats d'initiative ; les sources d'informations étant par ailleurs les radios locales, les journaux et les revues nationales « grand public » plutôt axées sur la forme, la santé et le bien-être. Il faut donc aller à la chasse aux stages, mais cela vaut la peine de se renseigner. Voici quelques initiatives de stages parmi beaucoup d'autres :

– **Une station de montagne peut choisir de mettre en place toute une série d'animations,** ceci, l'été naturellement. Club de vacances à elle toute seule, elle met à votre disposition une multitude de stages et les meilleurs professionnels, kinésithérapeutes, professeurs de gymnastique, de danse, de yoga et de tennis. Après le jogging matinal, on vous apprend à mesurer votre pouls, vos foulées. Vous meublerez ensuite votre journée « à la carte ».

– **Les stages sportifs** : ceux qui ont su évoluer ne sont plus axés uniquement sur l'apprentissage d'un sport. Ils vous mettent bien avec votre corps en vous enseignant la respiration, la relaxation, le yoga ou le taï-chi.

– **Club** : sport, farniente et découverte du pays peuvent, non plus s'alterner au cours d'un séjour, mais se répartir en deux temps. La première partie du séjour permet de s'initier à un sport avec du repos. La deuxième partie comporte les découvertes et les excursions, cela à l'initiative d'un club célèbre !

– **Les stages artisanaux** : selon la région, vous pourrez y apprendre à faire des fromages ou des confits, par exemple. La personnalité des animateurs donne aussi le ton, et certains, au choix, vous apprennent à teindre la laine après l'avoir cardée, à peindre, à tisser ou à travailler le bois, la terre...

Vous pourrez aussi y apprendre à faire des confitures, à cuisiner « diététique », à manipuler un ordinateur...

L'imagination des animateurs et les initiatives ne manquent pas. Ce sont de merveilleux points de rencontre anti-déprime, salutaires pour le moral et la santé. Et huit jours bien remplis peuvent vous apporter plus que de longues vacances solitaires et oisives.

LES EAUX

Des vertus millénaires et des plaisirs que l'on redécouvre au XXe siècle, en société

L'HYDROTHÉRAPIE

On a coutume de rassembler sous le terme d'hydrothérapie toutes les méthodes mettant en œuvre les bienfaits de l'eau.

De ce fait, l'hydrothérapie a un objectif uniquement de soin, à la différence des méthodes telles que la balnéothérapie ou la thalassothérapie, plus axées vers la détente et le bien-être en général.

C'est l'abbé Kneipp, à la fin du XIXe siècle qui contribua à donner à l'hydrothérapie un nouvel essor. Très en vogue au début du XXe siècle, elle connut une éclipse avec les deux guerres, pour réapparaître en force depuis dix ans.

L'hydrothérapie, telle qu'elle est pratiquée actuellement, permet d'obtenir par des manœuvres précises sur la peau des réactions internes.

Il est prouvé qu'en agissant sur des points précis il est possible d'influer par « réflexe » sur les organes correspondants.

L'hydrothérapie utilise, d'une part, des massages au moyen de jets filiformes, de douches ponctuelles ou de pulsions d'air dirigées sous l'eau, d'autre part, l'alternance chaud, froid et les bains de vapeur. Tout emploi de l'eau est mesuré, doux, progressif et de courte durée.

Ces massages sont pratiqués par des spécialistes et relèvent du domaine médical strict.

L'hydrothérapie utilise également la rééducation en piscine (hydrokinésithérapie).

La méthode Kneipp

En 1849, Sébastien Kneipp découvre les vertus de l'eau. En plongeant dans l'eau froide du Danube, chaque matin, il se guérit d'une affection pulmonaire. Tous ses principes sur les vertus de l'eau, il les tient d'un ouvrage datant de 1738 qu'il se fixe pour mission de faire connaître à ses semblables.

Devenu prêtre médecin, l'abbé Kneipp vante inlassablement les propriétés curatives de l'eau et conseille bains, douches. L'objectif principal est l'endurcissement du corps de manière à augmenter la résistance aux maladies, en utilisant le rôle thermique réflexe de la peau.

La marche pieds nus dans les ruisseaux ou dans les prés humides reste la partie la plus folklorique de sa méthode. Avant que le village ne soit transformé en station balnéaire, l'abbé Kneipp en avait fait celui des « nupédistes », car l'on accourt de partout pour suivre sa cure et fouler pieds nus les champs environnants (ce que n'appréciaient pas toujours les villageois).

L'abbé Kneipp meurt en 1881, en ayant réussi pleinement à réhabiliter l'eau et les cures. Aujourd'hui, les médecins s'inspirent, dans une large part, des méthodes de Kneipp et ses idées sont reprises un peu partout en Europe. On peut même dire que Kneipp aura contribué à relancer la mode des cures et qu'il fut l'un des pionniers de l'hydrothérapie.

Les bains d'eau froide

La cure Kneipp agit avec les moyens simples et inoffensifs de la nature. Ils ont été prouvés scientifiquement.

Si vous voulez mettre en application un des éléments de base de la méthode Kneipp, voici un exercice simple :

Le week-end, à la campagne ou en vacances au bord de la mer, dans votre jardin, chaque matin, amusez-vous à marcher quelques minutes pieds nus dans la rosée.

Cette promenade vous procurera une meilleure sensation de bien-être ; vous vous sentirez détendu. En pratiquant quelques respirations profondes durant votre marche, vous vous sentirez la tête légère et les poumons dégagés.

Et si vous ne disposez pas de la fraîcheur de la rosée, vous pouvez tout simplement rester quelques minutes, chaque jour, les pieds dans l'eau froide ou pratiquer les bains partiels de siège, de bras (toujours de courte durée).

LA BALNÉOTHÉRAPIE

La peau est un gigantesque cerveau, affimait le Dr Salmanoff, médecin russe du début du siècle.

« On brûle dans les jardins les feuilles mortes, les bains brûlent la poussière organique, balayent les routes de communications des capillaires. En fait, la santé est dans votre baignoire », affirmait ce pionnier des bains traitants, dont les principes sont proches de ceux de l'abbé Kneipp.

La cure était d'un maniement facile, bains de bras, de pieds ou complets, très chauds, ou alternant le chaud et le froid, additionnés de deux produits qu'il avait mis au point et repris de recettes anciennes. Elle fera des émules et se retrouve dans la balnéothérapie actuellement en vogue dans les stations climatiques thermales ou dans les centres de thalassothérapie.

La balnéothérapie procure une détente générale dans le cas de douleurs ou de raideurs rhumatismales. Certains troubles circulatoires sont très nettement améliorés. Après un accouchement, les bains d'algues associés à divers massages aident à retrouver plus vite silhouette et tonus. La cure post-natale de balnéothérapie, comme celle de thalassothérapie, peut être prise partiellement en charge par la Sécurité sociale.

A partir du troisième âge, pendant une convalescence, la cure de balnéothérapie est revitalisante ; elle concerne aussi les états dépressifs et anxieux.

Les bains d'algues

Vous pourriez utiliser les bienfaits de la balnéothérapie chez vous. Il vous suffit de posséder une baignoire dans laquelle vous jetterez des algues broyées ou micronisées. La baignoire « simple » ne vous procurera pas, toutefois, tous les bienfaits de l'hydromassage de la baignoire de balnéothérapie, dit « bain bouillonnant ». Le fonctionnement du bain bouillonnant repose sur l'injection dans l'eau d'air, ozonisé ou non, réchauffé ou pas. L'air insufflé réalise un vaste massage de la plante des pieds à la nuque.

Les bienfaits sont ressentis en profondeur, tonifiant les muscles tout en redonnant aux articulations une grande souplesse.

LA THALASSOTHÉRAPIE

Le terme de thalassothérapie (du grec *thalassa* : la mer) est un néologisme, qu'un médecin d'Arcachon, le Dr Bonnardière, imagina en 1867 pour désigner l'action associée du climat marin, de l'air, de l'eau de mer et du soleil, dans la rééducation du corps.

C'est en Angleterre, en 1791, que s'ouvre le premier « hôpital marin ». Mais ce sont les Allemands, au XIXe siècle, qui développent cette thérapie particulière au bord de la mer du Nord et de la Baltique. A la même époque, en France, les centres marins de Boulogne, du Croisic, Berck, Roscoff voient le jour. Il restait à démontrer scientifiquement les vertus de l'eau de mer.

C'est ce que fera le biologiste René Quinton, dès 1904. Dans un ouvrage fondamental, *L'eau de mer, milieu organique,* il situe l'origine des premières cellules animales et affirme que chacune des cellules d'un être vivant baigne dans un milieu physiologiquement identique au milieu marin.

De là à comparer notre organisme à un aquarium marin, il y a tout un cheminement audacieux qu'il faut parcourir ; Quinton y réussit, à la suite d'expériences positives faites sur des chiens dont il remplace le sang par une quantité égale d'eau de mer.

Les cures marines subiront une période d'éclipse après la Seconde Guerre mondiale, avec la venue de la chimiothérapie.

C'est Louison Bobet qui les remettra à l'honneur. Ayant bénéficié d'une cure marine à la suite d'un grave accident de la route, il décide de faire profiter d'autres accidentés des bienfaits de l'eau de mer. Il eut le mérite de fonder le premier centre de thalassothérapie sur des bases modernes, à savoir un centre non plus ouvert uniquement à des personnes malades, mais à tous ceux qui ressentent les besoins de se détendre et de retrouver un nouvel élan et ce, entourés d'une équipe médicale solide de médecins et de kinésithérapeutes.

La thalassothérapie utilise l'eau de mer et ses dérivés, algues et boues marines, pour des modes d'applications internes (aérosols marins) et externes (immersions diverses dans un environnement climatique marin). La thalassothérapie pratique la rééducation et la réadaptation fonctionnelles (ce qui est l'affaire des médecins et des kinésithérapeutes) avec utilisation optimale de l'eau de mer chaude, mais elle n'a pas que des indications thérapeutiques. Elle agit sur toutes les maladies métaboliques, comme l'obésité ou la cellulite, sur les maladies dites « de civilisation », comme le surmenage, l'asthénie, le nervosisme, les insomnies, les déséquilibres psychosomatiques.

L'air marin (auquel s'ajoute l'action du soleil et du vent) accroît la déperdition de calories et, par suite, la circulation cutanée. Il agit sur la respiration par sa pureté et son ozone. Il est fortifiant, reconstituant, excitant.

L'eau de mer, elle, produit une impression de saisissement qui entraîne par la suite une accélération de la circulation, une coloration vive de la peau avec échauffement, une augmentation de l'amplitude de la respiration.

L'eau de mer est employée en bains chauds, en douches sous-marines, cela à des températures et sous des pressions variées. Les bains en baignoire ou en petite piscine permettent la kinésithérapie dans l'eau.

On pratique les bains et les enveloppements (d'algues, de limons) et la thermothérapie sous forme de sauna, de douche au jet ou hydropuncture. Des soins esthétiques (phytocosmétique ou aromacosmétique), des programmes de massages généraux ou à visée réflexe, des séances de solarium (bain de lumière et de soleil), la sophrologie, la diététique complètent le programme santé, beauté, bien-être de tous les centres de thalassothérapie.

Qui peut pratiquer ces « cures » ?

Tous ceux qui en ressentent le besoin ; sans troubles physiologiques particuliers. Il suffit d'en faire la demande si l'on est assuré social (et d'avoir cet accord), de choisir l'établissement judicieusement (votre médecin vous y aidera), de déterminer le nombre de jours et le programme en fonction d'un budget personnel.

Sachez toutefois que la thalassothérapie est un bien-être ouvert à tous. Voici quelques indications qui vous aideront à en profiter :

– Cure, curiste ou pas ?

La cure de thalassothérapie n'est pas reconnue actuellement comme telle par la Sécurité sociale. Cette dernière ne rembourse que les frais de kinésithérapie. Vous n'êtes donc pas un « curiste » au regard des caisses d'assurance (comme un curiste thermal).

– Comment l'obtenir ?

Vous choisirez votre région de « cure » en accord avec votre médecin, qui vous indiquera quel type de climat est le plus indiqué pour votre santé.

Si vous êtes assuré social, votre médecin établit une ordonnance qui mentionne la durée de la cure que vous aurez déterminée en commun accord. Six jours complets est le minimum conseillé, le mieux étant douze jours. L'ordonnance indiquera les raisons de cette prescription, le traitement préconisé (massages, rééducation en piscine...) et le nombre de soins souhaités.

– Le choix du centre de thalassothérapie vous revient.

C'est au service médical de l'établissement que vous *enverrez l'ordonnance.*

L'établissement codifiera les actes médicaux, selon la nomenclature en vigueur, sur l'imprimé *« demande d'entente préalable »*. C'est cet imprimé que vous enverrez dûment rempli à votre caisse de Sécurité sociale. Celle-ci a dix jours pour vous répondre. Il est nécessaire d'avoir l'accord de la caisse avant le début du traitement. Faites donc cette démarche plusieurs semaines avant la date présumée de la cure. Sachez aussi que la *demande d'entente préalable* peut être *présentée tout au long de l'année.* Il existe des établissements de thalassothérapie agréés, d'autres non ; l'agrément signifie que l'établissement a obtenu des caisses d'assurances maladies un avis favorable, en outre, pour la qualité des eaux, des installations et le contrôle médical.

Cela ne veut pas dire qu'il faille écarter les établissements non agréés. Sachez qu'il vaut mieux, dans ce dernier cas, vous montrer prudent et vous renseigner auprès d'un maximum d'établissements.

– Le remboursement et les frais

En général, vous serez remboursé des seuls soins de massages et des honoraires médicaux. Vous ne percevrez pas d'indemnités de séjour et de transport. Toutefois, prenez des renseignements précis auprès de votre caisse d'assurance sociale et de votre mutuelle le cas échéant, des dérogations pouvant être apportées.

Soins et temps de repos

Les soins durent deux heures le matin et l'après-midi, séparées par un temps de repos. Tous les « services » cités précédemment existent dans les grands centres de thalassothérapie ; ce qui ne signifie pas qu'il vous faudra les essayer tous.

Certains, considérés comme des soins de base, reviennent presque systématiquement, comme la piscine, l'aqua-gym et les massages.

Le choix total, mais non définitif, se fera le premier jour après un premier bilan avec un médecin et un kinésithérapeute.

Le programme du curiste est revu le troisième jour afin de vérifier si les soins choisis sont bien adaptés.

Notez aussi qu'une légère « crise » thermale se manifestera sans doute, ce qui est courant et normal, au bout de trois ou quatre jours. Ne vous en inquiétez pas. Il suffit d'arrêter les soins une journée de façon à reposer l'organisme. C'est pour cette raison qu'il est souvent conseillé de commencer la cure en milieu de semaine ; l'arrêt se produit alors le dimanche, jour où il n'y a, en général, pas de séances de travail avec les hydrokinésithérapeutes et les kinésithérapeutes.

La diététique

Les effets curatifs se trouvent nettement renforcés par une alimentation spécifique. Si vous êtes curiste « externe » (vous disposez d'un studio dans l'établissement ou très proche), ce sera à vous de veiller à votre nourriture.

Curiste « interne », vous êtes pensionnaire de l'établissement de thalassothérapie. Vous aurez le choix entre divers menus diététiques, équilibrés et parfaitement adaptés à vos besoins.

Les activités – les loisirs

Vous choisirez les activités dites « de repos » et « de loisirs » en fonction de vos goûts, mais également de votre budget, certaines étant payantes. Vous pourrez pratiquer tennis, golf, cheval ou apprendre une langue étrangère.

Si vos moyens ne vous permettent pas de dépenses supplémentaires, ne vous sentez pas frustré. Il vaut mieux mettre tous vos efforts financiers dans la cure elle-même. La marche est une activité saine, la seule que préconisent les cardiologues pour tous. En climat marin, elle sera particulièrement bénéfique. A l'oxygénation, vous joindrez les bienfaits de l'air, du soleil et du vent, gratuitement, ce qui n'est pas négligeable. Vous aurez le plaisir de découvrir la région sous tous ses vrais aspects.

Tous les jours, faites au moins une heure de marche, par tous les temps, bien couvert (ceci nécessite de prévoir des vêtements adaptés à la saison et au climat et sutout des vêtements de pluie).

Marchez à votre pas sans vous forcer, mais aussi longtemps que vous vous sentirez bien.

La pétanque, les jeux de société (avec souvent des tournois), sont quelques exemples de loisirs simples qui vous permettront de vous lier d'amitié avec d'autres curistes. Cette cure étant avant tout faite pour la détente, le bien-être et la remise en forme, vous devez en revenir en ayant le sentiment d'avoir vécu plus intensément, différemment et avec plus de facilité. Vous y puiserez des forces pour envisager de bonnes résolutions.

Un tourisme de santé

La thalassothérapie a su s'adapter au climat convivial du XXe siècle qui veut que les curistes ne sentent plus isolés et cloîtrés. Vous ne serez plus seul avec le personnel soignant.

Finie aussi la nudité qui infantilisait et donnait un sentiment d'infériorité. Vous vivrez votre cure dans le centre de thalassothérapie en maillot de bain et recevrez vos soins en petits groupes.

La tendance veut également que la thalassothérapie s'allie avec le tourisme. Les curistes sont parfois de grands malades, mais plus souvent ce sont des personnes qui veulent mieux vivre avec leur corps. Ce qui amène chaque centre à se doter d'infrastructures satisfaisantes pour que le curiste ne se sente plus isolé.

La réussite des centres de thalassothérapie vient de cette adaptation aux besoins de l'homme et de la femme moderne de remettre en état la mécanique du corps et de se réconcilier avec l'environnement en général.

Conseils

- Prévoyez d'emporter un ou deux maillots et un bonnet de bain. Les serviettes et les peignoirs sont généralement fournis par les établissements. La brochure du centre que vous aurez choisi vous donnera tous renseignements sur ces sujets. Prenez soin de la lire avant votre départ, vous éviterez de perdre un temps précieux et bien des problèmes matériels seront résolus.
- Des vêtements chauds, mais aérés et légers, vous permettront toutes les activités de détente (marche, jogging).
- N'oubliez surtout pas une tenue plus habillée... pour les soirées entre amis, au casino, ou pour les spectacles (les distractions sont nombreuses).

LE THERMALISME

Le thermalisme est un cadeau de la nature qui s'inscrit dans le cadre des soins naturels et se place de façon privilégiée parmi les médecines douces tellement recherchées aujourd'hui. Comme elles font partie de notre patrimoine, il est important de mieux les connaître, pour mieux les utiliser.

Les ressources thermales de la France sont considérables et on compte actuellement environ mille deux cents sources d'eaux minérales, reconnues et autorisées.

Une centaine de stations sont agréées par la Sécurité sociale et parmi celles-ci un tiers sont ouvertes toute l'année.

Tous les types chimiques d'eaux minérales répartis dans le monde existent en France, une gamme variée utilisée depuis ces dernières années comme auxiliaire de la médecine classique, traditionnelle.

Sous l'impulsion des centres de thalassothérapie, le vaste réseau français des villes thermales a compris tout le parti qu'elles pouvaient en tirer et elles se sont modernisées pour offrir autre chose aux curistes que la thérapeutique classique. C'est ainsi que sont nés, depuis dix ans, sous l'impulsion de villes comme Vichy, Évian, des lieux de remise en forme où l'on parle plus de cure de vitalité, de bien-être et de mieux-vivre, que de « maladie ». Ces lieux de cure ont perdus le côté suranné et désuet au profit de conceptions rajeunies, de services parfaitement adaptés et efficaces.

Il n'est donc plus nécessaire d'être malade ou âgé pour suivre une cure. Les eaux thermales ont des vertus curatives reconnues et à elles seules viennent à bout des problèmes les plus récidivants, mais elles peuvent aussi, dans certains cas, s'avérer préventives de certains maux.

Le thermalisme du mieux-être n'est pas réservé à une minorité de privilégiés. Il est reconnu par les pouvoirs publics. Et chacun peut effectuer ces nouvelles cures pourvu qu'il en fasse la demande, avec des indications précises, reconnues et mentionnées par le médecin traitant. On assiste d'ailleurs depuis une vingtaine d'années à une progression très régulière des curistes, franchissant la barre du million de curistes annuellement. Au cours des années quatre-vingt-dix, on pense que plus de deux pour cent de la population aura suivi une cure thermale. C'est encore peu pourtant, l'information étant mieux faite, la moyenne d'âge des curistes s'est considérablement rajeunie ces dernières années, et l'avenir du thermalisme apparaît comme très positif.

Les sources

La plupart des sources thermales sont des sources montagneuses, elles jaillissent de rochers où elles se sont imprégnées des matières solubles. Le mécanisme d'après lequel elles empruntent aux couches terrestres leurs principes chimiques est varié. Elles se différencient par leur minéralisation et se répartissent en eaux sulfureuses, ferrugineuses, alcalines... pour n'en citer que quelques-unes (voir page 308).

Elles se distinguent aussi les unes des autres selon leur température : sources froides et sources chaudes, ces dernières provenant généralement d'une grande profondeur. Là ou les profondeurs du sous-sol sont le siège de phénomènes volcaniques, l'eau peut jaillir à des températures considérables, 82° C, comme à Chaudesaigues dans le Cantal.

A noter qu'il existe des sources chaudes qui courent dans des roches, elles-mêmes à flanc de montagne. Des grottes ont été aménagées en « hammans naturels » (comme à Bagnères-de-Luchon) ouverts à tous, curistes ou non.

Il faut savoir que toutes les sources n'ont pas été transformées en lieu de cure, soit parce que les infrastructures de la région ne le permettaient pas, soit parce qu'elles n'ont pas su ou pu moderniser leurs installations.

Les propriétés physiques et chimiques des eaux

Elles confèrent à chaque source des propriétés thérapeutiques particulières. Ainsi, elles sont classées selon leurs propriétés :

– Les eaux hyperthermales
Elles sont très chaudes mais peu minéralisées et sont utilisées lors de bains, douches, inhalations de vapeur ou d'émanation dans le traitement de douleurs rhumatismales, de névralgies, de spasmes du tube digestif, d'affections gynécologiques.

– Les eaux carboniques
Elles contiennent des bicarbonates de sodium, du calcium et du gaz carbonique. Elles sont prises sous forme de boisson pour traiter les affections de l'estomac, de l'intestin et du foie. Certaines eaux carboniques dégagent beaucoup de gaz, on les utilise alors en bain carbo-gazeux dans les affections artérielles.

– Les eaux sulfatées
Lorsqu'elles sont froides, on les utilise pour les maladies des reins et du foie. Lorsqu'elles sont chaudes, pour les affections rhumatismales. Certaines sont utilisées contre l'obésité.

– Les eaux sulfureuses
Celles des Pyrénés sont utilisées pour les affections respiratoires et rhumatismales. D'autres sont employées pour le traitement des affections des voies respiratoires supérieures.

– Les eaux chlorurées sodiques
Elles sont employées dans le traitement des affections gynécologiques et ostéo-articulaires.

– Les eaux oligo-minérales
Elles sont tout indiquées pour les cures de diurèse dans les affections rénales.

– Les eaux à minéralisation spéciale
Elles contiennent en plus de certains sels, du fer, employé dans le traitement des anémies, du cuivre employé pour les maladies de peau et de la silice efficace dans les maladies de la nutrition.

Cure biologique

La plupart des grandes villes d'eaux se sont modernisées et se sont même dotées d'un souffle nouveau avec des installations et des prestations copiées des centres de thalassothérapie.

Elles rivalisent d'imagination et d'ingéniosité pour offrir, outre des soins d'avant-garde dans un cadre exceptionnel, les distractions du mieux-être et de la forme. C'est l'efficacité d'un nouveau thermalisme français dans une oasis de verdure avec les bienfaits de l'air, du climat auxquels viennent s'ajouter de véritables complexes sportifs avec piscine, golf, tennis, tir à l'arc, gymnastique, ping-pong, des parcours de jogging ou de promenade soigneusement étudiés. En quelques jours, les surmenés, fatigués et même les tempéraments dépressifs vont se touver rééduqués et retrouver forme et tonus.

Toutes ces cures de vitalité, plus que cures de santé, peuvent se dérouler sous contrôle médical dès l'arrivée à la station. Après un bilan de santé, le choix des techniques de la cure « biologique » est soigneusement dosé.

Les grands hôtels des stations thermales ont eux-mêmes mis en place des services de balnéothérapie et d'hydrothérapie ; ils utilisent même les bienfaits de l'eau de mer.

Relaxation et diététique complètent la métamorphose de ces nouveaux lieux de cure biologique.

Cure et maladies de civilisation

Certaines villes se sont également spécialisées dans les traitements de maladies dites de civilisation en fonction des propriétés de leurs eaux, par exemple :

– **Aix-les-Bains** s'adresse en priorité aux personnes souhaitant régénérer leurs poumons, donc aux fumeurs ou anciens fumeurs.

– **Brides-les-Bains** se définit elle-même comme la station des obèses, au sens médical du terme.

– **Contrexéville** se donne pour objectif d'apprendre à perdre quelques kilos diététiquement et à en garder l'envie. Détente, relaxation, sophrologie et massages sous rampe d'eau tiède composent les à-côtés du programme minceur.

– **Évian et Vittel** proposent, dans un cadre luxueux, des stages pour apprendre à mieux-vivre, des programmes sportifs avec un programme beauté-santé tout à fait complet.

– **La Léchère,** dont l'eau radioactive sulfatée de 53° C, réputée pour son action sur les troubles circulatoires, s'est spécialisée dans le traitement de la cellulite, dans les soins des jambes lourdes et les soins de la peau.

– **Vichy** a été l'une des premières villes thermales à créer un programme de remise en forme, indépendamment des soins thermaux classiques. Beaucoup de sports peuvent y être pratiqués. Sans doute reste-t-elle la station la plus complète dans l'optique bien-être-santé-forme liée au tourisme.

Cette liste n'est pas exhaustive mais permet de situer le type de traitements non médicaux à aborder dans le cadre de villes thermales actuellement.

Cure thermale : modalités pratiques

– Prise en charge, frais, remboursements

En principe, la cure thermale est prise en charge par la Sécurité sociale en fonction d'un certain pourcentage (frais de cure, voyages et actes médicaux). Chaque cas étant spécifique, il vous sera nécessaire avant de faire une demande de vous renseigner auprès de votre caisse de Sécurité sociale, puis de consulter votre médecin pour le choix de la ville, la durée, la « demande d'entente préalable », etc.

– Comment préparer votre cure thermale

Si vous êtes assuré social, vous devez tout d'abord obtenir l'accord de votre médecin traitant. Il vous délivrera un certificat médical détaillé prescrivant votre cure dans l'établissement thermal que vous avez choisi.

Vous adresserez la demande de prise en charge à votre caisse de Sécurité sociale trois semaines avant votre départ au moins.

La Sécurité sociale dispose de dix jours pour refuser. En l'absence de réponse, la cure est accordée. La règle d'or est de ne jamais partir avant d'avoir attendu au minimum ce délai.

Lorsque vous êtes certain de l'accord, réservez votre cure auprès de la station thermale. Celle-ci vous adressera une documentation complète vous permettant de choisir votre lieu d'hébergement (interne, externe). Prenez rendez-vous avec le médecin du centre thermal pour le jour de votre arrivée. C'est lui qui définira et prescrira exactement votre traitement aux thermes (si vous avez un dossier médical, ne l'oubliez pas).

Sachez qu'aucun texte, actuellement, ne limite le nombre de cures prises en charge. Il faut pourtant qu'elles soient médicalement justifées.

ON SOIGNE

– Les varices et les jambes lourdes à :	
• Aix-en-Provence • Argelès-Gazost • Barbotan • Evaux-les-Bains	• La Léchère-les-Bains • Luxeuil-les-Bains • Rochefort-sur-mer • Saint-Sauveur-les-Bains
– Les problèmes de peau à :	
• Avène-les-Bains • Molitg-les-Bains • Neyrac-les-Bains	• Sail-les-Bains • Saint-Christau • Saint-Gervais
– Les problèmes d'obésité à :	
• Alet-les-Bains • Barbazan • Le Boulou	• Castera-Verduzan • Montrond • Plombières

LES BAINS

Un moyen de communiquer et de se détendre

La convivialité liée au bien-être qu'apportent la chaleur et l'eau.

LE SAUNA

En Finlande, d'où il est originaire, « sauna » signifie « suée » ; c'est pour cette raison que sauna est parfois mis, à tort, au féminin en français.

Le sauna finlandais est un cabanon annexé à la demeure, fabriqué de planches assemblées sans clou. Parents, amis s'y réunissent autour d'un feu alimenté au bois de bouleau. Des pierres noires que l'on asperge d'eau chauffent dans le feu. Une vapeur humidifiante se dégage et aide à supporter l'air sec.

Le sauna en lui-même est incomplet si l'on ne se soumet pas à l'alternance chaud et froid. Les Finlandais pratiquent également la flagellation avec de fines branches de bouleau pour stimuler la circulation.

Où pratiquer le sauna ?

– **Chez soi,** il existe des cabines préfabriquées, dont l'installation est simple ;

– **A l'extérieur,** beaucoup de salles de sports, piscines, instituts de beauté, hôtels, club de vacances sont munis de saunas.

Comment pratiquer le sauna ?

Après être resté une première fois dix minutes, allongé à l'étage de la cabine le plus confortable à votre respiration, vous ressortirez pour vous plonger dans un bac d'eau très froide. Le froid est à peine ressenti, tant le corps est chaud.

Procédez à un repos, puis renouvelez les deux étapes chaud et froid. Les premières séances de sauna doivent être courtes, avec seulement une ou deux alternances de chaud et de froid.

Pratiquez toujours un repos de dix minutes dans le silence avant de vous revêtir. Le mieux serait de pouvoir pratiquer ensuite quelques minutes de piscine, ce qui tonifie et remet le corps et toutes ses fonctions à leur rythme normal.

Attention

Le sauna ne fait pas maigrir ; il permet de transpirer modérément, de perdre des calories excédentaires.

Il est conseillé de boire très peu, dans l'heure qui suit le sauna, pour ne pas redonner aux tissus plus d'eau qu'ils n'en ont perdu. Un jus de fruit naturel est très profitable à l'organisme, à raison de un ou deux verres ; il lui fournit des vitamines.

Les Finlandais se rendent au sauna à tout moment de la journée et de longues heures. Il faut se garder de telles pratiques qui entraînent, par le biais de la transpiration, des pertes de sels minéraux et de vitamines importantes.

La chaleur sèche du sauna peut être débilitante pour certains organismes.

LE HAMMAM

Vapeur, purification, bavardages, le hammam est un lieu de vie surprenant d'où l'on ressort aussi dépaysé qu'après un long voyage, et, ce qui est tout aussi séduisant, le corps souple, doux et léger.

Le hammam que nous connaissons comme étant le bain public des pays musulmans n'est pas une « institution » de l'Orient, mais l'adaptation des thermes romains. Tout d'abord jugées suspectes, ces pratiques païennes ont été récupérées par l'Islam à des fins de purification, avant la prière.

Où pratiquer le hammam ?

Le hammam est public. Dans le hammam traditionnel, jamais les hommes et les femmes ne se trouvent ensemble. Il existe à Paris plusieurs hammams traditionnels, ouverts à tous, le plus beau et le plus célèbre étant celui qui jouxte la Grande Mosquée.

Comment pratiquer le hammam

Le rite veut que l'on pénètre dans la première salle du pied gauche et que l'on quitte la dernière du pied droit, après avoir déambulé dans au moins trois salles.

Minces, ronds, cellulitiques ou maigres, vous offrirez votre nudité et vous vous préparez au bain dans la première pièce, où règne une chaleur humide de 30° C.

Le séjour dans la deuxième salle est particulièrement purifiant : des murs jaillissent vapeurs et jets. Cette salle est le lieu du bavardage et des soins corporels. Vous pourrez vous livrer aux mains du masseur, qui vous frictionnera avec la loofah, « éponge énergique » traditionnelle. Si vous êtes du sexe féminin, vous y observerez la toilette traditionnelle des femmes arabes ; vous pourrez aussi en profiter pour soigner votre chevelure, votre corps, vos ongles. A la faveur de la vapeur ambiante, les soins de beauté prennent une dimension supplémentaire et adoucissent, peaufinent l'épiderme.

Dans la dernière salle, vous vous allongerez à même le sol pour que votre corps soit aspergé et reçoive la dernière purification. La chaleur humide et douce du hammam est régénérante. Le hammam est assurément le moyen de vivre une ou deux heures avec votre corps libre, sainement et avec les autres.

Renseignez-vous, avant d'aller au hammam, sur les jours réservés à chaque sexe. Prévoyez aussi peignoir de bain, chaussons (certains hammams en louent), produits de soin et shampooing pour profiter pleinement de la détente et de tous les bienfaits de ce bain qui apporte un bien-être corporel incontestable.

LE JACUZZI

Un Italien, du nom de Jacuzzi, émigré aux États-Unis, eut l'idée de remettre en pratique les bains chauds que prenaient dans des tonneaux les pionniers, au moment de la conquête de l'Ouest.

Traditionnellement, le jacuzzi se pratique dans un bac rond, en bois de cèdre rouge, mais toutes variantes allant du bois précieux au bois aggloméré sont actuellement possibles. Ce qui est important, c'est le principe même de ce bain.

Le bac est assez grand pour que l'on s'y tienne à plusieurs, assis sur un banc posé à mi-hauteur. L'eau, chauffée de 35 à 39° C, arrive à la taille. Elle est constamment régénérée et perpétuellement en mouvements grâce à des jets d'eau ou d'air.

Où pratiquer le jacuzzi ?

Il est possible d'installer chez soi « ce tonneau-salon aquatique ». Certains hôtels, clubs, centres de beauté et de la forme, en France, disposent d'un jacuzzi.

Le jacuzzi n'offre pas les vertus thérapeutiques du sauna et du hammam, il procure seulement le plaisir de bavarder dans l'eau entre amis. On redécouvre avec lui en quelque sorte et d'une autre façon les plaisirs des thermes romains.

Il peut toutefois être considéré et envisagé comme un excellent moyen de relaxation et de détente.

CONCLUSION

La vraie liberté est de pouvoir
toute chose sur soi
MONTAIGNE

*Trouvez votre voie**

« Que vous décidiez de faire ce que les autres recommandent ou que vous décidiez de suivre votre propre voie, votre vie sera ce que vous en aurez fait. Si vous vivez vraiment, votre essence même est sans cesse en mouvement. Vous évoluez continuellement. Vous changez. Vos sentiments varient. Vos pensées aussi. Se trouver, pour ensuite être soi-même sont deux choses bien difficiles, qui cependant vous donnent confiance et vous permettent de décider vous-même ce qui vous convient, ce qui répond aux objectifs et aux rêves que vous avez choisis afin de devenir encore plus vous-même.

Aimez votre corps. Satisfaites-le. Connaissez-le. Prenez soin de lui. C'est de vous qu'il s'agit.

Sachez ce que vous ressentez. Exprimez vos sentiments. Soyez vos propres sentiments.

Laissez agir ensemble votre intelligence et vos sentiments. Prenez exemple sur les autres comme vous le jugez bon, mais soyez votre propre gourou. Vivez votre propre réussite. »

Ce guide a souhaité faire l'exposé d'un certain nombre de disciplines, de méthodes ou de principes de vie qui peuvent concourir à votre bien-être, mais il ne peut pour autant se prétendre exhaustif.

C'est pourquoi l'auteur et les éditeurs vous demandent de leur indiquer les sujets que vous aimeriez voir aborder dans les prochaines rééditions.

* *Gagner au féminin, D. Jongeward & D. Scott, éd. Inter-Éditions.*

Ce volume dont la maquette
a été réalisée par Dominique Lemonnier
a été achevé d'imprimer
le 9 avril 1985
par Maury Imprimeur S.A.
45330 Malesherbes
pour Robert Laffont, à Paris
Numéro d'imprimeur : B85/16282